午夜的声音是最真实的声音

声音与心灵的碰撞

激情与理智的对接

《暗夜·流年——今晚我和你》

一部现代都市情感实录

尽显著名夜间谈话节目主持人的爱智慧

「今晚我和你」真情陪伴

http://www.jwwhn.com

U0435375

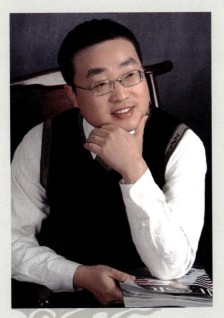

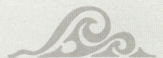 作 者 简 介

亚新 原名蒋亚新,武汉音乐台夜间谈话节目"今晚我和你"主持人,武汉广电2005年首届优秀播音员主持人,湖北省"十佳"栏目主持人;心理咨询师;中美精神心理研究所会员;中国心理协会会员。开设的专栏有:《许愿草》杂志专栏"亚新当班",《私房心情》杂志"无忧子工作室"专栏,《优度》杂志"亚新专栏",《知音girl》杂志《密友热线》专栏。兼为《楚天都市报》、《新生活》、《第一生活》情感版特约撰稿人。2006年度被湖北"大家"杂志社及读者评为"优秀专栏作家",并曾多次受邀到湖北省图书馆做心理学专题讲座。

据赛立信媒介研究公司2006年11月公布的调查:亚新主持的谈话节目"今晚我和你",在武汉地区主要电台收听率和听众占有率22:00-23:00同时段排名第二,在武汉音乐台累计收听率、听众占有率排名第一,是十多年的品牌节目。同时,亚新在武汉电视台二套主持新改版的谈话节目"江城夜话",收视率较以往有较大提升。曾创作的音乐专题《给失恋者的五首歌》及文学专题《沈园》,获湖北省政府文艺奖二等奖。

暗夜·流年
TONIGHT YOU AND ME

今晚我和你

亚新 著

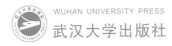
武汉大学出版社

图书在版编目(CIP)数据

暗夜·流年:今晚我和你/亚新著.—武汉:武汉大学出版社,2007.4
ISBN 978-7-307-05465-3

Ⅰ.暗… Ⅱ.亚… Ⅲ.心理卫生—通俗读物 Ⅳ.R395.6-49

中国版本图书馆 CIP 数据核字(2007)第 029749 号

责任编辑:舒 克　　责任校对:黄添生　　版式设计:杜 枚

出版发行:武汉大学出版社　(430072　武昌　珞珈山)
　　　　　(电子邮件:wdp4@whu.edu.cn　网址:www.wdp.com.cn)
印刷:湖北恒泰印务有限公司
开本:720×1000　1/16　印张:18.75　字数:301 千字　插页:4
版次:2007 年 4 月第 1 版　　2007 年 4 月第 1 次印刷
ISBN 978-7-307-05465-3/R·113　　定价:26.00 元

版权所有,不得翻印;凡购我社的图书,如有缺页、倒页、脱页等质量问题,请与当地图书销售部门联系调换。

不做烈士，做隐士
——序《暗夜·流年——今晚我和你》

双十节过后两天，我的两个得意门生，宇娟和亚新，分别于中午和晚间，在武汉的常青花园宴请了我们夫妇和几位他们挑选的朋友。

亚新给我带来了两个特别的礼物：他那只有五岁半，而又人见人爱的女儿蒋嘉月，以及他那接近五百页，读来不忍释手的妙书《暗夜·流年——今晚我和你》书稿，并且一再邀请我为他写一篇序。

遥想1949年，我在战乱中匆忙离开武汉；又在30年后，也就是1979年，我在欢欣中再次回到了武汉。嗣后，我几乎每年回国，跑遍了大江南北，访问了几十所大专院校，而且也培育了成百上千的心理咨询师、治疗师和催眠师，宇娟和亚新就是其中的佼佼者。

20世纪60年代初期，我只身到美国的旧金山，口袋里只剩下两百美金，连购买机票到美国东部都不够，但靠友人的资助和大学的奖学金，我终于在七年之内拿到了三个高级学位，并且在美国定居下来。

和亚新一样，我也曾闯荡过江湖，也曾为报刊写过专栏，但始终没有投身到我曾经喜爱过的新闻媒体，为什么？因为我没有亚新那样大的勇气，没有他那样锲而不舍的耐力，更没有他在这部大作中所表现的爱心和激情！

《暗夜·流年——今晚我和你》是亚新的处女作，由五个主要部分组成：一、N情男女，收录了他和听友的谈话和回复；二、围城里的战斗，收录了他对外遇者的思考；三、心"新"相印，收录了他与读者、听友书函和邮件的交流，此外，他也收录了一些媒体对他的采访，以及朋友们对他的评论。

我没有细读全书的内容，但在《楚天金报》记者王辉宇的报道中，我深知了"今晚我和你"节目的宗旨："讲述人生的悲欢离合，爱情、事业及家庭体验，讲述人的喜、怒、哀、乐、酸、甜、苦、辣、咸，领悟人生真谛，道尽都市男女无尽心事，感慨霓虹灯下的孤单背影。"

这么多年来，亚新像一头老牛一样，默默地、辛苦地、勤恳地耕耘在这块武汉的大地，他正如鲁迅所说的"横眉冷对千夫指，俯首甘为孺子牛"！但作为他的老师，正像他家中的太太一样，我为他的辛苦付出感到心疼！为他的辛劳奉献感到心痛！

在美国有个名气很大的夜猫子，他叫 Johny Carson，数十年如一日，他曾主持了 CBS 的午夜电视节目。在中国也有个名噪一时的"实话实说"的节目。他们的不同之处在于：美国的主持人在功成名就之后，自动退休了，而我们中国的主持人则在没有主动退休之前，就被人挤下台了！作为亚新的老师，我祝愿他勇往直前，但是，在他山穷水尽的时刻，也宜像孔子和崔永元一样，能进则进，可退则退。因此，我不愿见到亚新做什么社会的烈士，我宁愿见他做个与世无争的隐士；我不愿见到亚新做什么不顾一切的勇士，我宁愿见到他做一个家庭的卫士。

亚新，亚新，其然乎哉？其不然乎哉？是为序。

李绍昆谨序
2006 年 10 月 14 日于南湖心斋工作坊

目 录

1	做一个真实的人

第一篇 N情男女

3	一、早恋是对自己做治疗
10	二、什么是爱
18	三、关于病态依存
23	四、不要走得太快
28	五、不要期待对方变好
36	六、到底在爱谁
42	七、无力拒绝的背后
46	八、当爱成为了控制
52	九、死与爱是人生最难解决的问题
55	十、永远要在自己身上用力
63	十一、我们从小就被当成君王来养成
76	十二、爱是一种自足
81	十三、农夫与蛇的故事
86	十四、多问几个为什么
90	十五、从问题中学习成长
94	十六、先和生命谈恋爱
99	十七、勇敢说"不"
105	十八、大胆爱
117	十九、让钟表时间和我们的心理时间一致

122　　二十、每个人心里都有一张床

第二篇　围城里的战斗

131　　一、让尘归尘,土归土
139　　二、原谅是主动的示爱
146　　三、选择什么,承担什么
150　　四、让自己变得有分量
155　　五、认清需要和想要
161　　六、婚外情暴露需要

第三篇　心"新"相印——听友和亚新的交流

173　　一、感想回馈篇
218　　二、八面来风篇
232　　三、挥手告别篇

第四篇　报刊掠影

247　　一、与情感节目主持人谈情感
251　　二、用你的声音温暖我的夜
254　　三、亚新:午夜陪伴者
257　　四、广播电台夜间谈心节目受欢迎
261　　五、今晚我和你
265　　六、市委宣传部新闻阅评小组编发的新闻评点

第五篇　朋友如是说

271　　一、无尽黑夜后的一米阳光
273　　二、提笔已是经年
277　　三、我的同学亚新
280　　四、亚新这哥们
283　　五、嘿,亚新老弟!

285　六、写给亚新

287　跋

做一个真实的人

看看时间，是 2006 年 3 月 8 日，凌晨 4 点 50 分，今夜，破天荒地为这本书失眠了，索性起来为它写点东西。

还是得从武汉和湖北夜间谈话节目说起。

省台中波《今夜不寂寞》依然还在，是老牌的夜谈节目了，功底颇深、功成名就的宇娟退了，走向幕后，现在的主持人简然一直没刻意和她接上头，感谢老天后来给了个机缘，让我们认识，第一次交谈，第一次见面都没有什么拘束，很自然，没有什么障碍。印象中，节目做得挺棒，有女人的风骨，声音很宁静，似澄净的湖水。

在话筒前很有男人魅力的李军、方明先后离开了《楚天夜话》，我就知道，楚天台这很不错的夜间谈话节目快要和大家说再见了。听说节目挺火，可就是没广告。我半信半疑：有很多好的节目，前后都有广告，里面也有广告，一到改版，就莫名其妙地消失！

后来，听说楚天台有新型的谈话节目出炉，偶尔下了节目在回家的路上听到，主持人是翠花，挺麻辣，感觉是个挺有个性的女子，很多话语，我作为男人在话筒前都不敢说，她常常高声大嗓地说了，很是佩服！前不久，她去加拿大了，我没打听那节目怎么样了，不知道是不是人去楼空？

《看虹夜话》在中断了一段时间后，在省台《妇女儿童》频道重出江湖，又听到那个不疾不慢冷静得如手术刀一般的思维和声音，回来就好！

我们的媒体和我们的生活中能再多一些真实的交流平台，该有多好啊！

历史上最伟大的外交部长之一塔列朗，这位生于 1754 年的法国政治家说过："话语是用来掩饰想法的。"在政治和外交舞台上，我不得不悲哀地举双手赞成：他说得没错。

可在现实的世界里呢？要是这么去理解我们的话语本质和功能，这世界就彻底没救了。

电影《不夜城》中有句台词：世界上只有两种人——骗人的和被骗的。

套用里面的话，有人信奉的是，世界上只有两种人——杀人的和被杀的。于是，安全感极度匮乏的人，会蜕变为杀人的人——把对方杀了，自己才真正安全了啊！于是，人在江湖飘，一不留神，就可能中了某人的箭，挨了别人的刀，死了都不知道是怎么中的招！而使出武器的人早已是一副无辜的样子，道貌岸然着，微笑着，享受偷来或抢来的战利品，可怕吧！

更可怕的是，各种看似希奇古怪的事情慢慢浮现：国外一男子就因为嫌婴儿哭闹，把孩子塞进微波炉；黑龙江省佳木斯市一名33岁的男子涉嫌杀了28个孩童，并将尸体恐怖肢解；英国一位杀手专门袭击孕妇……吸毒、枪杀、性病成泛滥之势，家庭暴力、抢劫、坑蒙拐骗，在世界的很多地方依然大行其道！

现在生活节奏如此之快，压力如此之大，如果我们依然没有渠道去表达，或者有渠道却不愿意说真话、说实话，甚至我们不得不开口说出来的话，却依然是用来掩饰自己的真实想法的，依然不能对自己对世界说真话、说实话，我们就必然还要不断地压抑下去，不断地欺骗下去，就必然隐藏得更深，深到有一天，自己打着灯笼都找不着自己了，大大小小灾难性的后果就一定会显现：身体会这里那里都不舒服，也许是口腔溃疡，也许是胃痛，也许是头疼，也许是神经痛。于是，住院的住院，开刀的开刀，这还好，至少只是用自残自虐的形式在表达压抑太久太深的我们！让人不寒而栗的是，各种残害他人、报复社会的人和事，都屡见不鲜，那是用激烈破坏的方式在表达压抑得太深的我们！可遭殃的是很多八竿子打不着的无辜之人啊！

我知道，现实让人有些无奈的是，有时候说了真话，不一定有好下场。所以，很多时候，我们就成了沉默的大多数，我就是其中的一个人。

可我更知道，比如爱是可以溶解心中坚冰、化干戈为玉帛的利器，可它们是很宏大的东西，是大象无形的东西，我们很难全面了解和掌握，但我们要去从中吸收营养，哪怕只是"弱水三千只取一瓢"，就足够滋润我们的心，我们就有底气、勇气和智慧，开始说真话、说实话，来面对自己人生大大小小的悲欢。虽然说出心里的话，并不能包治百病,但至少这是走向心灵健康的起点。

《论语》中,曾子就说:"吾日三省吾身——为人谋而不忠乎?与朋友交而不信乎?传不习乎?"这是有深意的,可是,蒙他恩惠的后人,现在有多少人愿意身体力行?

一天之中,在白天忙碌之后,在深夜最靠近自己的时候,要有一段时间来面对自己,真实、坦诚地面对自己。

否则,"如果你不能将自己内心的东西表现出来,那么这些不被表现出来的东西将摧毁你",托马斯诺斯替教福音中说道。

因为,"如果你能将自身内心的东西表现出来,那么这些被你表现出来的东西将拯救你",托马斯诺斯替教福音也这样说道!

书中的文字,都是武汉这个城市及周边地区很多朋友的声音记录,没有编造,没有修饰,没有隐瞒,没有噱头。

一切都是那么真实,真实的诉说,真实的哭泣,真实的笑,真实的叹息,真实的迷惑。

每一个声调都和参与者的生活紧密相连,每一句话都是一个生命的心事的表述,每一个故事都是生命的写真,每一段心情都是生命年轮里清晰的罗纹,它们都是心灵的原生态。

它虽然没有生活本身那么博大精深,也不可能像电影、电视剧那么跌宕起伏和激烈集中的冲突,但它是来自黑夜里最真实的声音,哪怕只是家长里短,哪怕只是悠悠一叹,哪怕只是爱情婚姻中的一个小小的纠缠,哪怕只是人际关系中一个左右为难……它也是我们生活的这个城市擦肩而过的人背负的行囊中不能丢弃的过往,因为是它们组成了我们的过去、现在和未来。所以,面对这些声音,即使它再琐碎,再平淡,我都没有办法不敬畏,我也没有办法做到声音一消散,就能忘掉曾经在我耳边回荡的各种声音以及声音背后的东西。

于是,我想,我要为那么多已经逝去的日子做些什么,为那么多参与者保留些什么,还有为那么多每天深夜陪伴节目,陪伴亚新,陪伴参与者的听友整理些什么!这几年,我其实都在默默做这些事情,为自己,为听友,也是为电台。于是,你看到的这些,哪怕是凝固的文字,只要你用心看,你会在文字背后看到潺潺流淌的心河,你的,他(她)的,我的。

别忘记:每晚23:00,武汉音乐台FM101.8,夜间谈话节目《今晚我和你》的主持人亚新,在直播室等候大家真实的声音破空而来!

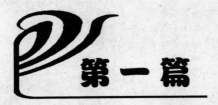

第一篇

N情男女

第一篇

幼兒と

早恋是对自己做治疗

亚新：喂，你好！

听友：喂，亚新老师你好。我是一个读高二的学生，现在喜欢班上的一个男生。我知道早恋不对，也知道这会很影响我的学习，我刻意让自己不喜欢他，但有时有点做不到。我不知道怎么来解决这件事情。

亚新：你想解决什么？

听友：就是让自己不喜欢他或者不影响自己的学习。

亚新：你说让一个内心深处的情感，它本来是白的，你非把它变成黑的。你说可能吗？

听友：我觉得不太可能。

亚新：对呀！那不是自己给自己找别扭？从传统文化角度来讲早恋这个问题，大家都有一个观点，觉得早恋是不应该的，它给人的危害很大。主要是因为现实生活当中，早恋带给人的不良后果一而再、再而三地上演。许多人可能从这方面推断这个源头是错的：早恋是洪水猛兽。这结论很省事，实际操作也很省心，但如果我们就这样简单粗暴地看待一个人内心纯真的情感，是不是也是不负责任的表现：大人省事了，小孩子可能会遭殃！所以我要在这里跟所有收音机旁听这个节目的朋友们分享，可能我说得不一定对或者大家不一定马上认可：好好呵护孩子在生命开始阶段对异性的情感，包括孩子的早恋，我们不要一棍子打死！因为人在一生的发展过程当中，在开始阶段对异性很纯很真的一种情感，这种很美的情感，是我们一生情感的发源地。老师、家长或者孩子自己，没有能够正确处理，如果扭曲了、污染了、打压了、冰冻了，会造成很严重的后果：伤害孩子的身心，造成孩子的人际交往的障碍，甚至让孩子对情感的认识产生偏差。我们成年人都是从那个时候走过来的，在那样一个青涩年代，都对异性产生过不可名状的好奇、好感、爱慕，这也就是我们祖宗说的：哪个少女不怀春，哪个少年不动情。情感本来就是很纯很美的，我们要把它呵护好，而不是说从源头上去打压自己内心的真实情感，让自己不喜欢他，让自己不希望对他好。这不有点掩耳盗铃吗？本来就是喜欢他，本来就是想对他好，又怎么样呢？

听友：会影响到学习呀！

亚新：是！我知道！这种情感的力量非常巨大。如果理解有错误，引导有偏差，处理又粗暴，都有极大的消极影响！所以，动情的青少年朋友要去思索两个问题：我该怎样看待我的这种情感体验？我该怎样处理情感和学习这两大关键问题？是任由它肆意泛滥成灾？还是在它还不成熟的时候好好呵护它，以便让它健康成长？是不计后果地挥霍掉它？还是稍安毋躁地爱护它，然后让它在属于它的季节去怒放？现在对你来说是如何去看到并呵护好这份情感，看到就是我清楚感知并看到它来了，它产生了，它就不可遏止地成了我生命不可分割的一部分。呵护好的内容就是我坦然接受它来到我生命中来，并微笑着欢迎它的到来，我看到我长大了。我从一个性别意识不强的生命个体，长大到我看到神秘的异性世界，那是一个和同性完全不同的世界。我是通过一个异性来看到我的成长，他让我产生了想靠近他、想和他在一起的美好愿望，我第一次知道了什么叫爱慕一个异性，我知道了，一个异性对我产生了如此巨大的吸引力，让我偷偷关注，让我默默牵挂，欢笑着他的欢笑，痛苦着他的痛苦！这种情感体验是渐渐长大和成熟的美丽标志，是如此美丽的新鲜体验，我们要怀着神圣的心情去迎接它的到来，而不是去打压它、斥责它、贬低它甚至妖魔化它，压抑自己说不应该喜欢他，我希望自己讨厌他，希望离他远一点，其实有这个必要吗？可以的话跟你父母说说，让他们来为你分担帮助、陪伴你走过这特殊的时期！其实这没什么大不了的，十六、七岁对异性懵懵懂懂发自内心的好奇和爱慕，是非常正常的，只希望收音机旁的很多父母去接受这样的一个观点。

听友：我妈接受，但我爸不接受。

亚新：所以跟你妈妈好好谈这事，也让你妈妈去跟你爸爸谈谈。

听友：我爸爸是绝对不会接受的。

亚新：哈哈！只是让你爸爸去接受你的这份情感的纯洁度，而不是允许你可以不顾学习去谈恋爱啊！如果你爸爸在收音机旁，我想和他分享的就是：不要把女儿的情感体验当作洪水猛兽！它其实是您女儿一生爱情的源头！如果在这个年龄阶段情感处理不好产生偏差的话，会影响女儿将来真正谈恋爱，去组建家庭。你自己要学会接纳这份情感，喜欢就是喜欢，就像你喜欢明星一样，那又会怎么样呢？不一定要一个什么结果啊！我喜欢一个东西，但我并不一定要把它买回家啊！做父母的，一定要去理解儿子或者女儿这方面的感受。和他们做朋友，一起探讨：如果影响到学习了，我们又该怎么办？

听友：我想这是最关键的。

亚新：一是真正接纳自己喜欢一个异性！你要全然接受、不打压这份情感，一放松，自然这种压力就没有了的。如果你每次见到他，就强迫自己不能喜欢他，那实际上是在强调你喜欢他。喜欢了，又怎么样呢？从自己身边走过一个非常好的男孩，为什么不看一下呢？欣赏一下没有什么关系。说不定这种情感是非常好的动力呀！你会觉得活在这个世界上是挺美的一件事情。如果你一直采取打压自己的方式，一定会觉得心里挺痛的，心中烦乱不说，自责和负疚感会伴随你，这样还更会影响你的学习！其实欣赏完后，我得让自己提高，丰富我自己。我将做非常棒的人，如果你将来生命中这个男孩还在交往的话，说不定你远远超过他。你会觉得原来欣赏的这个男孩也就那么一般啊！这都有可能，你的生命中一定还会出现很多不错的异性，互相欣赏，这挺好的，有什么不好呢？所以，欣赏完了，或者带着爱慕的心要走自己该走的路！在心里好好欣赏或爱慕，然后微笑走自己的路！

听友：这些都很正常吗？

亚新：对，非常正常。关键是我有这份美好情感之后，我要把它呵护好，我让它在我内心深处珍藏着，它愿意生长，就生长！只要不是以错误的方式去生长就行。这个错误的方式就是提前去尝试两性在一起的滋味或者要一个在一起的结果，而忘了提高自己、建设自己、让自己成长为一个非常优秀的女孩这个重大的人生责任。

听友：我想不会的。

亚新：你这么说，我很高兴！

听友：好的，现在觉得轻松了许多。
亚新：好的，今天就谈到这里吧。
听友：好的，谢谢亚新老师。再见。

亚新旁白：

1. 早恋是一场青春的宿命和两性情感盛宴的开始

《希腊神话·特洛伊的故事》中，有一个关于"帕里斯的金苹果"的故事：不和女神在海洋女神忒提斯的婚礼上扔下一个金苹果，上面写着"送给最美的"，结果神后赫拉、智慧女神雅典娜和爱神兼美神阿佛洛狄忒（即罗马神话中的维纳斯）为抢夺这个苹果而发生了争执。最后，她们决定到人间寻找一个凡人来为她们作出判决，她们找到了被父母遗弃在山里牧羊的特洛伊王子帕里斯。

赫拉对帕里斯许诺说："我是万神之父宙斯的妻子赫拉。你把这个金苹果判给我，那么你就可以统治地上最富有的国家。"

雅典娜的许诺是："我是智慧女神雅典娜，假如你判定我最美丽，那么，你将以人类中最富有智慧者而出名。"

最后，阿佛洛狄忒微笑着开了口："千万不要受甜言蜜语的诱惑。那些许诺是靠不住的。我愿意送给你一样礼物，它会带给你快乐，让你享受幸福的爱情。我愿把世界上最漂亮的女子送给你做妻子。我是阿佛洛狄忒，专司爱情的女神！"当阿佛洛狄忒说话时，正束着她的腰带，这使她美丽绝伦，其他两个女神在他眼中顿时有些黯然失色。

帕里斯把那个金苹果递给了阿佛洛狄忒。

于是，赫拉和雅典娜恼怒地转过身去，发誓不忘今天的耻辱，一定要向帕里斯、向他的父亲和所有的特洛伊人报复，让他们毁灭。

而阿佛洛狄忒又庄严地重申了她许下的诺言，并深深地向他祝福，然后离开了他。后来，帕里斯果然获得了世界上最美的女人海伦的爱情，同时也因此而招来了自己和整个国家的灭顶之灾。

神话，正是人类集体无意识的一种呈现方式，通过对神话原型的解读，我们可以获知人类意识背后的"神"（人类集体无意识）是如何发现和面对这个问题，并给出它的答案。

在这个神话中，权力（权力欲），智慧（求知欲）和爱情（性欲与情欲）同时在向人类招手，而且，在孩子十几岁的时候，就把这样重大的命题，放在孩子面前，开始考验的不只是孩子，还有父母和老师这两类陪伴孩子的成人。

在生命的初始阶段，孩子天然地更靠近自己的内心，对性欲和情欲有本能的亲近感和追求，这是他们骨子里的东西，是从内心生发出来，这就远比后来要学习的权力和智慧追求要来得亲密，前者是自己本身的东西，后者是外界的。

成人其实就是被社会化的生命在不断调教和训练，在生存的压力和自我价值实现的诱惑下，权力和智慧的重要性开始上升，而父母和老师恰恰是智慧和权威结合体的象征，用这样摆脱不掉的社会角色去面对孩子的恋情，难免会嘲笑，嘲笑表达的是否定；难免会担心，担心带来的是很多不问青红皂白的打压和围堵，所有这些最终结果就是带来伤害，不仅是孩子年轻的心，还有父母，另外还有亲密和谐的亲子关系。

如果从故事的结尾看，也就是站在成人的角度看，我们将不难重新替帕里斯做出选择：选择权力或者智慧，放弃爱情。

这也正是我们大多数成人的理性选择。我们可能也不可避免地将因此而遭至爱神甚至另一个神灵的惩罚，但"智慧"将帮助我们脱离最糟糕的困境，而"权力"本身将带给我们以强力的保护，这样，即使我们的情爱并不完满，我们的爱情留有永久的缺憾（这就是爱神的惩罚），但相对于灭顶之灾，这未尝不是相对正确的选择。

可是，正如帕里斯未能瞧见特洛伊后来的命运一样，我们的孩子在爱情的热情中，他一样会无视权力之神与智慧之神的诱惑，而把金苹果献给美貌的爱情之神。而且不是我们的孩子找到了爱神，而是爱神在体内苏醒，开始召唤我们的孩子并暂时地统治了他（她），所以这是不可避免的青春宿命！也是两性盛宴的开始！它无法逃避也不可逃避，因为从更长远来看，这一切是有着积极的意义的，它就是成长本身。

2. 早恋从成长角度看，就是早练

孩子是自我的，现实是完全可以不考虑的，而成人是现实的，自我是可以牺牲掉的，这大概是冲突的根源。

我们希望孩子彻底地摆脱一叶（爱情）障目不见泰山的狭隘和偏激，然而从更深远的意义上，他们这样做完全是很自然的，他们只是听从"自性"的安排而已。因为性器官、性心理的发育，都是上苍（自然、天性）的法则，都是神圣之物的安排，那么青春期中的我怎么可能战胜规律与自然呢？我只能敞开自己，让它进入。

可是，孩子们，自然与神圣的启示远比这样描述要复杂得多，我们同时需要用更深远的目光来解读上苍更多更大的恩赐：

爱情最初的形态是花，最终的形态是果，我们的生命中必将拥有爱情；

我们在最自我最敏锐的时候嗅到它的芬芳，看到它的美丽；

急于采摘爱情之花，其实是违背了更大的规律和自然法则：花是为了孕育甜美的果，除非我们不要那个沉甸甸的果实。

从现在开始，上苍是在培养我们的耐心，在耐心中增长我们经营爱情的各种能力。

……

所有这些恩赐都是我们不能忽视的宝藏，那么我们在自然和规律的召唤下，练习以下的课程：

悦纳到来的一切；

让花朵成为它自己，在自己的季节中绽放，让它的芳香和美丽陪伴自己，而不是让它成为自己青春的祭品；

结合派克博士对爱的诠释，我们要明白，爱一个人没错，但是我们的行为如果阻碍了自己和对方精神心灵的成长，那就不是真的爱。

3. 早恋是对自己做治疗，是对亲子关系治疗的契机

心理学家研究显示，在17岁前便谈情说爱的少年人，由于无法应付初恋带来的情绪困扰，将会为日后患上精神病埋下伏笔。由美国康奈尔大学及北卡罗莱纳大学的专家联合进行的研究指出，不论这些少年人真的有特定恋爱对象，还是自我陶醉地迷恋偶像明星，都有可能因为不懂得处理这段感情而导致日后出现忧郁症及酗酒等精神疾病。

这项历时四年的研究发现，女孩子比男孩子更容易被男女的感情关系所伤。研究显示，感情纠葛使女孩子发展成忧郁症的机会增加了三分之一。这一研究结果可以解释为何在美国和英国，年轻女子患上忧郁症的机会是年轻男子的两倍，而患相思病的男孩子则比女孩子有更大机会转向犯罪及酗酒。

专家研究时还发现，对于女孩子来说，最容易堕入情网的年龄是13至14岁，男孩子则是14至16岁。一个有感情烦恼的青少年，注意力会不集中，学习成绩及跟家人的关系也会变差。

我还在做初中和高中老师的时候就发现，早恋的孩子的家庭关系一般都有比较明显的问题，共同点就是得到父母的关爱偏少。

心理专家发现，孩子早恋和自己的成长环境关系密切。

比如女孩子，在女儿5岁前，她会受父亲的价值观影响，女儿会内化父亲的价值观。

在早恋问题上，一般来说，女孩子的早恋还可能与父亲有很大关系。如果女孩小时候跟爸爸的关系特别好，也就是说，她对爸爸在早年就形成了一种依恋，那么在长大的过程中，她很可能与爸爸无话不谈，有什么想法都会与爸爸分享，爸爸也完全能够理解她。而作为父亲，如果在5岁前没有与孩子形成这种亲密感或安全感、信赖感的话，父亲往往会在一个所谓正确教导孩子的面具下，把孩子推得很远。孩子感觉不到父亲爱她的那份亲密感，彼此有距离、有防御，缺乏信任。

一个女孩子如果与爸爸关系好，在她青春懵懂的时候，爸爸就是她的男性化身，人说恋父的女孩不容易早恋，就因为她会无意识地把爸爸的一些价值观内化在自己心里。比如，父亲说女孩子太小，早谈恋爱会吃亏的，或者因为不懂事会影响学习的，女儿自然而然会把爸爸的这种价值观内化过来，早恋的危险性就相对减小，甚至化解了。

曾经有个朋友，带着自己的女儿小齐来看我，孩子十四岁，特别叛逆。父亲在她三岁就去上海做生意，她和母亲在汉口，两人总是搞不好关系，一上初中，冲突更明显。小齐后来告诉我，她跟男友在一起的时候，感觉他能带来轻松，还能为自己排忧解难，而跟妈妈沟通就很少，一打爸爸的电话，不是在谈生意，就是在应酬。

早恋，可能是小齐得到关怀的一个途径，无意识地在对自己做治疗：她没办法与爸爸妈妈顺畅交流的痛苦或压力，需要有一个人宣泄。那么，小齐的男友实际上是在提供爸爸妈妈没有承担的部分功能。爸爸妈妈做不到的，是这个男孩子替他们做到了，给她安慰、快乐、放松，释放压力，帮助她情绪回转到常态。

所以我们说到早恋，最后还是说到了父母身上。其实，我们做父母的要好好思考怎样建立和培养良好的亲子关系。

"保持关系比教育更重要。"是啊，和孩子保持良好的关系，在孩子的成长过程中，和孩子的学习同等的重要。这是我要送给做父母和即将做父母的朋友的一句话。

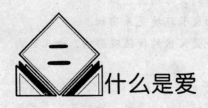# 什么是爱

亚新：喂！你好！

听友：喂，亚新您好！我是第二次打进电话了，不知道您是否记得我的声音？今天想聊一下当前的一个生活状况，我觉得特别的不开心。

亚新：特别的不开心？

听友：对。不知道怎样才能快乐。我觉得现在学习和工作的压力都很大。这些都是自己可以扛过去的，最难过的是和男朋友交往得不好。

亚新：你刚才说了学习工作压力都很大，如果情感能给你支持，你可能也会咬咬牙就挺过去了。女孩子特别看重的感情支柱又出了点问题，有"四面楚歌"的感觉，是吗？

听友：确实是这样，又不敢跟爸妈讲，怕他们难过。对于和男朋友之间的交往，我觉得"知足常乐"，可是我付出得越多，为他考虑得越多，他反而离我越来越远。

亚新：那么以上所说到的问题咱们今天着重说哪方面的？

听友：谈情感。

亚新：可能很多朋友跟你有同感，就是好像掏心掏肺地去付出，但是对方要么无动于衷，要么一点感觉也没有，要么离自己越来越远了，跟自己心中的期望有好大的距离，是吗？

听友：对。我想说，我这样真心地付出，很傻。是我自己把他宠坏了，可是我觉得两个人在一起就是应该真心诚意的。

亚新：这没错，可真心诚意对一个人和去宠一个男性，是不一样的吧！

听友：的确，可是爱着爱着就成这样子了。

亚新：其实问题就是你刚才说的。既然是相处，而且是相爱的，真心真意地付出，这个没错。问题是你付出得太多，付出太多的人往往

眼中只有别人没有自己了，什么都是以对方为中心。那你就像他的影子一样，你说哪个人会爱上自己的影子呢？即使艳阳高照，他走在路上也不会关注自己的影子。我想你可能忽视你自己了。

听友：可是注重我自己是不是就不在意他了呢？

亚新：这问题真好！这个不是。简单地说，就是你在重视关爱他的时候，也要重视关注自己，两者是平衡的。我要补充强调的一点就是不失去你自己，当然也充分地去尊重他。你现在出现的状况很有可能是你太过分专注于他的感受、他的处境，一切都为他去考虑，而没有关照你自己。其实恋爱中有一个最基本的原则，就是他爱的是一个很独特的你。如果你是以他为中心而消磨掉你的个性，你的想法，没有了你自己的很多生活，这样的人对他来说恐怕也没有太大的吸引力了。是不是？你试想一下，假如这个男孩子处处都是以你为中心，干什么事都依着你，什么都听你的，什么都为你考虑，我想时间长了你不会觉得有幸福感的，你更多的感觉是无趣。所以对于现在的一种状态，你得回头看一看，你说问题出在哪儿？是你付出错了，还是在你付出的时候忽略你自己了？

听友：可是，有时候我很害怕，因为最近就想很简单的恋爱。说明白点就是有点不信任他。

亚新：不信任他？

听友：我觉得我付出得越多，他好像没有更多的表示，反而有些不耐烦，我就觉得他是不是不爱我啦？就有很多怀疑和不信任！

亚新：我在这儿想澄清一下的是，不一定是说他花心，或是说他移情别恋了，或是说他这个人身在福中不知福。问题还是出在你的付出方式上面。站在男性这个角度来讲，如果一个女孩子对他付出太多，让他觉得你对他太好了，开始会很享受，可要不了多长时间，他就没有幸福感，他更多的是一种压力和窒息感。他就会离你远一点，因为那样他才有空间去自由自在地呼吸。而且他还不能说：你不能对我太好了！别人听了，会说这人有毛病啊！难道要女友对自己坏呀？

听友：他说过，我对他太好了，他会有压力。

亚新：哈哈！对呀。这不正说明问题了吗？所以，不妨对他坏一点，对自己好一点，你们的情感还有救。不是你们的情感出了问题，是你在付出方式上出了一点问题,现在把它纠正过来就行,不哭了,好不好?

听友: 好。

亚新: 我现在想的是,今天跟你谈到的对他坏一点对自己好一点,其实就是少关注他,适当关注自己,这个观点你不一定能够接受,但是不妨放在心里仔细地想一想。也许亚新说的真的有道理,因为那个男孩子的一番话印证了这一点。你可以站在这个角度来调整你自己付出的方式,记住最简单的一句话:对他坏一点,对你自己好一点,也许你的爱情之苗会长得更茂盛一点,好不好?

听友: 好。

亚新: 下一次打电话我希望能听到你的笑声,好吗?

听友: 好。

亚新: 已经听到你的笑声了,再见!

听友: 再见!

亚新旁白:

1. 苏格拉底谈爱和婚姻

有一天,柏拉图问他的老师什么是爱情,他的老师没有直接回答他,就叫他先到麦田里,摘一棵全麦田里最大最金黄的麦穗。条件是只能摘一次,并且只可以向前走,不能回头。柏拉图于是照着老师的话做,结果,他两手空空的走出麦田。老师问他为什么空着手回来,他说:"因为只能摘一次,又不能走回头路,其间即使见到一棵又大又金黄的,因为不知前面是否有更好的,所以没有摘;走到前面时,又发觉总不及之前见到的好,原来麦田里最大最金黄的麦穗,早就错过了;于是,我便什么也摘不到。"老师说:"这就是爱情。"之后又有一天,柏拉图问他的老师什么是婚姻,他的老师就叫他先到树林里,砍下一棵全树林最大最茂盛、最适合放在家作圣诞树的树。其间同样只能砍一次,以及同样只可以向前走,不能回头。柏拉图于是照着老师的话做。这次,他带了一棵普普通通、不是很茂盛亦不算太差的树回来。老师问他,怎么带这棵普普通通的树回来,他说:"有了上一次经验,当我走到大半路程还两手空空时,看到这棵树也不太差,便砍下来,免得错过了后,最后又什么也带不出来。"老师说:"这就是婚姻。"

我想，经历过爱情和婚姻的朋友看完这故事，大多会有会心的一笑：爱情或者婚姻，大多就是在那样的期待中经过，在失望或者平淡的心境中拥有和消磨。

苏格拉底是智慧的，用简单易懂的方法让聪明的柏拉图大体明白了什么是爱情，什么是婚姻，不同的心境定义了爱情和婚姻。

2. 什么是爱

可惜的是愚笨如我，总是遗憾没有看到更进一步的分享，依然有些糊涂，感觉像是看到了它的面容，又没有彻底看清楚。没能让我彻底明白什么是爱，什么是婚姻，但至少让我从期待的角度审视爱情和婚姻的区别：爱情总是让我们满怀期待和憧憬，你可以尽情的把它想象得十全十美，不惜错过真正适合你的人；而婚姻，是在有了教训之后，也满足了基本现实的需要，降低了期待之后的拥有。

可是什么是爱，我依然不太懂。

后来在翻阅《哥林多前书》看到：如今常存的有信、望、爱，但其中最大的是"爱"。爱是恒久忍耐，又有恩慈；爱是不嫉妒，爱是不自夸，不张狂，不作害羞的事，不求自己的益处，不轻易发怒，不计算人的恶，不喜欢不义，只喜欢真理；凡事包容，凡事相信，凡事盼望，凡事忍耐；爱是永不止息。

这里对爱的诠释，感觉像汪洋大海，一下子把我淹没：哦，原来爱是那样的，把那个小小的我，用耐心、慈悲、隐忍、节制、温和、包容等不断锤炼扩展，让小我大到像头顶的天，或者让小我厚重如脚踏的泥土，抬眼是它，低眉也是它，既是小爱，也是大爱，这样的爱美好得我们就像婴儿回到妈妈的子宫一般。

可是，那样的爱我感觉一下子很难把握，在纷扰的红尘里，似乎顾了这个，又忘了那个，有点盲人摸象的感觉：它太庞大，我的手脚都用上了，手忙脚乱还是触摸不到全部。

最让人胆战心惊的是，我在不太懂爱的那么多日子里，却总是在电台里，在"今晚我和你"的节目现场，和那么多朋友在谈论爱，在分析爱，想一想，有些后怕。不过，那也是在反复咀嚼爱，在触摸那大而无形的爱，正因为不懂，所以抱有探究的热情和好奇。

要感谢自己的一个记者朋友，她曾经也是节目的听友，她知道我爱看书，到北京工作后，就给我买了几本书，其中有徐浩渊博士写的一本书《我们都有心理伤痕》（我曾经在湖北省图书馆讲座，有一次主题就是"每个人都有心理伤痕"，是从她这里偷师而来的），从中我看到了她从美国的派克博士一书 The Road Less Traveled 中摘录的一句话：I define love: The will to extend one's self for the purpose of nurturing one's own or another's spiritual growth.

　　翻译成中文：爱，是一种意愿，为了哺育自己或者他人精神成长而延伸自我的意愿。有些难懂，可是你越看英语原文，你越清晰，爱到底是什么。

　　后来在美国家庭心理治疗专家保罗夫妇的书中《假如你真的爱我》，将派克博士关于爱的理解拓展为通俗易懂的两句话：真爱行为是一种抚育自身和他人情感与精神成长的行为；真爱行为滋养生命个体责任感的成长。

　　当我看到这两个对爱的理解时，我如刹那间被雷电劈中，有醍醐灌顶之感：爱是过程，我们在爱的互动中言行举止哺育了自己和对方精神心灵的成长，也逐渐增加了双方的责任感；也是结果，爱的结果是我们的付出让付出爱的"我"和得到爱的"他（她）"都在成长，如果我们所做的没有看到精神心灵的和情感的成长，没有看到责任感的增加，即使我们总在说爱你，总在为对方付出，那也不是爱。是啊，很多的爱，看起来很美，付出的也多，最终，种下的是龙种，收获的却是跳蚤，因为我们在爱的旗帜下，所做的很多事情恰恰是限制甚至剥夺了对方的成长，压缩了对方的成长空间。很多朋友都疑惑，用那两面镜子去仔细照一照，一定是能找到清晰答案的。

3. 爱不是丢失自己，而是成为真正的你

　　有一个故事，说人最早的时候是四只手四只脚的圆球，没有性别，没有爱情，于是也就没有烦恼。狂妄的人想要向神挑战，却遭到神的惩罚，海神奉命去切割人类。他将人从中间切开，并将人的头转向被切开的另一半，以永远记住被切的事实，并且记住另一半的样子，但是，从中间切开的地方没有皮肤，于是海神便将其中一半的皮肤剥下来，缝在另一半上面，这样，原本完整的一个球，只剩下一个活着，这样，人就有了性别之分。然后，人生就有了不一样的意义，人们穷尽毕生的精力寻找他的另一半的爱情，也就随之产生。

　　从这个爱情起源的传说里，我们看到爱情被赋予了很凄美和浪漫的

色彩，并且明示了在红尘里我们找到的那个人，是自己被分割出去的那一半。

红尘里，一看到他（她），心不在飘着，似乎一下子找到了自己的家，找到一个可以放置心的地方，感觉和对方在一起，那样的人生才是完整的，那样的自己才是真正的自己，这种心有归属感的感觉，每个爱着或爱过的人，想来是不陌生的吧。

可是有意思的是，那个传说里，并没有清晰地规定那个被剥下皮肤的一半，是什么性别。更有意思的是，我在分别和男性、女性朋友聊天的时候，把这个故事讲给他们听的时候，男人异口同声地说，被剥去皮肤的，是女性；让人震惊的是，女性也不约而同的那样认为。

而在《圣经》里，不仅明确了性别，还清晰的表明了归属。《圣经》说：这是我骨中骨，肉中肉，可以称她为女人，因为她来自男人。这似乎认可了男尊女卑，可是我总觉得这其实是男人有意无意误导的结果，这里面真正的信息是男女平等及其不可分割的整体，里面是爱，是尊重和亲密。

不信，我们一起来阅读一段一直感动我的文字。

天父给女人的讯息：
当我创造天地时，我说有了，就有了；
当我造男人时，我造他并将生命的气息吹入他鼻里。
然而，在创造你——女人时，我是在赋予男人生命后才造你，
因你的精致需要精心雕琢。
我使男人沉睡，好让我能耐心完美地塑造你；
使男人沉睡，好使他不能干预创造的工作。
我选一根骨头造你，就是那根保护男人生命之骨。
那保护他心，肺，与支撑他的"肋骨"，也是你的使命
藉着这骨，我模塑你，将你造得完美而漂亮；
你的特质，如肋骨般——坚强，精致，却易碎。
你，保护男人最精致的器官——心，肺；
心是那他全人的核心，肺是他生命的气息；
意外来时，整副肋为了保护心，会先容自己断裂。
你要支持男人如肋排支撑身体。
你，既非取自他的脚骨，使你比他卑下；

你，亦非取自他的头骨，使你比他优越；
你乃出自他的旁侧，那使你与他并列，贴近他心的身旁。
你是我完美的天使，是我美丽的小女孩。
你已长成为光辉灿烂的优秀女子，
当我看见你内心的诸般美德时，我的眼，便满足了。
千万不要改变你的美好。
当你用双唇祈祷时，它们是何等可爱！
你的鼻被造得何等完美！你的双手被造得能温柔地去触摸。
在你沉睡时，我轻抚你的脸庞，我将你的心贴近我的心。
在一切受造的万物中，你是最像我的。
天凉起风的日子，亚当与我一同行走，然而，他却是寂寞的。
他不能看见我，或触摸我，他只能感觉我。
因此，我将一切渴望与亚当分享的经历与本性，
融入你里面——我的圣洁，我的力量，我的纯正，我的保护与扶持。

你，是特别的，因你是我的延伸。
男人为我的形象，你为我的情感。
你们二人结合，代表上帝的整体。
故此，男人啊！要善待女人。
爱她，尊敬她，因她是脆弱的。
伤害她，就等于伤害我。
你对她所做的，就等于对我做的。
当你压榨她，你是在伤害自己的心与你们天父的心。
女人啊！要扶持男人，在谦卑中向他显示我所给你的情感与能力；
在温柔娴静中展现你的力量；
在爱中向他显示，你是保护他内在自我的——"肋骨"。

  这样的文字，我相信可以帮助男人来修正自己的自大，也帮助把自己看低了的女人，平等地站在男人面前。
  女人是那样的独特：产生的独特，命运的独特，使命的独特，力量的独特，是那样的不同于男人，你本身就是独特完美的你。
  只有女人自己站起来了，而不是忘掉自己的存在，不是眼里只有对方，才有重新拥有真正的自己的可能。

爱一个人，是让他成为他，也让自己成为自己，不是让自己成为他的一部分，也不是让他成为自己的一部分。

爱一个人，不是背负他该背负的，不是承担他该承担的，他的，给他，我的，我来。

在对方困难时，帮他（她）；在对方穷困时，陪他（她）；在对方绝望时，给他（她）希望；在对方得意时，提醒他。

在我困难时，帮我；在我穷困时，陪我；在我绝望时，给我希望；在我得意时，提醒我。

但他依然是他，你还是你，你（他）陪伴了他（你），在这个过程里，丰富提升了彼此，他成为真正的他，你成为真正的你。

有这样一个故事：每天清晨，不等寺院里的晨钟敲响，僧侣们就被老方丈的呼唤声喊醒了。不过，老方丈呼唤的却不是寺院里僧侣们的名字，而是他自己的名字。多少年了，老方丈总是在晨钟敲响的前十分钟左右，率先起床，站到寺院附近的山坡上，对着山谷大声呼唤自己的名字。有一个小和尚曾经问过老方丈："您怎么天天呼唤自己呢？这样做有什么玄机吗？"老方丈笑笑说："我天天晚上在梦中出走，甚至云游四海，腾空万里，根本无法约束自己。醒来后当然要呼唤自己了，把自己及时地唤回来呀。不然的话，就有可能把自己走失了，再也找不到自己了……"

每天在为对方付出时，经常喊喊自己的名字，看看自己在哪里。

三 关于病态依存

亚新：

你好！

你肯定很忙，不好意思我也要给你添麻烦了。

我和男友是大学同学，恋爱四年多了。刚毕业我去了洛阳工作，他在武汉，为了能和他在一起我放弃了一份很好的工作。原想终于可以在一起了，谁想他又去了苏州，是公司的安排。这样，我们又分开了一年。这一年中他回来过几次，每次都只能停留一星期。现在他又要我去苏州，因为他说即使他不在这个公司，他以后也会干这一行，而这一行业在武汉找不到工作。

可能在我围绕他转的过程中，我失去了自我，渐渐地，我不自信了。加上我们总不在一起，我感觉有一点点陌生。我们通电话时，我总是不知道给他讲什么，有时有什么想法什么话也不想说出来，他也感觉到了。另外，可能是受到外界的影响，听人家说女人老得快，应该找比自己大的男人（他比我只大几个月）。也可能是自己想要一种被当作妹妹宠的那种感觉，而他基本上不会。我就经常胡思乱想折磨自己，想是不是和他分手，找一个比自己大的。但真的说出了自己又伤心得不得了，毕竟舍不得。还有，认为他各方面还是很不错。现在心里有点矛盾，亚新大哥点化点化吧！

我很喜欢你主持的节目，认为你基本上属于完美的男人。还特意上网查有关你的资料，可惜太有限了。我看过你的好几张照片，和想象的完全不同，而且比想的要年轻，其实你的声音也年轻，只是你懂的太多了，大家就认为你肯定很有生活经验。

如果你有时间，希望能看到你的回复，我将无比感激。

你的忠实 fans 小丫

亚新旁白：

1. 关于病态依存

小丫：

他事业的脚步变化莫测，时南时北，你爱情的双脚也忽南忽北，走得好辛苦！在你辛苦的时候，让他的肩膀给你靠一靠吧！

大概在每个人内心深处，都有一种甜蜜的渴望：在人生路途中，有一个人始终不离不弃，互相搀扶，从朝如青丝走到暮成雪！可如果把恋爱成家理解为找一个人来照顾自己，一路上有此心态，恐怕就会大吃苦头啊！

我很认同美国心理学家派克博士对爱的一种解释："两个人相爱，意味着其中每一个人完全有能力独立生活，但是他（她）选择与对方在一起。"所以希望另起炉灶找一个年龄大的男士来照顾你，让你有一种被当作妹妹来宠爱的那种感觉，是不是你心灵与精神依然还没独立的表现？而且，如果你实施的话，最终你也会发现收获的是失望和不满，因为你找配偶的心态出了问题！

不过，令人高兴的是，你发现你在围绕他转的过程中失去了自我，而且渐渐地不自信！这是你在找回自己的起点，你的苦恼，就是"牺牲的我"与"独立的我"相互碰撞的结果。

在这里，我和你来分享一下两性关系甚至人际关系经常存在的"病态依存"。

它是什么呢，简单点说，它是一种必须调整的需要——需要身边的人需要自己，需要别人离不开自己，一方是一个慷慨的牺牲者，比如工作、自尊、事业、前途等，总是为了解决别人的问题而舍弃掉自己的一切，却很少有时间关心自己到底怎么了，看起来是乐于助人的好人（好男友、好女人、好朋友），只要对方需要，牺牲掉一切都要办到，到最后，一方是在围着对方转的过程中渐渐失去自我，成为仆人，另一方则是从不考虑和尊重对方而发号施令的君王，最可悲的是一方牺牲了那么多，却得不到对方真正的尊重和爱，反而会从心底轻视你！

我们不一定是真正的依存者，但却会发现某些时候，我们对某个（些）人有此倾向！我也并不否认，相濡以沫的爱情中一定是存在着不计其数的宽容、理解甚至是牺牲的，只是前提就是彼此宽容理解和牺牲！而不是单向的！

"自觉"是成长的开始，大胆真实坦诚地承认自己对目前工作走向的苦恼和困惑，对爱情的迷茫，对呵护关爱的渴求，建立起涉及两个人情感重大走向问题时相互探讨利弊、全盘衡量的模式，规避掉一方发号施令，一方唯唯诺诺牺牲自己的局面，让他去了解并尊重你的工作、心态、设想等，让你从牺牲自己的宝座上走下来，和他一起建立对等的两性关系。

也许你要尽快抽个时间，把这些都倒给他，也让他尝一尝"烦恼"的滋味，而不是仅仅说给亚新听！好吗？

以上在给小丫的回复中，我们说到了病态依存，只是他们没有到病症的状态，现实生活中我们经常会看到一种称之为"共依存"的心理问题。

共依存者经常建立起一种病态的依附关系。他（她）运用一些技巧，手段让别人离不开自己，进而控制对方。简单的说，其依存着"需要"别人需要自己。也就是让别人需要自己，他（她）认为自己是个慷慨的牺牲者，因为他（她）总是为了解决别人的问题而忙的焦头烂额，却少有时间关心自己到底怎么了。他（她）们看起来是一群乐于助人的好人，不断的牺牲自己，为他人服务。这样的"好"，我们很多人是不容易觉察和拒绝的，不知不觉就成了共依存者的合谋者。

我曾经收到这样的一封信，里面说到就是一种比较明显的病态依存，是另一种表达形式。

我是汉阳一个大型商储的主管刘海儿，客观的说，我长得很漂亮，虽然追求我的人很多，可是我却爱上了性格沉稳内向的萧风。结婚后关系一直不错，可是我的工作时间不固定，经常加班，和男性接触比较多。他是银行的，工作时间相对固定，比我清闲些。有个男同事和我很谈得来，住的地方和我有一段相同的路，很多时候都是我们一起下班。结果有一天，老公起了疑心，他不接受我的解释，他只是告诉我，只要他看到我们在一起一次，就拿烟头烫自己一次，我以为他说着玩玩而已，可是一个星期下来，我们有三次在一起下班，在老公的左胳膊上就有三个红肿烫伤的印记，我又急又怒，决定和他分床睡，晚上他跑过来，抱着我流泪：这世界最爱的人就是你，我为了你可以不要自己的生命！后来，只要我和男性在一起，只要被他看到，他都自残，开始是烟头，后来是铁丝扎自己……后来发展到动手打我，我几次受不了，提出离婚，他以死相逼。他平时对我好得不得了，连最疼爱我的爸爸，都自叹不如，我知道他是爱我的，没有问题时我们很甜蜜，日子很开心，我只好尽量避免在工作和生活中接触男性，可是这又不可能，毕竟工作中生活中总是会和异性接触的啊！于是我们总是在天堂和地狱间游走，地狱让人想逃离，天堂又让人欲走还留！

这样的生活场景大家也不觉得陌生吧。

情感里就有这样可怕但却很难摆脱的纠缠，那即是爱与虐的夹杂。"爱"能给人带来至高的幸福，"虐"却也为人带来最深沉的痛。在情感的纠缠里，施虐的一方怕失去对方，动用了原始的动物本能——暴力与哄骗施加于对方，迫使对方害怕爱又离不开爱。

什么是动物性本能呢？在《动物世界》里出现过很多这样的场景：动物求偶时，雄性一方莫不使出浑身解数发出强烈讯息来诱惑对方，雌性渴求被爱的本能被诱发时，无力抗拒，当雌雄交合后，雄性会以暴力与攻击来巩固它的领域。

受虐的一方往往是理智上痛恨被虐，但感情上却脱离不了爱情的惯性依附。以暴力施虐的一方，通常也善于哄骗，被虐者很难招架这个爱恨交加的人，抵抗不了施虐者嘴里或肢体语言所表达出来的爱意。

在心理学上，施暴的一方渴求爱的关系能继续下去，害怕对方因清醒而离开，所以暴力是最好的武器与掩饰，被虐的一方也因害怕失去爱，总以为自己的爱与温柔、乖巧与顺从可以让施暴者罢手，这种爱与虐共依存的病态关系，共同制造痛苦，也一起享受痛苦。

您生活中有没有这样的故事呢？您或您的朋友陷入类似的情节吗？要摆脱这种爱与虐的痛苦，要寻回亲密关系的自尊，被虐的一方要懂得先爱自己，才有能力去爱别人，头也不回的离开是最佳选择！这样变了质的关系，不是真爱！你的付出与承受，其实也是让施虐一方戒除不了施虐之瘾的罂粟！在爱与虐中，你是受害者也是加害者，也就是说，我们是受虐者，同时也是施虐者，不是吗？

2. 牺牲自己的背后是什么？

牺牲自己，背后总是藏着一个还没有认识的自己；牺牲自己，一定是在凸显自己某个（些）强烈的需要。

有句话说得很对："一个人内心如果完全充塞了对方的影子，他的内心一定是空虚的。"

像小丫，一个强烈的需要：被宠爱的渴望，要有人来娇宠的照顾！而且，更隐蔽的是：实际上，那些协助和牺牲常常减少了对方的自我价值，提升自我优越感，进而掩饰自己的低自尊。有的朋友会陶醉在高高在上的助人者虚假的自我价值中。一个对自我接纳程度很低的人，这也许是很多朋友没有认识到的自己吧。

而刘海儿呢，一个强烈的需要：被爱的渴望，要时时看到或者体验到被爱的感觉。在萧风的暴力中，她看到了也体验到了。

背后藏着怎样的一个她呢？

原来，刘海儿很小的时候，隔壁有个阿姨很美丽，也很喜欢她，阿姨隔三岔五地就过来和她妈妈诉苦，阿姨的老公是海员，经常出海，每次回来就拼命在家做家务，可是只要有男性的电话过来，就把阿姨折磨一番，阿姨一哭，老公就跪下来求她，让她不要离开自己，也不要她和异性接触，阿姨都答应，因为阿姨也爱他，阿姨在老公出海的时候就经常到她家来，和她妈妈说话，言谈中总是说类似这样的事情，甚至隐秘的夫妻生活也会和妈妈分享，妈妈问她怎么受得了那样肉体折磨，阿姨说的一句话让她印象深刻：寡淡无味的生活就是好的吗？小小年纪的她，不知道阿姨只是在靠回忆来抵挡长时间的思念，来缓解性生活上长期的渴望，时间长了，她也觉得有爱的生活，才是真正的生活，哪怕是包含着用暴力来表达爱的生活！

阿姨的爱情婚姻观潜移默化内化成刘海儿自己的观念，是成长了的她后来才意识到的。

 **不要走得太快**

亚新：喂。
听友：喂，你好，亚新老师吧！
亚新：是我！
听友：亚新老师，今天想跟你谈一下我感情上的问题。因为我平时没事的时候就爱上网，上网的时候碰到了一个和我有缘的人。我们是过年初几的时候才聊上的，和他聊上后，他就要到外地去了。
亚新：那就是说，他是本地的？武汉的？
听友：对，他是本地的。
亚新：你是？
听友：我不是武汉的，我是孝感那边的，当时我在武汉工作嘛。然后到初七的时候我们见了面。初八他就要走了，后来他离开武汉的那段日子，天天给我打电话，一打就是一个小时，因为我们是长途嘛，那么远，如果我们想见面的话，只能在网上见，在网上我们又见了一面。他说他见了我的第一眼就对我有一种很深的感觉。他说他从来都没有这样爱过一个女孩子，他对我其实很好的，刚开始我对他没什么感觉，在情人节那天他从那边给我邮寄了东西，这个我也很感动，因为他在那边有亲戚！
亚新：哪边？
听友：他有个叔叔在那边。
亚新：在哪边？
听友：在广州那边。我现在不知道该怎么办。他说他很爱我，然后他说如果我离开他的话，他这一辈子再也不会去找一个女孩子了！
亚新：我相信他此时此刻说的话是真的。你是指哪方面不知道该怎么办？是指情感选择问题？说你要到广东去还是具体说是哪方面不知道该怎么办？没法跟父母交代？

听友：我们双方家长都是说自由恋爱，都是自由的。但是你知不知道，他每天都跟我说很多问题的，他说，如果我爱上他的话，我会不会后悔？他问，我会不会嫁给他？要我考虑清楚。昨天晚上我就考虑了很久，但是我现在真的不知道该怎么办。

亚新：你说这问题谁能回答，你能回答吗？

听友：我没有办法回答。

亚新：亚新能回答吗？我也不能回答。是不是？

听友：是呀！

亚新：这些问题的背后是什么呢？

听友：其实我们两个在一起很好的，但是他……

亚新：我知道，除了这个之外，这些问题的背后你能读懂他的心是什么呢？我觉得一是他不太自信，因为他怕你离开。二是他很犹豫，他也拿不准啊！是不是还有你不了解他的另一面，还有他也不太了解你，是吧？还有很多的东西你们彼此都不太了解的

听友：他以前的什么事都跟我说，比如说……

亚新：那只是他选择性的说了他能说的，还有他可能没说的，但是你也必须了解的，是不是？说嘛，谁都可以说，但是说到哪个程度哪个地步，说到的那个他，是不是就是真实的完整的他呢？不一定呀。所以他对你的好，我希望你能够珍藏，好好的珍惜！最重要的是，你们在没有更多了解的基础上，还没有爱到死心塌地心甘情愿的份上，就要去做选择，这个时机是不对的！你们都太急了，有点杞人忧天的味道！爱情到最后，恐怕还是要落实到生活的方方面面中来，你之所以选择不了，是因为这些问题的背后还有很多东西，你都不清楚，是不是？他对你其实也有不清楚不了解。你们心里都不塌实，都没有安全感。而且他在问你后不后悔，实际上从另外一个角度来说，他可能也面临这个问题，他也有后不后悔的问题！

听友：他说他也有很多的事情没解决……他说……

亚新：是啊！因为他想到后悔这个词就一定折射他对这个情感也存在没有把握的一面。他也在害怕自己会后悔啊！你们现在呢，更多的也只是通过电话在了解对方，其他方方面面的事情你们都还是云山雾海啊！唯一遗憾就是你们两个人在一块的时间太短了一点，这个短呢，有时候在两个人当中它不成问题，但是绝大多数时候

呢，恰好就是因为接触时间短，了解不够，造成很多问题，所以咱们就不得不考虑，是不是？我在这并没有丝毫的说他对你不好，你对他感觉不好，没有！只是说怎么样把这份情感落到实处去看清楚去处理好，他提到的那些问题你为什么难以回答呢，难以回答的背后是什么呢？恐怕是你们之间确实还存在不够了解的一面，所以没有安全感，没有塌实感，也就不能一口回答说我愿意、我能。

听友：是呀，是呀！！

亚新：所以我刚才说得那么多，就希望你明白问题背后的东西才是最重要的，就去面对问题背后的东西，背后的东西如果真的都解决了，水到渠成了，这些问题都还能成为问题吗？是吧？

听友：对！我还记得你昨天说了一句，好像是三毛的一句，什么爱情如果不涉及到……

亚新：三毛说，爱情如果不落实到吃饭、穿衣、睡觉、数钱这一系列的日常行为当中去，爱情是不会长久的。

听友：对对对对，这句话我觉得很好。

亚新：是，不好的话我不会在节目当中说啊。哈哈！今天我没有给你一个答案，但是我希望你明白，你们要朝前走的方向在哪里。你把这个问题跟他提出来，两个人共同要去解决，不是说他提的问题让你来做解答高手。其实这个问题不是你一个人的问题，是你们俩共同要面临的问题，明白吗？

听友：是呀！

亚新：就这样？

听友：好，谢谢呀！

亚新：好，再见。

亚新旁白：

1. 经常告诉自己不要走得太快

有一个老禅僧住在寺内，在门上写心字，在窗上也写心字，在墙上还是写上心字。文益禅师对此事评论道："门上应该写门字，窗上应该写窗字，墙上应该写墙字。"

悟禅的人痴迷于禅，急于悟，反而迷失得更快，离禅更远，这样欲速则不达的事情，在爱情里不也很多吗？

很多时候，一就是一，二就是二，不能因为自己需要，或者渴望，就看不清事情的真相，犹如很多朋友在谈恋爱的时候，第一步没走踏实，就开始考虑第五步第六步，这就像盖房子，地基还没打好，就开始操心我的家庭影院放在哪里啊，我的梳妆台与墙角的角度多少度合适啊——步子不走稳当，难免在迈步的时候，就会有摔跤的危险！

其实人生是可以避免掉很多鼻青脸肿的情形，关键是我们太急于或者太执著得到我们想要的东西，因此忘了什么叫三思而后行！

所以，生活节奏再快，我们要静得下来，告诉自己，不要太快。

网络的发展，给人们的情感带来很多的影响，这样的例子是不是已经司空见惯？除非将来的婚姻形式、婚姻观念发生天翻地覆的变化，否则，婚姻最终还是要落实到吃饭、穿衣、睡觉、数钱等日常的行为中，因为恋爱形式可以变化多端，但内容却是稳定的。所以，当世界很虚拟的时候，或者虚拟的成分越来越大的时候，怎样让生活看得见，摸得着，就要考验两个人的诚意和智慧。而且，在看不见对方的时候，至少要清楚自己的心理状态，这样至少可以控制自己的言行举止，不至于走着走着，就一脚踏空！

这只是网络爱情中的一个小小的片段，天各一方，又产生了某些情愫，可是这情愫终究来得没有现实的根基。虽然，网络爱情最后走在一起的，也有。只是遥远的距离和文字的东西，哪怕是带着视频的，也还是虚拟的，不能代表现实的一切，而爱情的安放，又必须是放在现实的土壤，看它能否生根、发芽、开花、结果。这区别，就像是网络中的一朵玫瑰和花店的玫瑰，一样的娇艳欲滴，可有本质的区别！

2. 异地恋情更要学习真实分享

史铁生在《活出爱》的文章里写到：人与人的交往多半肤浅。或者说，只有在比较肤浅的层面上，交往是容易的。一旦走向复杂，人与人就是相互的迷宫。这大概又是人的根本处境。

异地恋情开始时的浪漫不顾一切，深入下去的苦涩艰难，诠释了人的根本处境。

异地恋情有点类似火车，一端是起点，另一端是终点，来回穿梭。短暂相聚，长夜想念，即使这样，还是会等，等待的是上苍温柔的恩准，虽然恩准次数总是比内心渴望的要少得多，晚得多。

异地恋的人比别人要辛苦很多，要学会很多东西，学会克制自己的情感，学会对自己的感情负责，学会忍受孤独，学会对别人卿卿我我熟视无睹，学会好好照顾自己。

更重要的是要学习真实的分享。

毕竟分隔两地，时空的距离让爱情有看不见摸不着的虚空感，可上苍总是很仁慈，有电话，有网络，无论是短信，还是QQ，无论是声音，还是图像，无论是邮件，还是书信，古老的、现代的途径和方式都很多，这也算是老天体恤异地恋情的温柔给予吧。

那么打开心扉，向对方敞开自己内心最真实的东西：快乐，悲伤，痛苦，开心，不满，担心，心疼，要解决的现实问题……条条路径帮助我们能直达对方的心底，让自己和对方的心，成为始发站和终点站。

我总觉得，上苍给我们最好的礼物之一，就是爱情。它总是在提醒我们向爱着的人敞开心窗，利用一切的机会，比如我们的思念，我们的等待，我们的想念，我们的牵挂……在不动声色地提醒我们要做最真实的分享，上苍总是在暗示：如果相爱的两个人还不能做最真实的分享，你们在这人世还有什么可以走近；如果相爱的你们都还相互猜测和封闭，那么你们就难逃惩罚，比如承受孤单和寂寞，比如同床异梦。

半夜躲在被窝里甜蜜的耳语，火车站深情的吻别，久别重逢时的紧紧相拥，对方生病时不知所措，对方开心时手舞足蹈，这些场景我看到的就是打开的一扇扇心窗，或许若干年后，慢慢回味这些，都是陈年佳酿，是对异地恋情最好的奖赏。

五 不要期待对方变好

听友：你好,好高兴我第一次打就打通了。我在网上认识了一个男孩子,认识三年了,我们非常谈得来,感觉自己非常喜欢他。其中有段时间没有联系,最近又联系上了,他也知道我喜欢他,他叫我不要喜欢他,他说他有一天会再次突然的消失的。我和他见面了,可现在他又不理我了,我给他打电话他也不接,我觉得挺难受的。我其实本身有男朋友,我也不知道我对网上那男孩是什么感觉,我也知道我们不适合也不可能,他现在不理我呢,我就是觉得蛮难受的!

亚新：被别人拒绝肯定很难受,不管是爱情还是哪方面。所以咱们直接点,是你爱了他才难受,还是因为他拒绝见你、拒绝接电话本身?

听友：我也说不清楚。他如果觉得跟我肯定不可能,或者是想让我不要喜欢他,他明说啊!我也觉得没有那么难受的。真的没有办法接受突然间不理我,我干脆找不到他也好,我明明可以找到他,但是他又不接我的电话,这种方式让我很接受不了,很不舒服!

亚新：他肯定也有很多的相同的不舒服,我觉得你接受不了的只是那种方式,是吧?

听友：也许吧!

亚新：你刚才说了,说你接受不了他突然变成这样:电话也不接了,好像一下就冷下来了,其实就是方式。而你渴望的方式就是明说,可他就是要用零下多少度的态度对你,刚才阳春三月,现在是一下到了寒冬腊月,让你受不了对不对?这只是方式问题,再说那结果,他不理你的这个结果你是接受的,对不对?

听友：其实有时候静下来想想,自己知道跟他也确实不合适,也没有想过跟他会有什么结果。只是认识那么多年了吧,从认识他到现在，对他挺有好感的，像是一个梦一样的感觉，感觉睡了，然后突然就清醒了那样很不舒服。

亚新：你描述得真清楚真好！也就是说，在他身上你寄予了很多美好感觉，可你又很清楚他不是你的，所以说他只是你的一个梦，而你的男朋友是你的生活！

听友：说实话，我跟我男朋友也有问题！

亚新：我等你自己说出这话，终于等到了！你的话说到点子上去了！你为什么要在别的异性身上依托自己的感觉？为什么不是你男朋友？你那么难受，接受不了那样的结果，也许是因为梦醒了，没有别人可以暂时让你躲避自己的爱情问题了！这一切的根源都和你现在真正的爱情生活有很大的关联！

听友：是啊！总是躲不过的，我现在和你说一说我的男朋友好不好？我和我的男朋友在一起两年了。他不是武汉人，是农村的。他父亲很早就去世了，比较自卑，看待问题很悲观，性格也不是很好。刚刚认识他的时候他没有跟我说那些事，然后感觉他这人很好。相处一段时间后，感觉那人也就不一样了，我和他两个人交往半年后在一起，感觉没有什么话说了，就像我周围的人说的那样，我们就像二三十年的夫妻一样！

亚新：哈哈！那感觉其实很难得的！

听友：我和他之间不管有什么事情，我都不能在他面前发脾气！

亚新：为什么，怕他不开心？

听友：不完全是，因为我跟他发脾气之后，他不会觉得他有什么错。就算是他错了，我也不能发脾气，因为我发脾气了他不会觉得他有什么，反而更怪我，然后和我冷战，冷战很长很长时间。总是我去找他，他总不会来找我，所以我不想去冷战，所以我就算了，干脆只听不怎么说。

亚新：这样下去问题就会出来的！

听友：对，他去年回了趟老家，像我们回一趟老家的话一般会带一些特产什么的，那也是一种礼节问题，他什么也没有带！

亚新：是带给你吗？

听友：他去我的家什么也没有带，不是我家里贪图他什么，他来过我家，我爸妈也认可了嘛。来之后呢，我爸妈就问我：为什么他没有带东西过来？是不是他家人不知道我和他的情况，所以他妈妈没有让他带东西过来？是不是他和我是那种好玩不认真的？然后我就和他说了，他就生气，说我们家图他一点礼，然后就要和我分手。两年也不是很短的情感过程，对吧？他说分就要分，我觉得自己也挺累的。他不了解我，我老是忍着自己，什么话也不能说啊，脾气也不能发啊。很多时候他和我家里人闹矛盾，他肯定也不会和我爸妈吵，他就和我吵，挺多时候他都不会觉得他有什么错，我也觉得我爸妈没有什么错啊！

亚新：你就必须得和他们两方面做工作，两边的工作你都要去做，真够你累的！可这样下去也不是个办法啊！

听友：对，我还要对我爸妈说，你们不要对他那样讲话。我又得对他说，我爸妈这么大年纪了，就这个样子的，你也不要见怪。因为有时候我爸妈也是那样不怎么注意说话的方式，一家人没大没小的，想说什么就怎么说的那种，他特别敏感，我觉得夹在中间很难做人！

亚新：你是不容易！左也不是右也不是的。换一个吧，到头来就换成一个梦，不过那也是你潜意识里的作用，很多东西寄托在这个人身上，结果梦又醒了，会不会觉得这个世界就是那么的无奈？

听友：还好！我这个人还挺乐观的，不舒服的时候我就去找人聊天，我也是一直打你这个节目的电话，可是打不通，我就去"骚扰"我的同学。

亚新：是啊！我看到你在想办法，和朋友沟通，参与我的节目，我很开心看到你在行动。只是希望你确实要把跟网上的那个朋友那种说不清道不明的情愫看清楚。人可以做梦，很多很美丽的梦，都可以。可是梦醒了之后呢？你总要回到你以后的生活中来，你的男朋友呢，现在处理事情看待人包括对情感都带有他很独特的个性，这种个性当中的某些方面它会给你很多的不舒服。因为我们每个人的言行举止都受我们的家庭背景、教育程度、个人悟性、所经历的很多事情的影响。因为他的家庭背景、他的成长环境，和一般人的不一样，那么在他的成长过程当中就有不一样的烙印。有时候他对人很冷很冷，而且他在别人受到伤害后，也很冷漠，或者说他在你受伤害的时候也没去照顾你，爱护你，是不是？

听友：对！

亚新：或许在他成长的过程当中受到伤害，他也没有感受到别人的关心，没有人去呵护他，他也是自己去把伤口慢慢地愈合好的。那么他会觉得他有那个能力，就觉得大家都有那能力。所以即使是他的错，他也不会认错，他也不会站在你那个角度为你考虑问题。因为从来就没有人从他那个角度去为他考虑问题，他没有感受到什么是关心和爱护，所以他也拿不出来爱护和关心！这种情感上的你来我往的交流模式，他如果从小就没有建立起来，在和人的交往中就都会体现出来。如果我没有估计错，他其实很羡慕情感上融洽互动的男女，羡慕的时候也会有痛苦和烦恼：我怎么就不能好好和我爱的人及其家人好好相处呢？既然这样痛苦，不能给我爱的人快乐和轻松，干脆就分手吧！这虽然只是我的猜测，但确实有可能是这样子！我并不是为他去辩解，我只是说去爱一个人就要去了解他的成长背景，去看他成长背景给他的一些影响。而不是说简简单单地站在自己的角度，去评判他的为人、处世、思维方式、习惯。爱情如果可以这样简单，爱情就不是爱情了，是不是？如果每个人都那样去处理，那也太省心了，因为不需要去动脑筋，不需要去看对方背后的东西，是不是？然后，不去换位思考，到最后的结局就会很麻烦，大家都很受伤。因为会觉得他怎么那个样子，实际上他就是那个样子。而且并不是说他那样一种状态你就没有办法，人生其实都是一个不断成长、不断发展的过程，是不是？他可能会在这个过程当中碰撞，比如说会和你和你爸爸妈妈发生矛盾。可能会和你说，爸妈不好，这其实已经给他刺激了。这样很多的事情一发生，他会发现很多人的想法和他不一样，我希望他不要简简单单站在他那角度去判断对与错，像你一样，那永远都是两条铁轨，距离不远不近，但就是没办法融合。如果你觉得我说得有道理，你不妨放下很多的判断和分别心，多给点时间看看。因为每个人都在成长，你也在接纳，你的承受能力也在扩大。比如至少你站在他那个角度去劝爸妈，是不是？这放在以前恐怕是不可能的，是不是？所以每件事情出来后，其实它都在锻炼我们，现在出现那么不舒服的事情就去正视它，真的！你要爱他，就去了解他的全部，他的成长背景，你就知道他哪些方面需要去拓展，这个拓展并不是说出现事情后它是错的，因为比如说十几二十几年他都是那样处理问题的,他一定不会觉得哪里有错。但是环境变了,他没有而且不可能马上适应你家里人的所有东西,那就看你是站在哪个角度去看待他?他有需要去提高去丰富的地方,他暂时突不破的,那是他多年已经形成的,你说呢?

听友:是啊!听你这么一说,我感觉他其实也蛮可怜的!好像我可以理解他一些了!我最烦的是他什么也不跟我说!

亚新:他性格内向吧!

听友:是的!闷葫芦一样的!

亚新:再内向的人,只要能直通他的心,他会和你顺畅沟通的!也许并不是他什么也不跟你说,可能他觉得他什么事情都可以跟你说,你却不一定理解。如果说你什么事情也都和他说,他理解不了,还有很多的判断,你也没有什么兴趣说了,还不如憋在心里,至少自己还能理解自己啊!

听友:对,对,我就是这样,于是就有很多事情很多话都没有和他说!

亚新:对啊,这是双向的。我很高兴你刚才也很坦诚地承认了你有那么多事情也没有和他说。如果两个人相爱,就坦诚地交流,虽然面对真实的自己是很难的。也不是亚新在这里和你说这一番话,去勇敢面对,事情就真的马上能解决。恐怕很多人,很多的朋友,包括我自己,去面对自己要解决的大大小小的问题,都是一个或短或长的过程,是伴随我们一生要去学习要去提升锻炼的事情。有的需要一个月、两个月……有的是两年甚至一辈子,不是那么简单的。这是我的分享和体会,真的是那样子,所以就多跳出自我的角度,为他人着想,全新地从他的角度看问题,然后陪伴他从他那个角度去想办法,去提醒他,不是去命令,或者去指责他为什么不那样做!

听友:那倒没有!

亚新:那就好!如果他能够看到你的真心,很多东西其实不用你提醒他也可以做好,你的很多建议他也会采纳的。他即使表面上不是很诚恳的态度,但是他内心也会很乐意接受的,一个人的发展和提升,真的不是很简单很容易的事情,甚至就是一个痛苦的煎熬的过程。如果你爱他,想和他继续往前走,那就陪着他慢慢地发展,好不好?

听友:我还是很爱他的,我知道了,我会去反思自己,也会把您的话还有我的体会都告诉他，一起去解决吧！那就这样，谢谢！再见！

亚新旁白：

1. 好的关系不是建立在对方变好的期待的基础上

人们之所以停留在痛苦的关系中，通常有两个理由：一、我们一直被教导所有的情感都有好的结局；二、希望对方变好。

前者是奢望，是贪念；后者是懒惰，是自己不愿意承担。

事实上我们根本无法也不应该去改变别人，就算对方是要和自己相处一辈子的人。

我们有没有想过别人可能永远无法改变呢，或者对方根本不需要改变？

我们不是一直渴望做我们自己，为什么别人不能做他自己？

只希望对方变好，就真的一切都顺利？

不一定，也许更糟糕。

有个听友打电话过来倾诉她老公先是移情别恋，后来带着孩子离开，她成了孤家寡人，觉得天下人都负了她。问到原因，她一直嫌弃他太内向，嫌弃他不懂生活情趣，老公在她的督促下，不断突破，由一个傻小子，慢慢变成了浑身散发魅力的男人，他后来碰到一个女子，知道她才是自己最爱的人，自然离开了她。

不是说完善生命不是好事，而是说在陪伴对方成长的过程中，突破自己也是良好关系能深入下去的保证，否则，只期待对方改变，等对方走远了，自己原地不动，能不掉队吗？

况且，没有一种关系是失败，除非你断定它不值得经营下去了。对方现在的表现不如你的预期，也并不表示他有问题，每种关系都是相互的，我们自身的性格会映照在对方身上，因为同类才相聚，受你吸引的人必然拥有和你相似的某些特质。

解决问题的方法绝不是把问题推给对方请他改变，看起来省心，实际上只是个虚妄的愿望，现实里谁愿意被对方操控？如果有，被操控实际上也是一种操控，就不要得意和开心，也不要往那个方向用力了。

问题其实都是在我们的内心，这结论看起来让我们沮丧甚至不服气：难道他（她）就没有责任吗？不是，如果他（她）也仔细认真地读那句话，他（她）就会明白：要自己拿起自己的责任，要自己承担自己的责任，对方的责任，他自己也会背负的。

所以不要沮丧，反而要庆幸：我的内心，是可以探讨和改善的，因为我的心是可以掌控的。

怎么才能从这样的困境中出来？其实说简单点，就是爱，爱对方的一切。

让我们不舒服的，不是坏的，只是我们不了解对方身上怎么会有那些东西，不知道它的由来，如此我们就很不适应而已。

接纳你现在还不适应的地方，放下我们的判断，去看看一个生命是怎样走过来的，一个让我们不可理喻的东西，总有它形成的原因，它的存在不是应不应该，而是要去了解它怎么来的，也许，我们的同情，我们的怜惜，我们的爱，都会在了解后不可思议地出现。

2. 转嫁一个矛盾，得到的是双倍的矛盾

网络的出现，给我们又提供了一个可以转嫁和逃避问题的壳，即使它是个空壳，我们都要躲进去，获得虚假的温情，让我们暂时取暖，可是如同梦境，总要醒来，还是要面对逃不开的现实。

更糟糕的是，本以为可以获得快乐，谁知快乐那么短暂，有时候只是开机和关机那么短暂；本以为可以得到现实里没有的东西，谁知我们失去的更多，留下的是更多的失望。

转嫁一个矛盾，得到的是双倍的矛盾；转嫁一个痛苦，得到的是双倍的痛苦。所以在一个关系里出现的问题，回归到关系本身和问题本身，回到他，回到自己才是解决问题的正道。

一个古刹里新来了一个小和尚，他积极主动地去见方丈，殷勤诚恳地说："我新来乍到，先干些什么呢？请师傅指教。"方丈微微一笑，对小和尚说："你先认识一下寺里的众僧吧。"第二天，小和尚又来见方丈，殷勤诚恳地说："寺里的众僧我都认识了，下边该干什么了？"

方丈微微一笑说："肯定还有遗漏，接着去认识吧。"

三天过去，小和尚再次来见老方丈，满有把握地说："寺里的所有僧侣我都认识了，我想有事做。"

方丈微微一笑，因势利导地说："还有一人，你没认识，而且，这个人对你特别重要。"

小和尚满腹狐疑地走出方丈的禅房，一个人一个人地询问，一间屋一间屋地寻找。

在阳光里，在月光下，他一遍遍地琢磨，一遍遍地寻思着。一头雾水的小和尚，在一口水井里看到自己的身影，他豁然顿悟了，赶快跑去见方丈。

找来找去，还是忘了还有一个自己，并不是老方丈故弄玄虚，这事看起来很小，其实很大。这似乎只是个个案，放眼一看，却十分常见！爱情的，人际的，事业的，等等，我们总是看不到自己，于是不自觉向外求援，被对方或者外界控制，伤害就在所难免。

到底在爱谁

听友：喂，亚新老师您好。
亚新：你好。
听友：很高兴能在2004年最后一期节目打进这个电话，因为听这个节目很久了，但一直没有拨通这个号码。今天很高兴，因为我觉得好像参与这个节目的人与您交流一些不太愉快的事，而我今天这个电话就是用年轻的心，帮助大家洗去2003年种种不太愉快的事。
亚新：哎呀，太感谢你了，像是春天的使者。
听友：哈哈，对对对，但是，我还是有一个问题，不想把它带到2004年去，其实说实话这个问题很简单：在2003年，我收获了一份让自己很满意的爱情。
亚新：那得恭喜你呀。
听友：谢谢。这个男生可以说是我的一个师兄吧，他现在在武汉一所著名的学校里当老师，各方面条件应该来说都不错，但是，是农村来的，所以我妈就不太喜欢他。可说实话对他特别好，给他买衣服呀，特别照顾他，但是打心眼里好像不太喜欢他。由此就产生了一些种种对他不好的评价：比如说他不太上进呀，等等。我妈自己说归根结底主要是他的家庭条件不好，所以对他有不好的印象。
亚新：你妈妈就把这样的话和你说过？
听友：对，对。
亚新：哈哈！你妈妈还是很直率，很可爱的一个母亲。
听友：我们家就是这样一种平等的氛围，然后很直接地交流。其实我妈说了一些比较现实的事情，挺有道理的。的确也许我们在一起要面临很多的困难，因为我是武汉的，家庭条件还不错，从小就在一种优越的环境长大，可以这样说，我觉得我妈说得挺有道理，但是这份感情也不是那么简单放得下的。

亚新：你想放？

听友：其实我还是有这个想法的，因为说实话，我周围有很多可以说是追求者吧。各方面从自身的学历、家庭环境、背景、一些外在的条件的确比他好，有不少这样的人存在，而且我和他们也有很深的交流，所以说，关系特别好。但是我觉得这样做的话，好像很对不起人家，因为这个男孩子对我的确是百分之百的投入。

亚新：唉（叹气）！

听友：您不要这样的叹气。

亚新：这个是为他而叹呀。

听友：您觉得……

亚新：我没法评价，我只是为那么多农村出来的人而难受！我也是农村出来的！

听友：啊！对不起，其实我也觉得这件事没法评价。

亚新：不用道歉！因为每个人都生活在自己的原则里面，你抛弃掉的，扔掉不要的，可能对别人来说就是至宝，对自己呢，也有可能是丢掉一生幸福。

听友：对。

亚新：但愿将来分手之后你不会后悔一辈子，也许到最后你会发觉可能也就是至宝，是不是？这个谁也说不准。之所以你觉得你妈妈说得有道理，是因为你骨子里头也会有你妈妈这样的想法。说直接一点，就是瞧不起他是农村的，觉得将来经济上是个拖累吧，对不对？

听友：对。

亚新：其实主要就是这个吧，其他的也没什么。那就看你怎么样去选择，是选择在一棵大树下面好好乘凉，还是重新植一棵小树，然后看着它慢慢长大到最后也能结成累累果实。这个真的看你个人的选择，我没办法说什么，只是想，我刚才叹了一口气呀，其实不光是为他，是为所有的在城市里可能有同样情感困扰的男女。因为农村和城市这个区别而可能丧失爱情的朋友们，不光是男孩子，也有女孩子，是不是。他再好，再优秀，因为他是农村的，爱情就要低贱些？就要接受贫富问题的拷打？唉！

听友：您别叹气了，叹得我心里都难受！我周围有很多因为这个分手的！

亚新：我也很理解你！因为如果一旦有周围的人给你施加压力，然后有同等条件的，就是有同年龄段的人，家庭、学历很多方面都非常棒的人也在追你，人都会有掂量和分析！这个就看每个人自己的选择，归根结底是看每个人的爱情观！缺了物质条件就没有安全感的人，会选择逃离，而把情感看得很重的，一定是不一样的选择！再说，你和条件好的在一起，从此你就可以过爱情甜蜜王子和公主般的生活？不一定啊！所以我也没办法说你跟别人结婚就不对，这个没办法用对和错来分析，只能将来用回过头来你后不后悔来评价，我刚才说了也许扔的是至宝，也许扔了之后你一生都会轻松，这个谁也说不准，没有标准来判断它。要问你自己的内心：你要什么？你要把自己的情感放在什么样的天平上去称！

听友：是的！其实我觉得，凭我自己的能力，我完全有能力自己去打造一份天空，因为我觉得我是一个很独立的人，我的梦想就是成为一个女强人。

亚新：也许吧！可能你头脑中认为你是个可以白手起家的人，但是一到现实生活中去，可能还会有畏难情绪。比如说你要去发展，你看中的是要有经济基础，但他恰恰经济基础薄弱，这是以现在的男友和你身边的追求者现有的经济基础在比较。

听友：对。

亚新：但世事难料呀，决定我们生活得好不好的因素很多，经济的、家庭的、个性的、社会的，等等，但要看哪些是最持久的重要的！

听友：对，我也这样觉得。

亚新：我的朋友圈里有非常棒的夫妻，也是白手起家的，那真的是白手起家的，是不靠家庭非常棒的同龄人。也许有些东西可以搭一个更高的平台，你可能起步快一点，但以后的困难你一点也不会少什么，该遇到困难你一定会遇到，并不一定你经济基础比较好，困难和磨合、争吵的烦心事就不会来，不是这个样子的。

听友：对。

亚新：这就看你个人衡量吧，我刚才叹了几口气，已经表明我的态度了！

听友：其实我自己也想清楚了，除非是我和他之间的感情出了问题，否则我是不会轻易放弃他的。

亚新：感情也出了问题？

听友：没有，除非是感情出了问题。但是我觉得这种可能性从目前来看比较小，因为我们之间相处有一段比较长的时间了，和我周围的同学比较起来像这样子的确是难得的。有一次我跟同学开玩笑说，我有分手的想法，我同学马上说那你提前告诉我，我马上就去追求他。

亚新：是，我刚才说了你扔掉的也许是自己或者是别人的至宝，这个说不准，好好衡量吧。但愿你将来白发苍苍的时候，不会老泪纵横，好吧。

听友：我知道了，谢谢亚新老师。也希望天下有情人终成眷属吧！

亚新：哈哈！通过你的祝愿我知道了你最终的选择，再见！

听友：谢谢，新年快乐！

亚新旁白：

1. 到底在爱谁

经常在节目现场，听到类似的电话，子女爱着，父母反对着，父母有很多的理由：他（她）是农村的，或者是没有固定工作的，或者经济条件很差，或者长相配不上，等等。一碰到这样的电话，我都会问：你父母在收音机旁吗？如果在，我想听到你爸爸妈妈的声音，想直接听到你爸爸妈妈的内心话！

有一次，我就这样听到一位妈妈的内心话：我是真的爱女儿，他又是农村的，家庭条件很差啊，他哪里有钱买房子？就算他们一起买房子，还要还贷，我不忍心看到女儿那么辛苦！后来我问到这妈妈自己当初的爱情婚姻状况时，知道妈妈和爸爸一起吃了十五年的苦，才把自己的小家弄得红火起来，也是顶着自己父母的压力和穷小子结的婚。妈妈感叹说那段日子真的太难了，很多时候也想过放弃，也有后悔，尤其是在两个人闹别扭的时候。我问："你现在后悔吗？如果重新来过，你还会那样选择吗？"妈妈羞涩地说："这么多年都过来了，还说什么后悔呢！会不会那样选择，真的不知道，但至少现在还挺幸福的！"我接着问妈妈："当时你最困难的时候最需要什么？"妈妈："家人的支持和鼓励，尤其在经济很困难的时候！"我代女儿问了个问题："那么女儿现在的处境和您当时多类似啊！你准备怎么做呢？是像您父母一样，还是做陪伴支持的父母？"妈妈长叹一声："我知道艰难日子的滋味，只是不想她走我的老路，我会和女儿好好商量这件事情！"

我知道父母的心，父母的爱，有多么深厚，多么博大，尤其是我做了父亲后，更能懂父母之爱有多伟大。我甚至在做完节目下班的路上不止一次问到我自己：假如女儿大了，她也爱上一个我不太喜欢的人，我会怎么做？虽然现在我女儿还不到六岁！

这就要归结到父母一个必须去解决的课题：父母在孩子的生命里要扮演什么角色，尤其是在孩子已经长大了的时候？是继续扮演警察和保姆角色，还是学会放手去陪伴和帮助？

很多时候父母的爱，是在爱父母本身，就像那位妈妈，阻拦的举动，也许就是在帮那个困难时的自己，在帮后悔的那个自己，在心疼那个奋斗了十几年的自己，在心疼那个和父母抗争了十几年的自己，然后不自觉地把心疼和爱投射到自己的女儿身上！

稽山章禅师还是一个云水僧时，在投子禅师座下参禅。有一天，章禅师做完工作之后，在庭院里碰到投子禅师，投子禅师以一杯茶慰劳他，一面斟茶，一面问道："这杯茶如何？"章禅师双手接过茶后，说道："森罗万象皆在这里！"投子禅师道："森罗万象皆在这里，如此说来，这是一杯非比寻常的茶，假若随随便便喝下去，谁知道有什么严重的后果？"章禅师有恃于自己对禅的心得，在禅师尚未说完话时，就突然把茶泼掉，并且机锋严厉地说道："森罗万象在哪里？"章禅师自以为表现了机敏的禅机，而投子禅师这时轻言慢语，非常平静地说道："可惜！一杯茶。"章禅师掉转话锋说："这只是一杯茶。"投子禅师不放过章禅师，以他的话重复道："虽只是一杯茶，森罗万象都在这里！"章禅师终于无话可说。

一杯茶，真的不简单，从一颗茶树种子的生根发芽，要它成长，需要阳光、水分、施肥、剪枝、采集、烘焙……集合了宇宙和人工的能量，包罗万象。如果我们去感知一个人，乃至爱一个人，不能抛开条件从他（她）的全部去了解、去怜惜、去爱，那么，我们还是只在爱自己！是怀着那么多的分别心去对待一个人，最后，自己的生活也会过得不开心！

2. 放下条件，就会看到真爱

不能去过多地责怪父母，因为父母也没有好的老师——他们自己的父母，也是没有谁来教他们怎么去爱，只是凭着本能，凭着从上辈那里得到的东西，来做父母，甚至很多父母在孩子出世后，还没有做好当父母的准备，也都是没有长大的孩子，不是为他们开脱，是在说生活的真相，我想孩子可能对阻拦的父母就多一些怜悯和理解，多一些宽容和耐心，但终究还是不能真正地解决冲突。

因为关于有条件的爱，我们学得太彻底了。

从小父母就说：

你要考一百分，我会更爱你；

你要每天坚持练习钢琴，我会更喜欢你，否则妈妈就不开心；

你要像隔壁的小柔那样学习，该多好啊！

这样的场景不陌生吧！这样有条件的爱我们学得太彻底，以致我们去爱一个人的时候，会毫不犹豫地带上条件，而且很少去反思哪里不对劲了，因为我们已经全盘接受了这样有条件的爱，而且在我们长大的过程中，慢慢操练得很纯熟，在面对自己的孩子时，已经是得心应手的高手了。

冲突的解决最关键的是放手，放下条件。虽然无条件的爱在现实生活里几乎不可能，但我们要鼓励自己朝那个方向用力，不管我们是为人父母，还是年轻的孩子。

放手不是不管，不是不闻不问，不是马放南山，而是把孩子爱的权利，爱的责任，爱的思考，爱的选择，爱的经营，爱的所有东西，归还给他（她）本人，然后在他（她）周围陪伴，人生路注定是属于一个生命本身的，即使我们再爱他（她），父母也要带着担心和牵挂放手，然后去爱，不是抓在手上去爱，而是放手去爱！

这就牵扯到另外一个重要的问题：父母必须学习怎样和孩子建立良好的平等的朋友关系！很多这样的问题其实折射的是父母与孩子的关系不大对等，在一开始就建立了操控和被操控的关系，等到爱情出现分歧，就只是在分歧的层面交火，而不是去反思问题的关键在哪里！

瑞士心理学家伊莉莎白-库伯勒-罗斯说："条件是绑在情感上的石头，抛开条件你会在想象不到的地方发现爱。"

七 无力拒绝的背后

亚新老师：

　　您好！

　　我是《今晚我和你》的忠实听众，上学的时候经常和同学们在晚上10点准时收听你的节目，现在由于工作的原因，我不能每天都收听你的节目了，但是我还是一有时间就会打开收音机，感觉很温馨，觉得喧嚣的都市中，电波才是一处温情的港湾。

　　今天发这封邮件也算是一种倾诉吧。去年的时候跟你在节目中交流过，也通过邮件沟通过，那是在我心情最低谷的时候，因为那时我最爱的男朋友突然之间从人间"蒸发"了，我找不到他，也没有了他的任何音信，但是，那时我有了他的孩子，而且我还在读书，忍受着身体巨大的痛苦和精神的折磨，我走过了那段最灰暗的日子。日子就这样平淡无奇地过着，我还是会想起他，想起他的时候我还是会心痛。

　　从去年9月份他"失踪"，一直到今年的3月份，我没有他的任何消息，在绝望中，我也渐渐的安静了下来。今年回武汉后，我就在一家公司作毕业前的实习，三月的一天，我正百无聊赖的挂在QQ上，他的头像突然间闪动了起来，我当时感觉是整个世界都在晃动，那一刻我几乎无法呼吸……面对他的问候，我真的是又喜又恨、又悲又愤！我问他为什么会突然之间"蒸发"得无影无踪？他说，他家里极力的反对我们在一起（这些我之前也是知道的，为此他也跟他父母争吵过），他最后妥协了，选择了放弃我，采用了一种"永别"的方式，为了让我彻底死心。但是他看到我给他发的一封一封的邮件，那对他是一种煎熬，他的家里也给他介绍女朋友，但他怎么都忘不掉我。半年的时间，他的痛苦并不亚于我。我没有告诉他，我曾经有过他的孩子，我想我是怕他内疚，我想这还是出于我对他的爱吧！他说想见我，我也没有答应。他在＊＊上班，那天下班以后，他就来武汉找我了，我却避而不见。我想我害怕见到他，我害怕我伪装的坚强在他面前会刹那间崩溃。他一次一次的来，我一次一次的逃。终究我还是没有逃得脱，终究我们还是又走到了一起。再次拥抱的那一刻，我终于知道，他是我今生最爱的人！

重新拥有让他倍加地珍爱我，从一个个的细节，从那种爱惜的眼神中，我读懂了：他是真的爱我！但是，我们都小心的不提及彼此的家人，其实我明白这是一种逃避，两个人若想牵手走完一生，家人迟早都是要面对的。他一有时间就来武汉看我，他的家里也知道了，他家还是极力的反对，甚至他妈妈采用极端的方式逼他回家，他回家了，我不知道他的父母对他说了些什么，总之，他说他对不起我，他的父母对他更重要。其实我从来没有要求他在我和他的家人之间作出选择，我知道，那对他来说是很残酷的。我也不明白，他的父母为什么会如此的反对我们在一起。

命运有时真的很会捉弄人，这个时候，我发现我又怀孕了，上周他过来陪我把孩子打掉了，我的心好痛好痛，我真的好想能有一个属于我和他的孩子。他小心翼翼地在这里伺候了我几天，他的小心翼翼让我心疼得不忍责怪。他回＊＊上班了，我也不能因此而耽误我的工作，依旧照常上班。他每天都会发短信来，温柔的问候，细心的叮咛。我真的不知道，该如何面对这样一份不被家人接受的爱情。为了他，我可以远离家乡，放弃很多看似珍贵的东西，一个人承受在异乡的寂寞和艰辛。而他怎么可以会那么轻易的把"放弃"两个字说出口呢?! 我真的伤心了，我也真的想放弃了。

可是我不知道，面对他的再次"回头"我是否能决绝的放弃。面对他，我更多的是不忍心拒绝，其实那对自己是一种残忍。这几天，我总是在想：我是不是该离开武汉？是不是离开武汉了，我就可以彻底的忘记了？就可以彻底的让彼此死心了？

亚新老师，告诉我，我该怎么办？是这样无休止的纠缠下去，还是该毅然决然的作个了断。要如何，我才能找到本应属于我的那份幸福?!

祝：
工作顺利！

漂流瓶

亚新旁白：

1. 无力拒绝帮助我们看清自己的需要

生命河流中，我们是一个个在寻找靠岸的漂流瓶，何处才是我们的归宿？

和一个自己所爱的男人顺利牵手，然后厮守到老，是每个女人的梦想。可这个梦想是要由两个人来完成的，光靠一个人的力量还不够，在这种情况下，我们只能把自己做到最好，对得住发自内心的这份情感，不留太多遗憾，然后告诉自己：我已经尽力了！

同时需要明了的是，竭尽全力不是傻傻憨憨笨笨的那种，不是只顾埋头拉车不顾抬头看路的那种，否则，爱情的车迟早会走到山穷水尽处！而是要有见机行事的能力，要有度与分寸的把握，不然，不是很容易让痛苦重复而陷入轮回吗？

每个人都有自己需要去正视和突破的盲点。对他，是亲情与爱情的纠缠；对你，是左右为难不忍拒绝。

得到亲人朋友祝福的感情，自然是花好月圆锦上添花，可现实之中，总会有父母横刀跃马出来阻止和反对的，亲情和爱情的矛盾很容易演变成熊掌与鱼翅不能兼得的两难！

聪明的，会在矛盾之初，明白原因，一起积极面对，消除偏见和疑虑，萌芽状态下的糟糕状态总是容易扭转的，怕只怕，一山难容两虎了，再去努力，往往事倍功半，甚至早已于事无补！细看你的文字，一定是错过了求同存异的最佳时机，才会出现男友人间蒸发和其母下跪的一幕一幕！

一份一往情深的爱，对于女人永远都是致命的诱惑。明知前路多歧途多荆棘，也像飞蛾，扑向那可以焚身的火焰，如不回头是岸，再次狠狠被烧伤是可以预见的！

无力说拒绝，暴露出来的是强烈的需要，牵扯出的是内心某个地方的极度缺乏，表现出来的，就是对被关爱被呵护等需要的极度依赖！所以，要深思的是：我们怎样学会最大限度地看清现状再见机行事！怎样学会最大程度地爱自己呵护自己而不依赖别人！如是，就大大降低了向外界的求助和依赖，才有底气和勇气对已经走投无路的爱说"不"。

建议：

(1) 暂时分开三个月，静心思考自己到底要什么？能不能主动说"不"，并学会感激这段感情，收拾好自己？

(2) 让他明白两难选择，从来就不会有两全其美的结果，不能再逃避，如始终协调不好，你能不能理解他并接纳不在一起的现状，带着幸福重新上路！

真正明白什么是随缘：来也来了，去也就去了，来时珍惜，去时珍藏，微笑着走前面的路。

姜育恒的《跟往事干杯》是很老的一首歌，可以多听一听，然后把往事打个结，重新上路，即使这份明白的背后还会藏着隐隐的疼！

2. 懂得屈服、放弃抗争，就是接纳，接纳才能产生真正的顺其自然

看史铁生的文字，很多人读出的是他不屈的灵魂，可是我读出的是他的屈服，屈服于他的疾病，屈服于命运的安排，屈服于疾病带来的不自由。于是我懂得他内心的平静，他心灵的自由，他思想的高度，他深邃的人生体验，这些让他看起来更有魅力的力量，都是因为他的屈服，他的屈服就是学会和命运讲和，放弃了无谓的抗争，于是很奇妙的是他的心静了，他因此获得了真正的力量，那种在我看来绵延不绝强大无比的内心力量。

谁都渴望掌控一切，主宰一切，认为有所作为才是力量的显现，很多人都认为屈服代表着放弃和投降，也就是弱者的标签。有位心理学家说得很好："其实屈服并不是懦弱，也不会带来痛苦，反而蕴藏着安慰和力量。"因为顺其自然的态度里才蕴藏着真正的力量和最大的力量。

那么屈服和放弃的区别是什么。

我们都是从应试教育里成长起来的人，对考卷里的附加题应该有印象吧。如果一看到附加题，什么都不做，就对自己说：我不行，这题太难太偏，我做不出来——放弃就是这样的举手投降；屈服是你开始认真思考并运用你所学到的一切知识和解题技巧，如果依旧拿它没辙，就坦然交卷，这是屈服。也就是说放弃是否定，屈服是接纳。接纳之后才会有顺其自然的出现，真正的宁静和安慰才会接踵而至。

我们都要学会适时的屈服，就像你散步，你只需要顺着小路的方向，而不是选择穿过荆棘，如果谁要么么散步，我们绝不会认为那是力量的显现，而是脑子有病！

八 当爱成为了控制

亚新：

你好！听你的节目好几个月了，只是现在工作忙了，才很少听你的节目了。听了那么多别人的故事，从来都没有想到有朝一日我也会发邮件向你求助。

似乎像我这种天生为爱而生的人总是容易受到感情的困扰。可是这一次，我真的觉得很无助，于是想到了你。希望没有太打扰你！

我和男友华是大学同学，同级不同班，大一时通过另一个朋友认识，属于泛泛之交，大二时经常去他寝室玩，渐渐和他们寝室的室友都熟识了，下学期时他开始追求我，那时我刚刚后悔错失了一段感情，对他也有一定的好感，于是打算给他一个机会，让时间来证明我们能否有缘在一起。

大三时我们交往渐渐频繁，感情不断升温，我一直是那种希望别人对我百般呵护的人，希望有人对我特别好特别迁就，在他之前的男生对我都很好，但是我不喜欢。也许是被他的外表迷惑了，他的长相很成熟，温文尔雅的样子，我以为他是我理想的对象。交往下来，发现他的内心和他的表面一点都不一样，他在家里娇生惯养，很小气，习惯了别人对他好，不太会主动关心照顾别人。闹矛盾的前三次，都是我主动找他和好，我不停地埋怨他对我不好，不够体贴，太过于自我，小吵小闹不停，慢慢地他也有一些进步，这样持续了两年，哭哭闹闹中倒也增进了一些感情。

他学习很刻苦，大四毕业时他也考上了我们学校的研究生。我们的理想是等他研究生读完，我们就一起去上海发展，结婚后他再考博，长相厮守。去年毕业我到了苏州工作，因为他是常州人，想想离他家也近，去年十一我从苏州来武汉看他，六天的时间，我们的感情已经难分难舍了，于是后来的电话越来越频繁，加上有同事对我发起猛烈的情感进攻，他坚决要我回武汉来找工作，我犹豫再三，还是决定为了我们的爱情回来。于是就在年前办了辞职，他很想念我，就坚持要我去他家过年，我和父母写了很长的信，寄了相片，打电话说服他们同意我去他家。此时我才正式介绍他给我父母知道，爸妈说只要我觉得幸福，那就去他家过年吧！我很高兴地去他家过年。

热恋中的我们被幸福冲昏了头脑，只到此时我一直被蒙在鼓里，我十月七日回苏州，没有车，就在男友的强烈要求下，先去他家，然后再转火车。当天他父母去接我，还做了一大桌子菜，对我招待很周到。那次见面之后，他爸爸觉得我太矮了，就要他不要和我谈恋爱了，但是他一直瞒着我，还说他父母很喜欢我，我在他家过年的事，他父亲不同意，他还是把我带去了他家。

这个年我总觉得有点不大对劲，他们不串亲戚，去也不带我去，不过我也没有往心里去，其实他爸爸已经背着我跟他还有他妈大吵大闹了，只有我一人不知道。我们计划年后一起回武汉，于是我假装前一天从他家走，先去上海等他，然后在从上海开往武汉的火车上碰头。哪知我哥打电话到他家，他父母知道我们要一起去武汉，更是勃然大怒。要不是联系不上我，就不会让他和我一起走了。

到了武汉，我租了个房子住下来，希望他父母不要来，但是他父母还是来了，于是我重新租了房子住，他和他父母住在先前租的房子里，他爸爸坚决要他和我分手，说不允许我们在一起，说我会影响他的前程，而且个子太矮了，以后生的小孩也会很矮。说他不会做事，希望他找个身强力壮的女人，很能做事的，好好服侍他。他妈妈也三天两头去我那，劝我离开他，但是他还是暗中和我来往，说不想放弃我，还是很爱我。他爸爸警告他再和我在一起，就要到学校来闹，让他退学。他从小被他爸管得很严，骂死都不还一句嘴，而且他爸爸有很严重的心脏病，但是我们真的很相爱，很想在一起，他不敢顶撞他爸，又不舍得我，我们四人都不开心。

现在放假他们刚回家了，他爸爸说若知道他还和我来往，随时会到武汉来。他爸爸很顽固，无论如何都不同意我们。我们很烦，他现在回家了也不联系我。我知道他也很矛盾、很痛苦。

老实说，他很爱我，但是又很懦弱，优柔寡断，我很委屈很痛苦也很愤怒，我们的美好生活理想不想就此断送，我们曾在一起互相帮助，一起自习，并不是像他爸爸想的那样不上进，整天瞎胡闹。他说他考研就是为了我们将来可以生活得好一些，没有我的支持，他根本考不上，我们3年的感情不是说断就断的，而且经历了那么多波折，我们已经分不开了，我不想放弃这段感情，我们很珍惜。我的朋友们都支持我们坚持下去，不要因为父母的反对而造成终生遗憾，现在什么年代了，还要父母包办婚姻不成？看着和我们一样的另外两对好朋友都在按计划生活着，我们真不甘心，可是面对这样的父母，我们该怎么办呢？他妈妈说其实还是比较喜欢我的，也知道我对她儿子好，但是他爸爸太凶了太厉害了，总是和她闹。她也没有办法，她作不了主。她为了儿子，才忍气吞声地委屈了一辈子，她在儿子和丈夫之间很矛盾、很痛苦，为了家庭的和睦，只能牺牲我了。

而我，受到了巨大的伤害，虽然我在武汉找到了工作，但是哪有心思投入啊，我们的感情到现在就要开花结果了，却遭到他爸爸的强烈反对，我们不知道我们坚持下去，那个在家里霸道了一辈子的老头会怎样折腾人？在他的眼里，男人要以事业为重，女人只是传宗接代的工具，而且他是农村出来的，认为女人就是应该听男人的，儿子就是应该听老子的，他自己就是那样，那种观念已经根深蒂固了。他不同意不喜欢就不行，他就是要闹。华的亲戚劝他不要管年轻人的事，说孩子大了你逼他他们会跑的，他说："他们敢，跑到天涯海角我也要追去，我就杀了他。"

我要怎么做才能圆满，我不愿轻易放弃，我希望男友不要始乱终弃，坚强地站在我这边，和我共渡难关，实现我们的生活理想，我到底要怎么做才对？

亚新，我想听听你的看法，对于这样顽固不化的老人，我们应该怎么办？我现在真是度日如年，精神都要崩溃了。无时无刻不在想该怎么办？他们在汉的四个多月里，也天天听你的节目，只可惜我没有打进去电话。

本来想简洁地说的，哪知一写就是那么多，希望你能在繁忙的工作之余抽出一点时间来为我指点迷津，不胜感激，谢谢！打扰了！

可心

亚新旁白：

1. 当爱成为了控制

情关是很难轻易通过的，尤其是在对方父母不同意的时候，但是这关也要过啊，感谢你对我的信任！！

"孔雀东南飞，五里一徘徊，十三能织素，十四学裁衣，十五弹箜篌，十六诵诗书"，这般美丽、善良、勤劳的刘兰芝，即使和焦仲卿互敬互爱感情深厚，到最后，焦母却硬生生拆散了这对夫妻，双双自杀。作者在笔下好心将他们变成了一对永不分离的鸳鸯，但毕竟留下的是几千年的悲情。

父母对儿女爱情、婚姻、家庭的干涉，是个古老的问题，从汉乐府民歌《孔雀东南飞》开始，那些个痛苦的"焦"、"刘"的身影，就一直以不同的版本书写到现在，让人唏嘘！

随着你的文字往下看，心越往下沉：他的父母、他还有你，四个人都那么痛苦，这究竟是为什么？

表面上看起来是因为你个子矮小，而遭到他父亲的强烈反对，甚至以死相逼，母亲是夫唱妇随，也没办法，男友痛苦无奈，找不到出路，你，四面楚歌，进退维谷！再往下想，父母是因为对自己儿子的爱，你们也是因为相爱，而不愿意互相妥协，冲突就会产生，痛苦也就随之而来！

可实际上呢？多少人在爱的旗帜下走偏了道啊！父母对子女的爱，在现实世界的表现，大抵呈现三种：给爱给自由，做好儿女成长路上真正的参谋长和陪伴者；给爱给条件，如果子女达到什么要求，爱才会给得一泻千里，否则，会听到太多的指责、埋怨；爱就是控制，爱你，可以，但你必须按我的来，否则，一切免谈！第一种，无疑是双赢，是理想的家庭模式；第二种，很多中国家庭都是这样；第三种，爱成了控制的工具，你男友的父亲就是这种。

中国父母是最在意儿女的，一般父母理解的幸福，就是希望孩子有好的事业、前途，有好的家庭和婚姻生活，而所谓好的婚姻就是双方优化组合，都很强势，如果是女挑男，理所当然要求对方要有才华有经济实力，如果是男挑女，当然希望对方相貌姣好、性格温顺、美丽漂亮。这是比较量化的幸福观，看得见也摸得着，有可比性。可是，爱情往往不是以量化的形式出现，而且中国父母对子女寄予了太多的期望，往往希望儿女能弥补自己一生的缺憾，来满足自己的需要，对儿女的事业，婚恋就有了太多的干涉！就会出现不是你男友挑结婚对象，而是他父亲在帮他挑选！

很明显，他父亲觉得儿子需要的是一个身强力壮的妻子，需要她来照顾儿子，不管这是不是真的原因，这只是满足自己的需求，而全然不顾儿子本身的需求，也不理会儿子对爱的理解和追求，他也完全不懂儿子是独立于他之外的另一个生命，自然也就不会尊重儿子的选择！在这一点上，父亲是自私的，当爱成为控制，让爱成为满足自己的工具，双方都会痛苦，这是真正深层次的原因！

其实很多这样有控制倾向的父母，那样的横加干涉，"并不是真的爱孩子，是在弥补或者掩盖自己根本就缺乏爱孩子的能力"——弗洛姆说。

2. 让爱成为它自己

有个关于禅的故事。一和尚从学赵州禅师，刚来不多时，便急于想从师父那里学懂禅之本意。

一日，他问赵州：何为禅？

赵州并不直接回答：你吃过早饭了吗？

和尚答道：吃过了。

赵州便说：那么，你去洗碗吧。弟子问禅，赵州却让他去洗碗，这里面包含了禅的奥秘：一切关于禅的本意都在生活本身。

爱情的解决之道呢，是不是同样如此？

你们在面对父母的反对时，好像更多的是疲于应付和抗争，在想办法找出路，让父母接受！这固然是必须要解决的一个大问题，但我觉得你们更应把心思放在你们的学业、平常相处和爱的发展上，也就是把父母的反对先放一放，在条件还不完全具备的时候，要解决问题是不可能的！这也是前文讲到的屈服：我们抗争过，现在还不行，我们也不放弃和父母讲和，可是条件不具备的时候，我们懂得放在未来去解决。

就让爱情重新回到它应有的正途中来，继续磨合，因为你们两个之间并非是风和日丽，阳光和煦。其实，真正最终能决定爱情走向的是你们爱得如何！爱情合二为一，其利断金。否则，问题很多，时间精力又被父母的反对牵制住了，恐怕你们到时候千辛万苦地走在一起，被掩盖的问题终究会冒出来，搅乱生活甚至分手！然后又后悔当初没有听父母的意见，其实不是听不听父母意见的问题，是没有让爱成为它自己，自己的情感没有处理和经营好啊！

所以，建议聪明的你们，现在不要和父母硬碰硬，你们该干嘛干嘛，把爱情处理好，把学业搞好，因为现在还没到非要做选择的时候！认准了的话，爱就要坚持！毕竟自己的幸福生活掌握在自己手上，而不是攥在父母的手心里！！

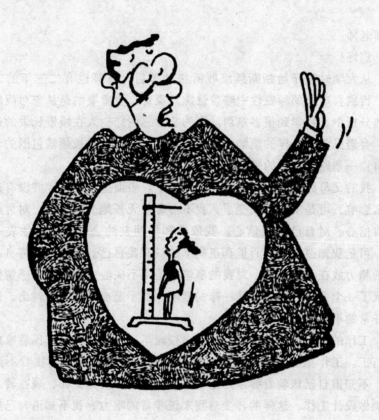

九 死与爱是人生最难解决的问题

亚新老师：

您好！

从大学时就开始断断续续收听您的节目，算算也有二三年的时间了。特别喜欢您那种磁性中略带温婉的嗓音。更重要的是从您对问题理性的分析中，我学到很多东西。真的非常感谢您！人在慢慢长大的过程中，会遇见各种各样的烦恼，我现在就站在这样一个被烦恼包围的十字路口：一条路通向我的感情，一条路通向我的事业。

我的父母因感情不和在不久前离婚了。表面上，这对我并没有造成什么影响，可是实质上我变了，我不再奢望天长地久的爱情，对男朋友没有信心，对自己更没信心。我依然和男朋友约会，依然对他表示关心，可是我知道，我的心里真正剩下的只有我自己。而他几乎将自己全部的精力放在了工作上，对我的事情也是漠不关心。我们俩的感情好像陷入了一个僵局，双方都是一味的索取，而不愿或没有能力付出，这让我非常的不知所措。

工作的事也很让人头痛，我走出校园不到一年，在一家民营家族企业打工。工作很轻松，可是我常常感到很不安，在这里，我看不到希望，不知道自己该朝着哪条路走下去。我大学学的是文秘，现在转入艺术类做设计工作，这样的转变对我来说非常的吃力，我不知道自己能否朝着这条路走下去。我很想炒掉现在的公司，去一家专业的设计公司做文秘，这样既可以自食其力，又可以学到很多设计方面的实战经验，对将来的发展是不是更有利呢？

很不好意思，让您看我啰里啰嗦了半天，可是这些话似乎只有和您说才最合适，再次感谢您！

Bossanova

亚新旁白：

1. 死与爱是人生最难解决的问题

先说工作吧，后一个选择更好，我投赞成票。

屋檐下的婚姻、左邻右舍的婚姻和听友们的事情，天天在眼前或耳边，悲欢离合的每一出戏，都落入眼里，留在心中，凡人如你我，不是时时都有"何处染尘埃"的超脱和淡然的。

天长地久与白头偕老是人生一大愿望，而最终能否双鬓染雪共看夕阳，实在是受制于太多因素，甚至天灾人祸，就会从此阴阳两隔，哪怕前夕还缠绵悱恻情深意浓。只怕你我今后还要多次听闻山盟海誓转眼便是行同陌路无处话凄凉。不过正因为如此，我们才能深味世事无常之真意，也才能去好好珍惜在一起的每一寸韶华，去好好处理每一个不开心的问题！

记得 1915 年，陈独秀为苏曼殊的小说《绛纱记》写序言，在其中感叹说："死与爱是人生最难解决的问题。"

是这样的！但再难，也要去解决，这是人生无法躲避的东西。

爱在变，情在变，婚姻在变。这世上大抵是没有一成不变的东西，变好抑或变坏，全在于缘分的深浅和每个人的智慧。

一方面是纷纷扰扰的离散，给了我们负面的信息和莫大的影响，另一方面，你们两人的心，只怕本来就有了间隙。外界稍微有风吹草动，就会拉开距离：一个是全身心地扑在工作上，不闻不问，一个人沉重无奈地无力付出。全身心依附于工作的背后，预示了不满的情绪和对抗的行动，也许还有逃避，但漠不关心的后面，也许是他满肚子没有说出的话，只是用工作的闸门去堵住了翻滚的心声罢了。

沉重的东西，是必须自己去背负，并且顺理成章地捎带进自己的爱的世界，还是借身边突变的婚姻去伪存真得到有益的教训和感悟？从别处的聚散离合中获取营养，施于自己的爱情花园，这样的人无疑是聪明的。

温馨的爱情离不开良好的互动。他顺路给你带一朵芬芳的栀子花，你左手接过，右手替他理一理吹乱的发，相视一笑的爱情离不开你来我往。

很多时候，事情的解决要靠我们自己，别人无法包办和代替。

僵局是一种不和谐的观望，总有一个人要走过楚河汉界，不是你，就是他，对不？

2. 修正自己行为心理模式

我们每个人在成长的过程中，不可避免会遭受到外界环境无处不在的刺激，慢慢我们就得到了我们自己毫无觉察的情感—认知—行为模式，也就是我们常说的行为心理模式。

同样的一件事情，你，我，他，都有自己特定的感受、认知、行为的反应，反复出现，固定下来，就成了我们独特的模式。

具体点说，父母离婚，给 Bossanova 带来的反应是不再奢望天长地久的爱情的绝望，她的行为心理模式是：我本来是相信爱情能够天长地久，可是爸爸妈妈离婚了，看来感情是靠不住的，对男朋友没有信心，对自己更没信心，表现出来的行为是——我虽然依然和男朋友约会，依然对他表示关怀，可是我知道，我的心里真正剩下的只有我自己，双方都是一味的索取，而不愿或没有能力付出。结果就是——我们俩的感情好像陷入了一种僵局，这让我非常的不知所措。

需要说明的是，行为心理模式在本质上没有高低好坏之分，是在我们成长的过程中形成的用来保护自己的一套东西，有的依然能够适合生存，有的已经给我们造成困难和障碍，就要修正。

修正固有的模式，不是简单的事情，那是自己给自己实施的心灵手术。

还是拿上面的例子来分析：父母离婚了，我感觉难受甚至绝望，原以为情感是永恒不变的，现在看来它很善变，不是我定义的样子，这是对我良好愿望的一个修正，我也不能说我的爱情永远不变，但正因为无常，我更要珍惜现在的拥有，我要好好和男友沟通，让他了解父母离婚给我带来的影响，告诉他我的需要和困惑，我的领悟和感受。

这需要我们在大大小小的事情上开始联系我们新的行为心理模式，直到它固定下来。

生活处处是道场，我们何不把自己丢进去修炼？

 **永远要在自己身上用力**

亚新：喂，你好。
听友：我经常收听你的节目，怎么说呢？有时候替你着急。
亚新：替我着急？
听友：就是那个电话那边的……我替他着急，然后我又替你着急。因为我觉得有的人怎么说呢？太啰嗦了吧。也许是每个人的心境不一样吧？
亚新：啊，是。呵呵！
听友：我也不想耽误别人多少时间，我就想讲一件事情，我自己其实有时候也给自己找一个台阶。是这样的，我跟我先生吧，今天闹了一个小别扭。这个别扭是……但是我不知道是原谅他好，还是不原谅他好。
亚新：呵呵。怎么回事，说来听听？
听友：本来我觉得他那天晚上应该回来早点，但是他那天就一直玩到两点多钟才回来。
亚新：哦，你内心的认定他这天应该早点回。
听友：对。
亚新：但是结果呢，他那天回来的挺晚的，晚得超出了你的预想。
听友：哎，对，并且我觉得他那天的状态也不一样。因为他……
亚新：状态不一样，是什么意思？
听友：就是回来的时候特别累的那个样子。
亚新：哦，他特别累？
听友：是，本来呢，一般的说，就是他喝醉了回来或者怎么样回来，他都会自己洗啊或自己弄啊，把自己弄得很干净就去睡觉了。但是他那天回来，就是在房间里随便把衣服啊，袜子啊丢得到处都是，就睡了，就是很累那样子，这就证明他不是喝醉了酒啊。本来呢，其实我很容易就原谅他，但是我总觉得那天晚上肯定发生了什么事了，就是我自己的心里也解不了这个疙瘩。但是我又不想去理他。

亚新：呵呵，心里有疑问，但是你又不愿意去澄清这个疑问。

听友：他要万一真的是这个样子的话，因为我原来就跟他说……

亚新：怕真的是什么样子？

听友：就是说如果他真的做了对不起我的事情，那怎么办？

亚新：那也就是说好像你内心深处始终都有这根弦啊？

听友：是的。

亚新：非常害怕他在外面有什么事儿，尤其害怕在男女两性的关系上，做了对不起你的事情？

听友：对，对，对。

亚新：那看来你好像还有些不敢面对啊？因为这个事情其实谁都不知道是发生了什么。

听友：因为我原来跟他结婚的时候，包括在这婚姻期间我都对他说过，我什么事情都可以原谅他，但是如果他做出什么对不起我的事情的话，我是一定会跟他离婚的，就是不管任何代价我都会离婚的。

亚新：哪怕付出任何代价你都想跟他离，是吧？

听友：他如果对不起我，我一定是这样子的。如果我对不起他，我也希望他是这样子的。我就怕他万一真的这样子了，我就不知道该怎么办了。

亚新：你都态度这么鲜明了，还不知道该怎么办啊！

听友：我不敢问他！

亚新：那就去问呗，如果真是那么回事，你敢不敢就像现在跟我说的这么顺溜呢？不管付出多大的代价都要跟他离婚？

听友：那如果真的是这样，那也是迫不得已的。

亚新：其实你的内心里面还是很害怕，害怕真的离开这个家，离开他。

听友：我当然不想真的发生这样的事情。

亚新：就是啊，况且这个事情是什么还不知道呢？你干吗就这么吓自己，是不是？吓自己的背后是害怕。

听友：对。

亚新：害怕什么？害怕他做对不起你的事情。之所以出现害怕这种情绪，是因为你始终都在……两人之间可能有不信任感的存在。尤其是你对他。

听友：我觉得我自己很信任他……

亚新：啊，不，不，不。你如果真的很信任他你恐怕就去问了，对不对？两人之间很真诚地交流了。而且，这也透出了你的不自信。

听友：不是，你知道吗？我觉得如果我去问他，我感觉如果没有这样的事情的话会伤害他。我不想去伤害他，但是如果……

亚新：谁说的问清楚就是伤害呢？

听友：嗯，怎么说呢？以前也发生过这样的事情，然后我问他……

亚新：那就是你们沟通的方式出了问题。

听友：那？我该怎么问他呢？

亚新：哦，这个问题你就直接告诉他嘛！

听友：哎呀，你是这么想的？能那样直接吗？

亚新：可以啊！我在想啊，如果我是你，恐怕就会问：老公，到底那天是怎么回事啊？让我内心有疙瘩，你那天又没有喝醉酒，但那天又特别累。是不是做了对不起我的事儿啊？一句玩笑话就可以打开嘛。有什么呢？对不对？

听友：他肯定说没了。

亚新：如果他说真的是没有，那他会告诉你什么样的事情。就是不管告诉你什么样的事情，我感觉你是不相信他的。

听友：也许是这样的吧。

亚新：不是也许，你就是不信任他嘛！你内心已经认定他就是做了对不起你的事情：又没喝酒，又那么累，平时都自己弄得干干净净的上床，他为什么那天就把袜子啊、衣服啊，就那么一丢就上床睡觉了？

听友：对啊。

亚新：对啊，这是你的想法。但是至少在我看来，很多男人他确实有的时候都非常累，而且不一定是身体累，他是脑子里面累。

听友：但是我觉得他平时像喝醉了酒那个样子，他都可以昏昏沉沉把自己弄的干干净净的……

亚新：谁说的常态当中就不出现意外之态呢？

听友：哦，那当然不是。

亚新：意外的情况就一定是发生不好的事情吗？到底是他做了对不起你

的事情呢？还是你心里一直都有一个炸弹？那么这个炸弹是什么呢？就是异常状态就是它的引信。他出现异常了，引信点燃了，爆炸了，你就怀疑了。

听友：是不是我自己平时都不自信的样子啊？

亚新：所以我刚才就问嘛，我刚刚说就是涉及你对他的不信任，你看，证实了。就是不管你怎么谈，你都是不信任他的。第二就是我刚刚问是不是你不自信，你看，你现在也在朝着这个方向走。这是对的！就是说问题的出现往往不是简简单单的一件事情，它背后的心理方面的一些想法，很清楚地都展现出来了，所以现在看的就是，你怎么对待你内心里面产生的猜忌心，还有你的不信任。如果是他真的做了对不起你的事情，让你有了一种"一朝被蛇咬，十年怕井绳"的心态在作怪，一旦出现意外情况你就不信任他，那有对方的责任。但是如果是出于不自信，你非常害怕你老公和谁谁谁会怎样，那就是你的责任。往往在夫妻之间是一个很平衡的关系，就是有信任做基础，然后什么事情都可以很真实地互相交流，在一个很平和的状态里面，这才是比较好的，是非常良性互动的一种夫妻关系。但是如果像你这样的一种情况，它是失衡的。失衡在哪里？就是从这一个小小的事情当中，你内心里边对你们婚姻，包括对你自身的不信任，对你老公的不信任。这该怎么去做？你只有把这个排除之后，你的这个天平才是平衡的。是不是？

听友：对呀，你说的很有道理。

亚新：不自信，也许说明你的分量不够。

听友：唉。我觉得对我自己不是那种不自信。我是什么呢？我是害怕真的面对那一天，到时候我们真的要遇到离婚啊或者什么样的话，那孩子真的挺可怜的。

亚新：对啊！我还感觉是不是你自己特害怕婚姻出事，特害怕婚姻出现什么不好的事情，你到底在害怕什么，难道是周围的人有不幸的婚姻在影响你啊？

听友：老实说，是我爸爸妈妈一直感情都不好，我从小到大就不开心，对婚姻对自己都没什么信心，好不容易下了决心结婚，就特别怕婚姻出事情。

亚新：我明白了，我想你也是很清楚其中的原因啊！只是我们通常怕什么，反而就拼命抓紧什么，生怕出现自己不想面对的事情。如果我们足够诚实的话，我们都会知道，事实上，爱情、婚姻存在太多的不可预测性，所以，爱情婚姻的路途中一定会出现很多无法预料的事情。与其害怕担心，不如坦然看清爱情婚姻的本质特征之一，就是不可预测性，我们就反而会坦然。坦然后，就会多了很多清醒和理智，我们面对和处理事情的能量才会显现啊！否则，我们就容易陷入怪圈。比如，因为你的不自信产生不信任感，你希望紧紧地抓住他，不希望他出一丁点的事情，如果一丁点的事情一出了，你就受不了，你就要离婚，就以离婚这样直接的方式，非常坚决的方式来处理你现在遇到的问题。

听友：嗯。

亚新：这背后的深层次的原因，要把它弄出来，让你看清楚。我们谁都希望自己的婚姻是坦途，但这只是良好的愿望。所以就承认这一路上可能都会碰到大大小小的问题，要我们去解决。我们就没必要总是害怕担心和不敢面对，倒不如承认，承认后才有力量去面对。另外，每个人的人生都不同，我们一定要区分清楚，不能说父母的婚姻不和谐，我们的婚姻也一定会不幸福。但我们要让自己聪明和强大起来，否则我们又确实会在很多方面复制父母的婚姻模式。所以，关键是看我们怎么去处理婚姻中出现的种种问题。比如你持续担忧下去，想控制住他、牵挂他也好，还是想把他抓住也好，倒不如从骨子里头、根子里头解决问题：如果是我自己分量不够，我怎么样去增添自己的魅力，不光是容貌上的，还有内心的。怎么样去"增高"？怎样接纳婚姻的种种状态，不害怕出状况？让老公觉得身边的这个人，还真不错！是吧？

听友：呵呵。

亚新：就像我经常在节目中说的：这个磁铁的磁力越大，对对方的吸引力越大。他哪里还有闲功夫出去啊？或者说做些对不起你的事情啊？对不对？

听友：是啊！

亚新：当然这说起来很容易，做起来很难。难就难在完善自己，增加自己的分量不是那么简单的说说而已，一定要去找原因，看看我的短处在哪里：我对家庭的建设，两人之间婚姻的经营，两人世界内心的经营……做的怎么样？而不是总是耗费时间在那里担忧，每天在那里担忧：他不回来，我在窗子下坐着，灯开着，然后猜测：他在干吗？

听友：呵呵。

亚新：是不是？你与其这样花时间在那里坐着，还不如看看我有什么好的爱好，来培养我自己的性情，然后还有哪方面的一些东西可以增加我的分量的？让我的内心很有魅力的这些东西我都可以去做。做了之后，即使真的出现了那一天，也许是他感到怕了，你的分量很重。

听友：嗯，我想那一天我也会担心的。

亚新：呵呵。那就让他也要增加他的分量嘛。对不对？

听友：嗯，对。

亚新：嗯，好吗？

听友：我知道怎么做了，谢谢你！

亚新：不用谢。再见。

听友：好，再见。

亚新旁白：

1. 经营婚姻永远要在自己身上用力

其实从这次谈话中，我们可以清晰地感知到做妻子真正害怕的是什么，真正要去面对的是什么：从对丈夫夜晚晚归的不满和担心，最终袒露出的真相是妻子的自信心不足，在现实生活中可能表现的就是分量的不够；因为父母的婚姻不幸福，也害怕自己重蹈覆辙！

这是婚姻生活的大忌：一方总在进步，另一方原地踏步，停滞不前。中国的家庭里，男方因为主外的关系，舞台很大很广，视野和胸怀在不断扩展，事业也在不断进步；而女主内，视野不自觉受制于家庭一个小小的空间，也变得很小。这样下去，两人之间的差距在一年两年看不出来，五年呢？十年呢？可能一个是在山顶，一个还在山脚，或者在半山腰，那个时候，你还要他等你，他愿意吗？于是，就很容易出现这样的场景：山顶的人看到了异样的风景，很容易就转移了自己的视线，山脚或者山腰的人很容易成为怨妇！当两个人的分量发生变化的时候，如果浑然不觉，倾斜乃至失衡是必然出现的结果。所以，增加自己的分量是每个人必须要去做的事情，不是仅仅为了赶上一个人，更是为了自己的成长和幸福。

我们总是不自觉地希望对方完美，或者对方变好，符合自己期待，然后就觉得这样的生活是好的，一旦对方不是这样，就觉得是对方不好，是对方有问题，埋怨、猜疑、指责就充满了内心，被这些东西遮住了眼睛，就看不到问题的根源。

经营婚姻永远要在自己身上用力，在对方身上找问题只会让情况更糟糕，因为谁都会保护自己，一旦出现保护，问题根源就被遮盖，焦点就转移到保护与指责的纠缠上。

我们要养成这样的习惯：一旦我不舒服了，或者很开心，都要觉察自己，问自己为什么会这样？我的感受是什么？我怎么会有这样的感受？和什么有关？就这样，看起来是烦扰的情绪，就成为了解我们自己的镜子，多好啊！

2. 我们总是不去解决问题，却急于抛弃配偶

对于父母的婚姻模式给自己的影响，自己一定要花时间去整理和理清，看看从父母的婚姻模式中，我看到了什么，怎样修正和补充，怎样完善和发展？一定要有一个观察的我陪伴生活中的我，来观察自己。

曾经有个听友在节目里说到他的事情，他妈妈有很严重的病，在他很小的时候，爸爸就离开了他们一家，不知踪影，只剩下他、他哥哥和妈妈相依为命，邻居的小孩子都欺负他，哥哥总是第一个冲出来保护他，他们兄弟总是鼻青脸肿地回家。靠着哥哥和妈妈的辛苦工作，他也渐渐长大，等到他十八岁，哥哥出了车祸，亲人的又一次离开，让他心灵受到极大的创伤。

他二十三岁结婚，日子过得很好，他的心慢慢平静，创伤也看似平复。可是婚姻进入了平淡期后，争吵渐渐多了起来，问题也能得到解决，可是他总有恐慌和害怕，总是控制不住想离婚。问到原因，他总是说不清楚，后来经过几次交流，他才挖掘出内心恐慌的根源：父亲和哥哥的离开，让他幼小的心灵茫然不知所措，别人的欺侮，让他痛恨父亲不能在幼小的时候保护他们，他内心不原谅父亲不负责任的离开。

后来哥哥的离世，让他内心里唯一的依靠倒塌，他总是无来由地担心生活中还有坏事情发生，担心妈妈随时会离开，非常抗拒生命中出现的失去，直到恋爱的甜蜜和结婚的温馨，让他知道生活的美好，他也渐渐忘记了那些创伤，他以为创伤不在了，其实只是搁置在那里没有处

理。直到婚姻出现裂缝，哪怕是正常的争吵，他都害怕和恐慌，原来是恐惧妻子离开，于是他出于要保护自己的目的，他总是想先提出离婚，这样把伤害留给对方，免得对方提出离婚，他自己又要面对生命的失去！

于是，我们就这样总是不去解决问题，却急于抛弃配偶。

很多时候，我们不都是这样吗？

为了避免伤害，我们主动出击，伤害别人；为了避免被抛弃，我们率先提出分手；为了避免打击，我们首先向对方发难……

十一 我们从小就被当成君王来养成

亚新：喂，你好！
听友：您好！我想跟您谈一个问题。是这样的，我和我朋友之间……（声音越来越小）
亚新：你声音怎么这么小啊？
听友：不是，因为我怕影响别人……
亚新：怕影响谁？身边的人吗？
听友：不是……这样的，我跟您说吧，我朋友是去年硕士毕业，当时他没有留下来……
亚新：没有留下来？是指留在武汉吗？
听友：对！去年我就劝他考博，他没考，就不愿意。今年，唉！反正是我一个劲地劝他考博士，他一个劲地不愿考。反正在这个问题上，我们产生了很大的分歧！我就想要您给我个建议，怎样去劝说他？
亚新：（笑）我怎样劝说他？你把他拎过来，揪着他的耳朵拎过来！（开玩笑地说）然后在电话机旁听我跟他说！
听友：如果您是站在我的这个角度，您怎样劝说他呢？
亚新：先暂缓不说劝与不劝，好不好？我是想了解一下，你为什么那么急切地想要劝他去考博呢？
听友：是这样的。因为我觉得他是比较上进的，我也是比较上进的，就觉得他已经读到这个程度了，感觉他如果再不上一层的话，就有一种功亏一篑的感觉！
亚新：噢！这是你的想法，很真实的想法。
听友：对！我的真实想法就是这个！
亚新：除此之外，这背后没有其他任何因素吗？
听友：没有，没有！绝对没有任何因素，而且他考博可能还要我资助，所有的费用都要我提供！

亚新：哦，你那么吃力不讨好，为什么还要这样子去做啊?！其实这可能也是一大原因。他就是拼死都不接受你的命令，宁可跟你翻脸？

听友：他倒不是跟我翻脸。

亚新：他跟你说他不考博的原因在哪里呢？

听友：一个方面，他觉得他现在没有经济能力，因为他……

亚新：你看，哈哈！被我猜到了。

听友：这是一个，再一个可能是他家庭方面的原因吧。

亚新：家庭的什么原因？

听友：家庭原因就是他父母不在武汉，他就想回他父母身边去，回到那座城市去。

亚新：这跟考博有什么关系吗？

听友：他考博肯定要考武汉市的，他如果要跟我在一起，肯定就只能考武汉的。

亚新：那这个问题答案就很明显啦！所以就不是劝考不考的问题，而是在"考博"这个问题上所带出的问题，可以看到一个真实的他、一个真实的你。你们俩在这个问题方面，或者很多方面其实不协调、不统一、不一致。现在问题不是解决他读不读博的问题，而是由读博所引发出来的你们俩各自的考虑和立场，包括对未来的规划……

听友：唉！那您说他对我的感情是不是有所变化呢？

亚新：这女性呀，动不动就把变化呀、什么不同点呀……就上升到感情的高度，这谁受得了呀？（笑）男人一般是就事论事的，很少把这事情跟感情连在一块。所以现在给你提个醒：不是说他对你不真诚，或者对你的感情有变。现在就是：他有他的考虑……你看他考博吧，还靠你资助，差不多快 30 岁的人了，还要靠自己的女友资助……

听友：（打断一下）但是他、他……

亚新：你先不说他，就说男人他很可能是这么想的。他觉得丢"面子"；他可能觉得在你面前抬不起头来，他可能会自卑。既然他不愿意再跟你探讨这样的事情，即使你告诉他，你爱他，你可以把钱都给他，没问题。但是，他的感受是这样子的。你不能说，我觉得这不是问题，那就没有问题。不是！在他看来，就是这样的：他不愿意！那是他的感受。一般男人可能都这样，是吧？这是第一。你看，他考博吧，只能在武汉，但是他想回家乡，那就是说你们最后的落脚点，将来的选项之一，可能是他的老家，还不一定在武汉。

听友：因为他读本科、读硕士，全是在武汉读的，他要读博的话，肯定要在武汉这边。现在考博吧，您也知道要找导师，要有关系嘛。

亚新：我知道。刚才你不是说他就是想回去吗？

听友：他要回去是因为他父母在那边。他去年找工作也不是蛮理想嘛，工作了一年，也是一个比较不错的……我觉得他这个人给我的感觉是——有一点优柔寡断，在这一点上，我跟他很不协调。我觉得一个男同志太谨慎……

亚新：他优柔寡断是因为他有很多考虑，他不知道怎么选。

听友：他如果听我的话，如果他……

亚新：（打断）他为什么要听你的，他可不是你孩子哦！

听友：如果他当年，就是毕业那一年接着考博的话，如果很顺利地考上的话，可能明年、后年就可以毕业了。

亚新：没有如果。生活没有如果。都已经是这样了，所以现在你还在纠缠这个考博不考博的问题。我的感觉就是：考博是你的需要，不是他现在最迫切的需要，你就不要强加给他了。

听友：但是我很想劝说他！

亚新：那就是你还要强加他。

听友：……（笑）

亚新：你把他当作你，你觉得读到这个分上，再不读博，就前功尽弃。实际上这是你的感受，这是你的需要。你如果读到这个分上，你不读博的话，你一定会后悔！一定会伤心！或者，将来一定遗憾一辈子！但是，对他来说，读到这个分上就完了，可以啦。

听友：他也不是，当初我跟他刚认识的时候，他自己给自己规划时，就说在35岁以前一定要把博士读出来。但不知为什么，我不知道是不是我影响了他，还是怎么回事？因为我觉得我给他的是一种上进的东西。我不知道他现在怎么搞的，又像以前那种样子啦。

亚新：因为人都有变化嘛，是不是？

听友：是因为人谈了朋友之后，不想学习了？我就怀疑是不是这个原因。

亚新：有可能啊！读书读厌了，也有可能啊。是吧？因为你没有代替他去这么生活，所以，他慢慢累积下来的一些改变，你可能就没办法理解。因为你只是一厢情愿地在想：如果是我，我一定会读。但是，你如果真的沿着他那样的日子在过，把你换成他，你可能到这分上，也觉得太累啦，不想读了。也都有可能啊。也就是说，真正的爱，不是强加，如果他觉得读博是他真正的需要，不用你说任何话，他都是要准备的。他不愿去读，你现在再怎么强加，他会委屈自己去读，你看他活着也不是真实的他，他会委屈自己来迎合你。

听友：但是我对他已经很宽容了。我一直没有强加他。每年到了报名的时候，我就说，你去报一个名，他说算了，我今年不报，我说那随便你吧，去年我又要他去报，他又没报……

亚新：你还没明白，考博是你的需要，不是他的需要，至少不是他现在迫切的需要。我现在就是想知道，你这么强烈地想要他去考博，到底还有没有什么其他的因素？

听友：还有一个原因：那就是他如果真能考上博，他就可以留在武汉。

亚新：就是。你看，围绕这一个考博有这么多真实的你，你希望他留在武汉。还有他的想法，他想回到父母身边。所以，我就是说，你如果没有把考博背后带出来的问题真正解决掉的话，那考博还有什么意义呢？他就是毕业了，他也会离开武汉的啊！

听友：但是从我内心深处来讲，我还是希望他在年轻的时候……如果说，你年龄大了读不进去了，参加了工作以后，再上个几年班，你肯定没有心思读了。我想要他趁年轻读一下，我觉得这样好一些。

亚新：他难道不明白吗？

听友：唉！我已经跟他说过 N 次了。

亚新：还要你说 N 次吗？他难道这些东西都不知道吗？

听友：其实，我都为这事跟他谈过很多次啦，但他每次都是拒绝。

亚新：如果是我的话，我也会拒绝。

听友：您觉得我是强加于他？

亚新：当然。

听友：但是我这也是为他好啊！

亚新：那是为你好！

听友：怎么是为我好呢？

亚新：当然喽！那是你的愿望嘛！你要靠我去实现，但是那不一定是我自己想要的哟！

听友：唉！（叹气）我觉得他如果真的不考的话，他以后肯定会后悔的。

亚新：恐怕是你后悔了！而且，我判断，他要是不考研，你对他的爱会减弱很多，因为你太爱你自己了。如果我放弃考博士，后悔了，那也是我可以去承担的。如果后悔了，要么我就是再去努把力，再去考；要么就是我在工作当中，慢慢提高自己，不行吗？考博能保证一切吗？是不是能保证，保证你所要的一切。就因为考博，所有问题都能解决？包括将来希望留在武汉。他不是考虑要回老家吗？那你们通过考博就能把这些问题都解决掉吗？然后他觉得用你的钱，他感到很自卑，比如他不愿用你的钱……那么通过考博就能把这些问题解决掉了？

听友：唉……（叹气）

亚新：所以你现在还执着在：非得要他去考博，然后达成自己的心愿，希望他能够往上走，同时满足你的心愿，他能留在你身边。那是你的心愿和需要啊！你的眼里只有自己，没有男友啊！我为你的男友难过！那至于考博带出的问题呢，你就不管了，所以我觉得，你挺自私的。你可能会非常委屈——我这么爱他，我是为他好，你还说我自私？

听友：我就这样想的！

亚新：就这样想的？那为什么你男朋友一而再、再而三地拒绝你？为什么亚新听了之后，觉得你自私！即使是爱，恐怕他不会感觉这是爱。他觉得这是控制，很不舒服。所以你谈得越多，他对你的反感会增加一分。

听友：我也没有……也不是经常……反正我的意思就是到了报名的时候，我就跟他说一声。

亚新：我现在看到的，就是在你的眼中看到你的愿望的时候，你的眼中没有他。

听友：我已经也没有怎么很强加……当时他没有毕业那一年都可以报，我都没有让他报，他自己也没有报。

亚新：（笑）那为什么现在这么强烈地要他报？你当时都没有让他报，为什么现在这么强烈地让他报呢？

听友：我觉得他其实很固执！

亚新：哈哈！我觉你很固执！

听友：而且他这两年也没干成什么事情。我觉得他是把时间浪费了。他本科毕业了就没有直接考硕，他在外面晃了几年，又去考硕士，我说这几年你又浪费了时间，而且……

亚新：是浪费了吗？真的吗？

听友：我觉得他是浪费时间。

亚新：你不是他，你是怎么知道这是浪费？

听友：然后回过头来再考，他又觉得自己年龄大了，心理压力也很大。我说你既然有前车之鉴，你干嘛又在外面绕几圈了再回来？我说这个"博"迟早要读的。

亚新：（笑）谁说的？

听友：他自己说的，他自己这么说的！

亚新：（笑）挺好玩的，你看你在考博这上面始终有这么强的一个愿望！我始终在考虑，你说你始终都是在为他好，就这个因素。但是我觉得在这背后还有什么深刻的原因。

听友：绝对没有。因为我跟您说实话：我们都是知识分子家庭，特别看中学习。

亚新：你看，这不就是吗？要是不读博，你觉得是不是对不住你这知识分子家庭啊？

听友：那倒不是。他硕士已经够了，但是……

亚新：那为什么非得要读博呀？

听友：因为他这个专业必须得读博。

亚新：那他这个专业就没有研究生、本科啦？是吧？

听友：他要是本科、研究生出来，以后的出路……

亚新：那按你这个逻辑往下推理的话，那读这个专业的个个必须是博士？那恐怕以后大家谁都没用。因为大家都是博士嘛！不就跟本科、专科一样的吗？

听友：我相信任何人只要是读了这个专业以后，都会朝这个方向去努力的。

亚新：还是你你你的！那是你的需要，不是他的需要，我再重复一下！

咱们不在这个上面纠缠，好不好？我每说一句，问个为什么，你都会带出一个原因，我觉得这背后会还有什么原因。也就是说，面对他拒绝你的时候，你这么焦虑，他就是不读博，你非要他读博，然后两个人顶牛、干上了，针尖对麦芒……我觉得其实就是说，在处理很多这类问题时，首先，你要看到，由这个小的问题背后带出的不同的问题在哪里，要去把这个问题解决掉。

听友：其实，说实话，现在通过这个问题，我就在考虑，他跟我的很多观点不一样，就是说很难谈到一起去了。我现在觉得，我们已经认识两年了，如果他这回真的决定要走的话，那可能我们以后只有分手了，真的，那没办法了。

亚新：就是啊！你们就是要考虑考博带出来的这些个问题！客观的说，你的担心那也有可能啊，他也许有这个考虑呢！也就是说，他不一定要呆在武汉，他回老家不也是一个选择吗？

听友：但他自己又说不愿意，舍不得离开我！

亚新：嗯，那肯定了！这只是个选择，不一定就是说是唯一，我只是说这种可能性。现在就是我要把这个思路帮你理一理：第一呢，通过考博这个问题，要看到背后带出哪些问题？其中，有你的问题，有他的问题。那么，你要去解决由考博带出的背后的问题，而不是解决考不考博的问题。明白吗？其实这些背后的问题不解决掉，你让他考博，恐怕就很麻烦，你们俩的关系就因为这事会弄得很僵。真正僵持的不是考不考博，是后面的问题。所以要把这后面的问题解决掉，也就是水到渠成，那到时候他到底考不考，你们都能达成一致，是不是？另外就是，在看到自己需要的同时，也要看到对方的需要，在尊重自己的感受的同时，一定要尊重他的感受！然后再问自己该怎么办？而不是说，我是为他好。我看到我的需要了，看不到他的感受，而且还认为我是为他好，而一个劲地逼着跟他谈，谈好多次，有什么用？

听友：（笑）但是我每次也不是说以强迫的口吻跟他说……

亚新：这跟口吻没有关系，是背后的东西在起作用。你始终都不触及真正的问题，有什么用啊？难道你都不知道吗？——这背后的问题：他的前途、你的担心、你们的爱最终要落脚在哪里？

听友：但是，事实也证明了，很多事情都证明了我的决策是对的。我不知道他是怎么搞的，反正……他自己也说，其实那一年……

亚新：我现在想问你的是，他是你孩子还是你男朋友？你是他妈妈，还是他女朋友？

听友：（笑）……

亚新：就算是对待孩子也不能这样啊！是不是？

听友：唉……（沉默）

亚新：你会觉得，这男人怎么都这样啊？（笑）我那个男友挺难缠的，他"死"都不答应去考博（碰到亚新他也不同意），（笑）还说我自私！我真是委屈啊！

听友：是啊，我觉得我已经够……

亚新：你觉得够宽容了，够好了，还看到他那么……我都是为他好！这世上有时候为别人好，都是出自自己的需要，而不是出自对方的需要。所以，这种好，在某种程度上是一种伤害，而不一定是真的好。

听友：也许吧，有的时候真的是适得其反吧，我觉得是。

亚新：想一想吧，今天亚新为什么跟你那样说，而且说你自私呢？想一想，然后再问自己怎么办？要看到对方的需要，也要看到自己的需要；再看到对方的问题，看到自己的问题……我该怎样去解决这背后的问题？

听友：对，我前两天也跟他谈了一次，因为他这两天不在武汉嘛。我问他，你到底打算怎么样？他说，如果考博的话，竞争也比较激烈，如果考一年、考两年……他现在这么大年龄了，如果再考的话，觉得时间浪费了；然后年轻嘛，想趁年轻出去赚点钱……

亚新：我觉得考虑也有道理啊，挺好的！（笑）怎么呢？

听友：但是我的考虑就是说，我说那你以后，迟早你这个专业要……

亚新：又来了，你看，又来了！（笑）就非得要考，我就不考，怎么办呢？

听友：我就跟他说了，他说、他说以后……

亚新：以后再说呗。

听友：以后读在职的吧。

亚新：就是啊，不行吗？

听友：唉，可能我对他的期望值太高了吧，我觉得……

亚新：你对你自己的期望值太高了，而且你把很多东西都投射到他身上去了。你学历是怎样的？

听友：硕士在读。

亚新：硕士在读，那你就把你的硕士读好，好不好？把你的硕士读好，不要强求他，行不行？

听友：唉……（叹气）

亚新：既然是你的需要，那你就直接在你身上体现就行，他如果哪天说，他要考博，那时候你举双手赞成都行，（笑）现在别逼他。倒是把背后的问题都解决掉。考不考博，其实并不关系到你们今后幸不幸福，因为到这个上，到研究生这个分上，其实差不多了，是不是？

听友：但是我现在的问题是，如果他这回真的是决定不考或者怎么样的，或到外地去，那我就决定不想跟他继续。

亚新：那是你的选择。但是我要提醒你：这世上，没有哪个男人或者哪个女人百分之百要听从对方，这个爱情才能继续下去。如果是按这样的一种思维方式来推理，我很担心你今后的生活。你们要做的是，明白地坦诚地把自己的想法都说出来，既看到自己的需要，也看到对方的需要，然后问自己：我该怎么办呢？

听友：但是我觉得我……唉！如果我真是这样强词夺理的话，我真是这样的话……

亚新：有的人的强词夺理，她的声音不高，她很温柔；而且她是带着一种温情的面纱，然后替对方着想，逼对方就范。即使对方暴跳如雷，她也压根纹丝不动，不动声色，她还觉得自己控制得挺好，这是一种软性的。

听友：您这在描绘我吧？（笑）

亚新：（笑）我不知道，好吗？

听友：好！

亚新：再见！

听友：谢谢！

亚新旁白：

1. 我们从小就被当成君王来养成：控制别人来获得安全感或者别人的爱

像这一类的女人或者说女孩子，在生活中碰到了，我都是比较害怕的。因为她们都是戴着这样的一层面纱：在爱的名义下或者是对你好的名义下，非得要你服从她的意志。

这不是爱，是控制。

"你不要到那里去，那里危险。"

"你不要爬那么高，小心摔下来了。"

"你不要到深水去，小心淹死。"

"你不要玩那么晚，小心黑暗地方有妖怪。"

"你要好好学习，否则爸爸妈妈的辛苦就没价值。"

"你要听话，不要爸爸妈妈那么操心。"

"你真没用，怎么忘了我教你的？"

"你真讨厌，总是哭啊哭的，不准哭，别人怎么就没有哭，就你脆弱，成不了大器。"

"不准你和他一起玩。"

如果你和这样的父母交谈，他们会振振有辞地说："我爱他（她），才会这样管教，我错了吗？"

是啊，听起来都没错！可是这也规定，那也规定，这也限制，那也限制，这也控制，那也控制，表面是爱，背后呢？我们来看看：

"你不要到那里去，那里危险。"——我害怕你出什么差错，就不要去冒险；

"你不要爬那么高，小心摔下来了。"——我害怕你受伤害，我怕背负责任；

"你不要到深水去，小心淹死。"——还是保险点好，出了事，我可承担不起，虽然有救护教练在游泳池边；

"你不要玩那么晚，小心黑暗地方有妖怪。"——贪玩的孩子我可不喜欢；

"你要好好学习，否则爸爸妈妈的辛苦就没价值。"——我们的希望可全在你身上；

"你要听话，不要爸爸妈妈那么操心。"——我们太辛苦了，真的不想再有麻烦；

"你真没用，怎么忘了我教你的？"——你真笨，真让人失望；

"你真讨厌，总是哭啊哭的，不准哭，别人怎么就没有哭，就你脆弱，成不了大器。"——当着这么多人的面流泪，我真没面子；

"不准你和他一起玩。"——担心你早恋。

这么多的控制，原来藏着自己的害怕、担心、不喜欢、期待、失望等，我们不知道怎样去处理这背后的东西，就拿起控制的武器，这样可以把很多事情能够掌控在让我感到安全的范围之内，于是我们不断向外界发号施令，不断地要求，不断地规定，我们就成了这样的君王，耳濡目染中，我们的孩子也学会了怎样做一个君王，以为满足了自己的要求，自己就安全了，生活就好过了，结果却发现培养出来的臣子越来越不听话，越来越无法控制，于是，就把对方发配边疆了事，继续在生命中寻找可以耳提面命的臣子，陷入下一个循环。

下面是个听友给我的邮件：

"他喜欢控制我的一举一动，追踪我的行程，检查我的开销，不打招呼就帮我收拾房间，有时候到了让人讨厌的地步，我们常常为此争吵，我不在他的身边，他会打电话来查问我在做什么，我稍稍回得慢一点，他就要抱怨。我买衣服或者化妆品，他会问我花了多少钱？只要超过1000元，就会被他唠叨，说我花钱大手大脚。他来我的公寓，总是指责我没把地板擦干净，东西没有收拾整齐，然后自说自话开始帮我打扫。和他在一起，感觉他像是半个爸爸，他总是对我不放心，要管头管脚；唠叨我这也做不好，那也做不好。我该怎么办？"

而男人的想法：我比她大5岁，社会经验比她丰富许多。她是刚出校门的毕业生，我有责任多帮帮她。她抱怨我对她管束过多，很多时候我只是担心她，怕她一个人会吃亏。她买起东西来毫无节制，有过一个星期花掉一个月薪水的"辉煌"纪录。她经常和朋友们去卡拉OK厅通宵唱歌，第二天睡到中午，又打电话向我诉苦，说嗓子疼啊着凉了，浑身没力气，让我怎么能不担心。她总说自己会照顾自己，可只要我不去收拾，不出两个星期，她房间一定乱得像狗窝一样。我也不愿意当爹当妈，但她永远长不大的生活习惯实在让我操心。

从这邮件里看到，控制的结果就是控制的一方累得要死，还得不到对方的理解和顺从，反而总是在反抗；被控制的一方则被剥夺了成长的机会，永远长不大，被控制一方又用虚弱的表现反过来控制了对方，于是形成了共谋的结果。

如何对待有控制欲的人，拿上面的邮件内容来说：如果你既不想和对方说Byebye，又不想再受无谓的管制，请拿出聪明的对策来。你是否经常因为玩乐而忽视他，令他焦虑？是否不能好好照顾自己，让他担心？那么请尽快学习如何自力更生，让他没有理由再干涉你。如果你觉得他做的事情已经妨碍到你的自由，请直截了当正告他："我不欣赏你这样的关心。"

对于习惯了控制别人的一方，要学习放下：把责任归还给对方，不去背负，这样会丧失自己的控制权，可是得到的是平等的关系；眼中要有自己，同时眼中要有对方，然后在两个人的需求之间要协调好，把这个平衡点找到。否则，一方总是顺从，另一方总是控制，到两人之间的真正互动形成不了。那可能到最后就是，一方压抑地受不了，然后就以另外的、非常猛烈的形式把所有的问题都爆发出来——到那时候，恐怕就很难收场了。倒不如现在就来慢慢调整——不是说真相暴露出来之后，就要分手；而是说要去协调、要去调整，既要调整对方，又要调整自己。否则就只是爱自己，把自己的需求放在首位，别人的都放在后面，表面上是爱对方，在为对方着想，其实是在表达自私的自己！

2. 自私与自爱

有朋友可能会说：照顾自己的需要是自私吗？你不是总在节目中说要爱自己吗？

自私和自爱有什么区别呢？

弗洛姆说：爱别人与爱自己并不是两者择一、不可得兼。恰恰相反，在一切有能力爱别人的人身上，我们都能发现自爱的态度。爱，从原则上说，是无法将"对象"跟自己分开来。真正的爱是创造性的体现，包含了包容、关怀、尊重、责任心和了解等因素。爱不是一种被人推动的情感，而是积极地渴望被爱者的发展和幸福。

那么自私者呢？自私者只对他自己感兴趣，一切都为我所用，他们体会不到任何"给"的快乐，而只能在"得"中得到快乐；整个外界都是他要去操控和攫取的立场去看待；他对别人的需求缺乏兴趣，也不打算去尊重他人的需要、尊严和完整性。除了他自己，他什么也看不到，他只看到他的存在，其他人，哪怕是在他看来自己最亲近最爱的人，都消失了；一切事物和人他都是从是否于己有利的角度去判断；基本上他是没有能力去爱的。

所以，自私的人不是爱自己太多，而是爱自己太少了，对自己缺乏真正的关心和爱，于是焦虑不安地向外界提要求，控制别人，事实上这恰好在阻止自己得到真正的满足；看上去是过分关注自己，实际上只是试图掩盖和补偿自己在关注真正的自我方面的失败而已。

自私者不仅没有能力爱别人，他们也没有能力爱他自己。

如何去做？有两个要点：

一个要去思考"积极的渴望被爱者的发展和幸福"到底意味着什么。就是对方怎样在精神心灵上才能成长，我们就怎样去陪伴；我们怀着那样的渴望去爱对方，可是被爱者的发展和幸福的责任交给他本人，不需要自己去控制和要求。

一个是关注自己内心的需要。看清楚自己的需要是什么，自己去满足，而不是向外寻求。如果对未来没有信心，我不把力量用在对方身上："你要多努力啊，你看看隔壁的那位，都当局长了，你这个窝囊废！"而是我和他一起，去提升自己，才是自爱。

十二 爱是一种自足

听友：你好，我是昨晚打过电话比较消极的那个女孩。

亚新：哈，一天就有了顿悟，还是又有了更多的困惑？

听友：其实你跟我提起的那些东西我很早就想过，但是不知道该怎么去解决。

亚新：其实人的意识，简单点说，在现实层面中，可以分三个层次，一个是头脑中的意识，一个是心的意识，还有就是行动的意识，你现在只是第一步：头脑中的意识。你头脑意识到了，但还没深到内心，深入内心还需要一段时间。而行动中的意识，是在你内心的意识深入之后才会出现，行动中能把你的领悟体现出来，那才是真正的领悟。你告诉我，我说的那些你都想到了，你可能只是在第一层次，我觉得你可以真正地想一想，如果你真的领悟到了，为什么还解决不了问题？这之间的原因到底是什么呢？

听友：哦。

亚新：因为你只是一闪念之间，只是头脑当中的一个念头，你没有真的把它回归到内心，然后在实际行动中你把它体现出来，三个层次每一步不是那么容易的。意识到该怎么做跟解决问题之间还有很长的距离。有那么一个非常爱你的男孩子，但是你没有去整理你的上一段爱情，你还带着你的伤，所以你对待这个男孩绝对带着很多的过去。昨天跟你谈了之后，你是不是真的就去面对过去了？因为很多朋友都习惯性地用新的一段恋情来疗上一段恋情的伤，但最后发现只会把这个伤口弄得越深，越大，或者旧伤未好，又添新伤！对不对？

听友：哦！我现在的男朋友，交往也有很长一段时间，其实我知道可能我以前伤害他很多，我现在在弥补，可当我在弥补的时候，他也在伤害我，就是这样。

亚新：这是必然的。因为你们的心不在同一水平线上，我曾在节目中说有一个理想的恋爱状态，双方是两个内心非常健康的人，谈恋爱才会容易看到彼此内心，懂得去珍惜对方，如果说带着很多过去伤痕累累的东西，然后去恋爱，又没把过去整理好，就会徒生很多的烦恼！

听友：嗯。

亚新：当你在弥补时，你觉得那是爱吗？是因为你有内疚，所以你才会去做，是不是？不是出自爱的行为，他一定感受得到，恋人之间最玄妙的，他不一定需要这种补偿，他会很烦的。

听友：这时候怎么办呢？

亚新：要想解决这个问题，我们必须回到过去，因为你对男性朋友的看法，不是很公正，是不是？

听友：嗯，我承认。

亚新：那怎么修正这种不公正？用一个歪曲的尺子去量情感，一定是歪曲的。

听友：这个问题我自己也知道，我觉得好难啊！

亚新：那怎么办？难也要做！难就难在你对过去是一个什么样的态度了，心有不甘，有恨、怨、不解，很多无奈吧？

听友：有，都有。

亚新：种种情绪你都会把它带到现在交往的男友身上，现在甚至会把原男友的恨转移到这个男孩身上，你都可能浑然不觉的，你可能会说，你们男人怎么会这个样子？

听友：是的……

亚新：这个你们指的是原男友和现在男友。

听友：是的……

亚新：这就说明你把过去的爱都移加给他了。

听友：是。

亚新：他会很委屈的。

听友：他是觉得很委屈！

亚新：呵，怎么办？让自己回到过去，去看到你这么多的情绪，甚至看到你痛苦的日子，受伤的心，伤还没好，你能不能勇敢地去面对你这样一颗流泪的心，然后告诉自己，这样的情感经历，有多少美好的东西，可以让你保留，有多少可以让你心胸变得狭窄，眼光变得短小的东西,你要把它过滤掉,有多少让你对男人产生很不客观的因素,该用什么样的心去对待,是不是?

听友:嗯,我明白了!但我还有一个问题,就是不知为什么我不愿意去想这些东西,也很厌倦去想。

亚新:其实厌倦,不愿去想,说直接点,就是你还没有准备去把这段恋情就这么彻底放弃,实际上是你有这个能力,只是因为那段过去让你那样的难忘,如果要打一个结,从此忘记和过去说声再见,甚至说不带走一片云彩,很难!因为要作了结就是对过去真的说再见,跟过去说再见不容易,但是你又必须让它过去,真的让过去成为过去,是不是?

听友:嗯,你说的都蛮对,就是说我们的确可能还是放不下以前那些日子,我记得还是夏天,有一天我实在不好意思,拿起电话,让同学给他打了个电话,结果电话不是他接的,然后我们就挂断电话。

亚新:你如果真的正确地把过去处理好之后,你会非常勇敢地拿起电话的,正是因为你没处理干净,所以你只能借别人之手去给他打一个电话,但是心愿未了,是不是?

听友:是,还有一点,鼓不起勇气。

亚新:不用担心,如果你正确对待了,这个勇气不需要你鼓起,它就在你体内,只是把它利用起来就完了。正是你现在没有把它真正过滤好,你会有很多的顾虑、计较、执著,是不是?它会阻碍你拿起勇气啊!

听友:哦。

亚新:你放不下自己,准确地说是放不下自己的过去。

听友:哦,我清楚了,我就不耽误您了,谢谢!

亚新旁白:

很多时候我们成了受伤者的药物

很多时候,我们不自觉坠入情网,我们以为自己在恋爱,可事实的真相是,我们成了一个人的猎物,成了他(她)治疗上一段情殇的药物。

有个朋友,一直都很优秀,喜欢他的女孩子挺多的,可是入他眼的很少。一天他参加公司的聚会，众多花枝招展的漂亮女人，谈笑风生，尽情展露自己的风情。他在角落里发现一个女孩子，很安静地喝着咖啡，只是偶尔和一些相熟的人举杯微笑，几个男子过去邀请她跳舞，她都有礼貌地拒绝，她的安静吸引了他。

他开始想办法弄到她的电话号码。

请她吃饭，拒绝，再邀请，再被拒绝，第三次邀请，终于勉强出来；

后来看电影；

不到一个月，他骄傲地向我们宣称：他恋爱了；

然后他就消失了，我们都为他恋爱而开心。

半年后，他满脸憔悴地出现在我们面前，说出了事情的原由：开始感觉特别好，特庆幸自己碰到了她！可是两个月之后，她开始无端地发脾气；总是要他报告他的行踪；要他写保证书，即使他不爱她了，也要等她先提出分手；他开始没觉得什么，女孩子嘛，谁都有自己的个性和脾气的，再说，还是爱他才那样反常啊！可是后来，她都不准他和其他的女性接触，搞得他见了女性就像老鼠见了猫！他无奈提出冷静一段时间，谁知女孩子以死相逼，他只好先稳住她，然后落荒而逃，找我们想办法，我建议他带她去看心理医生。

幸好她很配合去见心理医生。经过大半年的治疗后，她终于学会重建两性关系。

原来，她在碰到他的时候，刚刚结束一段长达四年的恋情。她那天去参加聚会，是她失恋把自己关了一个月后的第一次出门，她依然活在过去的日子里，愤怒于前男友开口提分手；愤恨于前男友的移情别恋；憎恨那女孩子和前男友暗通款曲……她还没有整理好过去，他就闯入了她的生活，她一开始也不想接触任何男性，可是他的真诚和实在，他的温柔和体贴，正好可以让她从失恋的痛苦中找到支撑，可是当她发现她喜欢他以后，非常的恐慌，她的担心和害怕开始浮现出来，于是就不可控制地做出了很多的疯狂的举动……

有的人情感遭受重创后用楚楚可怜，有的用嚎啕大哭，有的用酷，有的用脆弱，有的用拒绝，在表达他们自己的受伤，其实是在布下陷阱，不是他（她）们刻意，或者别有用心，而是他（她）们不自觉表现出来，而且那些东西，看起来很负面，其实也有很大的吸引力，尤其是母性或者父性泛滥的人，禁不住要去哀怜，要去保护，结果自己主动或者被动掉进了陷阱。

而当事人，一旦情感结束，在没有整理好之前，不要轻易接受另一份感情，否则，伤害会接踵而来，生命哪里禁得住这般的折腾?!

有一年轻学僧问性空禅师："什么是祖师西来意？"性空禅师回答道："假如有人掉进千尺深的井中，你能不凭借什么东西把他救出来，我就告诉你。"学僧叹了口气，说："近日湖南的畅禅师去世了。他也是像您这样，讲的话总不合乎常识。"性空禅师就叫仰山慧寂禅师把学僧赶了出去。仰山对老师的话也很纳闷儿，后来忍不住问耽源禅师："依你看，怎样才能救出那井中的人呢？"耽源禅师反问道："痴汉，谁在井中？"仰山无法回答，可是并不死心，又跑去问沩山禅师道："老师！依你看，怎样才能救出那井中之人？"沩山禅师出其不意地大叫一声仰山的名字："慧寂！"仰山立刻下意识地应道："在。"沩山禅师说："从井里出来吧。"

性空所说的"有人掉进千尺深的井"，是指人们迷失了自己，当然只能靠言传身教（而不是绳子之类的东西）去救人！没有很好整理的过去，就是这样的井，我们很容易就那样掉进去，而不自知，如果我们花点时间去面对它，我们自己就能从过去——这自设的陷阱中，慢慢出来。

十三 农夫与蛇的故事

亚新：

你好，其实很早就想给你写信的，但是一直都没有写。以前我是《星星点灯》节目的忠实听众，现在每晚伴着你的夜间谈话节目入眠。

我这一个星期心情都不是很好，我总觉得自己把身边的人都看透了似的，看到了他们所有的优点和不足，很讨厌他们的一言一行，我也不知道是为什么，或许是这几天自己的心情不是很好吧。

已经好长时间了，我一直被一个问题困惑：感情。我想你对这个话题已不再陌生吧，给你写信的人多半是为了这个，我也不例外。我和我男友已恋爱五个月了，对他我谈不上爱，我觉得我是一个不会轻易爱上别人的怪女孩。我们的结合很偶然，说白了就是一段网恋。其实我是不相信网恋的，但自己却开始了一段这样的感情，我也不能解释这一切。

认识他的时候是在我最失落的时候，因为当时我遇到一些很伤心的事，整个人都几乎失去理智。我们的发展很快，认识才一个星期我们就开始谈恋爱了。我想如果换个时间我一定不会的，假如我真的要谈的话也不会等到现在才谈。我喜欢一个人的生活，那样很自由，很轻松。我只喜欢和男孩子们交好朋友，我的性格比较怪异，和女孩子不太和群。

认识他的第一天，对他的印象还好，很文静，他是搞艺术设计的。他比我大三岁，对我很好。所以我没有多想就答应了，开始我知道自己喜欢过他。但是喜欢不等于爱。我喜欢一个人的时间几乎不超过两个月，我们谈了差不多一个多月的时候，我提出过分手，他没同意，我也就没再提。从他的眼中我知道他是真的喜欢我，应该说是爱吧。可是我的感觉还停留在以前，没再提出分手，是因为他对我真的是很好，好的我几乎找不出分手的理由。直接对他说我不爱他，这对他好像太残酷了，说实话我不想伤害他。也不想失去一个关心我的人，我明白以他的个性，如果我们分了以后，做朋友的可能性不是很大。第一次提出分手是我暑假里考虑了一整个假期做出的决定，但是最后却失败了。

亚新，能告诉我应该怎么做吗？我现在还是个学生，我是读自考的，这是最后一年了，要不我还是不会谈的。可以说这是我真正的第一次恋爱，却遇到这样的事。我觉得我们做好朋友比做恋人更好，可是现在说这些已经太晚了。不对吗？

他已经开始工作，今年毕业的，我明年毕业，不过现在已经有很多同学打算找工作了，我目前还没有这个打算，还想再读书，但是家里供不起两个学生，我还有个弟弟，所以我可能也要工作，但是打算毕业了再走。多学一点是一点，您说对不对？

我烦的原因其实是多方面的，我考虑很多事情，不管是不是该我考虑的，好像有点杞人忧天。亚新，给我一些意见吧，我不想活得这样累。我也想像同学们那样开开心心地过好每一天，像我们这样的年纪人生只有一次，过去了就不会再回来的。我不想这样的青春就在自己的苦闷中度过。

好了，就这样吧，以后有时间的话，我还会给你写信的，如果可能的话，您能不能给我回封信呢？我不能保证一定能够听到你给我的意见。如果没有时间的话，那就不麻烦你了，我知道每天您都收到很多的邮件和信件，您的工作也很忙。不打扰你了，再见。

很喜欢您的声音和节目还有您说的那些话，真的很有道理。

我的信可能条理不是很清晰，见谅了，我是想到哪儿就写到哪儿。

祝

天天开心、工作顺利！

您的一位听众　浣影

亚新旁白：

1. 我们不懂情感，却经常去招惹它

现在想来，我们成人的世界比孩子的世界要复杂和不快乐得多，原因之一是我们没有孩子那么多真正的友情，尤其是异性之间的友情。

也许很多的朋友都有过这样的体验，一到了青春期，我们不自觉都觉察到曾经的好伙伴，都在悄悄地变化：身体的和心理的，都发生了变化，而且这样的变化是在很短时间里完成的，也许昨天还在一起扯皮拉筋，可是今天再见面，已经害羞地躲开！谁要是还亲密无间，一定有同

学开始在背后指手画脚，老师会格外关注，家长风声鹤唳，本来没什么大不了的事情开始变得不寻常起来，于是友情慢慢开始变得再简单不过：清一色的同性，在同性中成长，会获得更多的性别认同，女性的是爱心、细腻、温柔、细心、体贴，男性特有的勇气、坚强、独立、毅力，由性别角色的认同到性格趋向的认同，因为孩子会按着身边人的性格模式来塑造自己。还有社会角色更深的雕刻，让男人成为真正的男人，让女人真的成为真正的女人，也提供了成长所需要的更多更大的安全感……好处很多，可是有明显的遗憾：异性之间友情的缺乏，注定在我们成长过程中因为异性的缺席，我们对另一个世界的情况是充满焦虑和好奇的。

我们从小受的教育就是"严男女之防"，"男女授受不亲"。女性成长团体常常认为，只有女性受到压抑，其实，男性也受到了压抑，我们从小没有机会正确或正常地认识异性。

小学时，我们会在桌子中间画一条线，警告你："三八线，不准超越！"

中学时，要表演文艺节目时，如果有男女一起携手跳舞，很多男生像上刑场一样的悲壮，女生更是扭扭捏捏要老师发脾气才战战兢兢地过来，像是要牵阎王爷的手。

如果有哪个女同学发育早熟，通常都会遭到男生们的耻笑："哎哟，你看她的胸脯……哈哈！"

万一哪个男生和哪个女生比较好，就会有人到处涂鸦"××爱××"——我们从小对异性的态度就不正确，哪里能够塑造出两性平等的社会？

"这世界上不是男就是女，为什么还有人要创造性别敌意？"台湾的著名作家吴淡如说道。

在成长的过程中，大多数人并没有学习如何与异性交往，没有谁教育我们怎样和异性接触相处，我们被隔离、疏远，楚河相望，很少有人真的勇敢当过河的卒子。

我们没有学习如何与异性相处，没有异性友情的滋养，我们压根儿就不了解异性，也不明白喜欢和爱的区别。很多人恋爱已经很长时间了，突然会问自己：我这是喜欢，还是爱啊？

异性友情的缺少，让我们在青春期就没有学习到如何去鉴别爱和喜欢。成长期被压抑的情感常在脑袋中酝酿成性幻想，而在成人后，一向被禁锢的牢笼忽然开启，就无所适从，只能受各种引诱力量的摆布。

而且，一旦异性有好感，很少有人会去把它看成本来面目：是友情，而非爱情。不自觉把友情当成爱情，爱来爱去，其实也只是友情，深浅不同而已。

我们不懂情感，却总是去招惹它。

受伤的心灵很多时候是需要友情的抚慰，而不是爱情的陪伴，可是友情的缺席，让我们对友情的陌生甚至超过了爱情！问问我们自己：异性之间，我们更容易接受爱情还是友情？

很多的爱情也许隐藏着探究对方的巨大动力，其实是在弥补友情的缺失。

是到了还原两性关系本来面目的时候了，我在想：哪一天我们经常看到男女很自然的在一起，和爱情无关，和偷情无关，很多异性友情的存在，那时候爱情也会变得简单明了得多吧！

2. 农夫与蛇的故事，其实也和爱情有关

假如蛇是真实的自我，农夫是现实中给我温暖的人。冻僵了的蛇得到温暖的滋润，总有一天会恢复过来，就会发现那个温暖的怀抱并不是自己的归宿，它只是一个提供温暖、疗伤的场所，最后，咬伤对我们有恩有爱的人，掉头离开，是必然的结局。于是，我们在现实生活中会看到太多这样的红尘迷景：一边是怀着内疚和感谢但仍要转身离开的背影，一边是捂着伤口大惑不解的不忍放弃之手！

假如蛇是真实的自我，农夫是现实中的我。我们总是在客观环境，比如工作受挫、人际伤害、家境变故等影响下，真实的自我被压抑，被冻僵，没有恢复正常的感知，但终究有一天它会苏醒过来，就会重重地，深深地咬"现实中的我"一口，让你疼！让你悔！让你累！

所以，我在节目中一直主张：爱应是在心境平和之下的产物，是整理好自己前尘往事之后，以自我真实感受作主导的真情流露！否则容易把从外界得到的温暖、关爱当成爱，后患就埋在未来的路上，当你的伤口痊愈了，心境得到了改善，你就会发现那些温暖和关爱只是医治你伤口的良药，而绝不是你可以交付一生的爱！于是，你清醒的那一天，就是分手的那一天！

可见，真实的感受是那么可贵，不被压抑的自己是那么重要！

一而再、再而三拒绝，最后依然不能拒绝对方，不可否认你对他有

一定程度的爱恋，与其说你拒绝不了他的柔情，倒不如说是你拒绝不了你自己被别人关心的渴望。现在你是那么一个缺少关爱、内心孤单的人啊！可这并不等于说我们把渴求都诉之于外界，把一切寄托给另外一个人，那样做的话，实在是一件很不可靠、很危险的事情。一来，即使是最爱自己的人，其实也没有责任和义务为你的一切渴求去买单，这是原则；二来，容易丢失自我，这已经是教训。三来，独立的、索取越少而分享越多的爱，才会更长久！这是经验！

既想要一份恋人般的关爱，却又只想保持朋友的交往，对自己表现出的是贪婪自私，对他显现出的是不公平和伤害，即使他对你的好是百分之百的自愿。

做人太贪，注定会失去很多，情感上也概莫能外。

两难选择，往往注定是不会有两全其美的结局，这其中要考验的，第一，是否明白自己最需要什么，也就是"得"的内容，也就明白可以拒绝什么，既而明白"舍"的内容，即使它再诱人，也能清醒地对自己说"不要"；第二，是否具备拒绝的能力。

"得"有时考验的是自己的魅力或者能力指数；"舍"检验的是自己的聪明或者智慧成色。

如此依赖外界的关心和陪伴，拒绝的能力如此微弱，深究下去，也许是和我们不喜欢或者不爱自己有关，或者与我们不知怎样去喜欢自己爱自己有关！要知道，不爱自己的人，是不太会爱别人的，也不太擅长将情感更持久地进行下去的。

所以，我们带着三个问题上路吧！

（1）真的要从外界不断地夺取才能获得宠爱和关怀吗？能把自己找回来吗？

（2）你每天是充满欢欣地在爱着这么一个有着缺点又有着可爱地方的自己吗？

（3）在人群中独处时，你是怎样在爱着这样的自己？

十四 多问几个为什么

亚新老师：

现在我同事在感情上遇到点麻烦的事情，我又帮不了什么忙，所以就来请问老师您。希望您能用 E-mail 回复。

事情是这样的：她是我们公司的同事，也是我的好"哥们"，而她男朋友则是我另外的一个同事的朋友，后来那个男的曾同我那个同事在一起谈过，可一直没公开他们的关系，也不承认他们在恋爱，让人摸不透。

后来认识我的好朋友后就把我的那同事给甩了，而后就追我现在的好朋友。然而，我的好朋友是在不太情愿的情况下（具体的太复杂，一时说不太清楚）就接受了那个男的。当然苦恼大于欢乐。虽然那个男的对我好朋友很好很好，应该算特别的好，可是我朋友却对他没太大感觉，毕竟那男的 27 岁了，而我好朋友才 21 岁，岁数相差很大，另外，那个男的背景也不太了解（感觉不像什么好人——我的感觉），虽然他是本地人（那男的），工作是业务员。但是一看就像个"花心鬼"。我想，他现在之所以对我朋友好，是因为他还没真正的得到她，而一旦得到她了，我想他肯定就不会像现在对她那么好，您说，我这样的想法对不对？我好朋友也想离开他，但是一直恐惧他是本地人，而且有暴力倾向，所以一直不敢主动提出分手，所以就这样一直拖下来。当然每次和她聊的时候，总能感觉她活得还没以前开心。所以我也建议在合适的情况下离开那个男的。

现在可好，那个男的和我们公司的那个女同事（就是他以前的女朋友）不知道怎么鬼混，竟然"生米煮成了熟饭"。那个女的也就想从我朋友手中夺回那个男的。而这样一来，我朋友感觉，他一直在欺骗她的感情（他一直以来说有多么的喜欢她，多么的想和她在一起……其他的就不多说了），所以感觉很不爽。于是想和他分手的时候，既能打击他一下子，又能让自己走的很光明。于是她很矛盾，她依然担心那个男的会对她不死心……很矛盾，很矛盾，都问了我好多遍，可我经验有限呀，所以麻烦老师您来给她点主意，可否?! 急盼回信!

　　致
礼!

Duck 的好朋友

亚新旁白：

1. 委屈自己是看低了自己

　　恋爱始终是让我们长大的圣殿。走过的弯路，是为了提醒我们以后把路怎样走直。否则，其价值就会大打折扣啊!

　　委屈自己去迎合别人，是非常容易让自己掉进麻烦泥潭中去的，委屈自己多狠，迎合的无奈和痛苦就有多深!

　　委屈自己，是放自己于低人一等的境地，藏着自己不能不愿或者不敢承担的东西，希望借此来得到自己想要的，那其实是现实中自己内心还不够强大的表现，其结果是什么也得不到的。

　　欲走还留之际，还在担心"男友"的"不死心"，可那是"男友"的事情，你为何要去重重地放在自己的心上？对这个"男友"的"背叛"倒是你要看看有没有不甘心？这个"男友"对你"很好"，你有没有不想放手？

　　其实，如果真的没感觉，又没真正投入过，何来被欺骗和不爽的感觉？

　　如果不是虚荣心作怪的话，得承认自己是有所投入的啊！"很不爽"、"被欺骗"，说白了，是一种玩不起也输不起的心态。

　　弯下腰，承认自己输了，告诉自己也不想玩了，然后舍弃掉这段鸡肋般的"爱"，去和不真实的自己说一声再见，好吗？

　　害怕报复而迟迟不敢表达真实自己，是不敢承担的表现。可我们自己身上的担子，不去承担，又能指望谁？

　　恋爱如投资，没有风险那是不可能的。但经验告诉我们：越害怕什么，越来什么！

　　因为我们积极的能量，我们的注意力和时间会被牵引消耗掉，变得害怕、焦虑、胆小，而这，对方是能感知得到的，反倒真的会成为你的软肋，被他抓住为所欲为！当你面对承担时，弱点也不再是弱点，你还害怕什么？抓不到软肋，他又怎么能打击你？就算他一意孤行，他自会付出代价！再说，每个人都有自己的顾虑和担心，还有软肋，你说呢？！

另外，委屈自己答应别人，实际上也有着自己的需要，那么那个自己不太喜欢的人可以满足自己什么需要呢？这个问题，需要她自己弄清楚！免得将来又稀里糊涂重蹈覆辙！

勇敢地对不真实的自己说"No"，然后再告诉他"No"！行动吧！

2. 多问自己几个为什么

想起一个故事：斐塞司博士有一个习惯，喜欢在冬天和春天的午后坐在门前晒会太阳。一天他发现家中的母猫挺有意思，跟着他在阳光下安详地打着盹儿。可随着太阳一步一步向西边移去，晒着阳光的母猫醒了，它站了起来，伸了伸慵懒的身躯，又踱到另一块有阳光的地方，重新卧了下来，接着悠闲、安详的打盹。

每隔一段时间，猫就会随着阳光的转移而不停地变换着睡觉的场地。这一切在我们看来是那样的习以为常，可是猫的这些举动却唤起了斐塞司博士的好奇心："猫为什么喜欢呆在阳光下面？是光和热还是其他原因？""猫喜欢呆在阳光下，那么说明光和热对它一定是有益的。那对人呢？对人是不是同样有益？"这个想法在斐塞司博士的脑子里闪了一下。可就是这个一闪而过的想法，成为闻名世界的日光治疗法的触发点。之后不久，日光治疗便在世界上诞生了。斐塞司博士，也因为一只睡懒觉的猫而获得了诺贝尔医学奖。

成功的本质就在于创造，成功就在多问几个"为什么"中。好奇、质疑、勤于思索是创造迈出的第一步，脑海中没有几个"为什么"，没有创新和创造就谈不上成功。

我们从小就被教育要多问为什么：

为什么雷声比闪电要慢？

为什么比目鱼的眼睛在一边？

为什么蝴蝶有翅膀，人却没有？

为什么雨后的天空更干净？

……

我们就这样被教导着去探究世界，世界在我们面前也慢慢不再那么神秘，因为很多的问题都有了答案！

我们把这样的探究精神也很纯熟地运用在琢磨别人身上：

他为什么对我这样的狠毒？她为什么就可以和只认识三天的人好上了，就那么快地离开我，要知道我们已经爱了三年啊?!

他为什么要这样对待我，我对他是全身心付出啊？

她为什么要和他走那么近，对我却熟视无睹？

……

发问的是我们自己，可是问题的中心点却是别人，从来就没有出现"我"！

奇怪吧?!

不奇怪！

因为我们接受的教育中已经在我们很小的时候，就把"我"排除在外，于是等我们长大了，我们早已经把琢磨外界，琢磨别人，操练得无比纯熟，却找不到自己，我们把自己就这样的丢失。

我记得刚开始和李绍昆、张宝蕊两位先生学习心理学的时候，老师总问：你的感受是什么??我们瞪着或大或小的眼睛，茫然的望着两位老师！自己的感受，"我自己"的感受竟然是那样的陌生！所以我们学习心理学，其实就是一个不断在找回自己的过程，不断在探询自己生命本身的过程，是拿自己开刀，让自己苏醒和成长。

于是我们要习惯问：

我为什么一面对他，就开始紧张？

我为什么在和他擦肩而过的时候，可以那样对他漠然？

为什么我一看到她，就可以全然忘掉她对我的伤害？

为什么我的背部这段时间开始疼痛？

为什么我节食了这么长时间，为什么还是那么胖，是不是先天性的肥胖？

……

紧张，害怕，开心，冷酷，伤心，黯然神伤……所有的情绪和感受都可以帮助我们来探询我们自己，让情绪和感受带着我们去看清自己。

很多的行动，何尝不是如此？三思而后行，是不能把自己排除在思考之外的！

法国著名文学家巴尔扎克曾经说过："打开一切科学之门的钥匙都毫无异议的是问号，我们大部分的伟大发现都应归功于'为何'，而生活的智慧大概就在于逢事多问几个为什么。"

尤其是多问自己几个为什么！

十五 从问题中学习成长

亚新：

你好！

一次匆匆听你讲了邮箱，又没全记住，结果发了几次都被退了回来。不过，这次成功了。经常收听你的节目，只是静静地听，在大大的房间里，黑黑的夜里，听着你与人交谈的语调，品味你讲给他们的人生哲理。

今天，我通过伊妹儿告之你一件困扰我心头的事，希望能得到你的指引或者建议，好吗？

说起来我也是一个阳光女孩，有许多的爱好，有很多的朋友。我性格温顺而开朗，可是，最近两年，我也常为自己的终身大事而忧虑得睡不着，又要过年了，我得面临家人，面临好多曾经的伙伴，我的笑声一下子仿佛变得那般无力，新年也不好过了。常有家人提醒我，不要挑了，再挑就难了……回想这一年，我也积极地交往过不少男孩子，但都没有成功。我自己被拖得好累好累。有一个男孩，朋友介绍认识时他正在青岛出差，我们电话交往了两个月，他正准备回汉时又接到去湛江出差的通知，我们"十一"只匆匆见了一面，他有太多的事情要办，见家人、会朋友、购物……最后留给我两个小时的见面时间。其实我对他各方面都并不满意，但我还是给了双方机会。我希望通过一段时间的了解来改变我的一些初始想法，因为我已经二十七岁了。后来他出差后只是给我发短信，三个月内只打过两个电话，原因是他的报销电话不能打手机。我无语，短信也好电话也好我不太在意，但平安夜的晚上我在医院打点滴，他知道后只短信关心几句也没舍得来个电话，由此我告诉他我不会再回短信了（当然是骗说发送功能坏了）。我知道其实他很喜欢我，只是他很自信地认为，就这个样子就行了，他甚至幻想我们什么时候结婚什么时候买房子什么时候生孩子什么时候一家三口到哪旅游……

可他却不知道我那时需要他的一个电话，需要他每天都有消息传送过来。他总是让我失望，他常常答应了第二天要找我的，结果让我等了几个晚上才来消息，问及原因只是打牌把承诺给忘记了，见我生气又是百般解释说不是故意的，说其实是很在乎我的……他甚至向我扬言回汉后一个月将我就擒，而他的工作性质是一个 365 天有 300 天在外出差，他所在的研究所他很满意，也注定他至少要出差到六十岁。后来我终于认定我应该放弃，他说我有什么需要可以讲出来，而我总是问他是不是有什么难处，我们就这么拉扯着。我累了，继续自己的独身生活。他的任何承诺我都一笑了之，现在算来，他又有两个星期没有消息了，不知这在他心中算不算了结，反正我已把他了结了。

后来又有朋友介绍一个男孩，我和他出去玩过两次，心也是一次比一次冷。他在沌口开发区上班，属于三班倒的那种。我在东湖开发区，相隔太远，每次我都主动找一个双方比较近的地方见面，但一看到他不好的脸色，不停地打着呵欠，心里有说不出的沉重……

亚新，你觉得我有和他交往下去的必要吗？其实我是一个性情中人，对生活和爱情有着美好的向往，平时我总能充实地打发自己，打网球、弹琴、绘画、整理房间、做饭，有时还写点东西，朋友都说我是一个上得厅堂下得厨房的好女孩。以前年纪不大时，我一直以为属于我的缘分没到，可是现在二十七岁了，我真不知该怎么办，我的缘就怎么还没到呢。

等着你回信的安

亚新旁白：

1. 命运是自己创造的，要从问题中学习成长

缘分像云，飘忽不定，谁又能准确预测爱情花落花开？能深深理解你此时此刻的焦虑和无奈！

"在时间的无涯的旷野里，没有早一步，也没有晚一步，刚巧赶上了"，之所以被人津津乐道视为经典，第一，不早不晚，不偏不倚，谁不向往？这实在是多情男女一种内心最纯美的愿望，因为早了，或者晚了，都会空留惆怅和无奈甚至伤痛；第二，它恰好反衬出现实中爱情的真实面目：时间、空间、人，经常对不上点，只要一个环节不对，爱注定就会是水中月镜中花，最终是浪费了表情，也蹉跎了岁月！

爱受制于年龄吗？大多数朋友一定说是，尤其是女性。女孩过了25岁，男孩过了28岁，还没对象的话，不说七大姑八大姨，很多毫不相干的人的眼神中都多了很多意味深长的内容。再说了，眼看这身边的朋友一个个都进了城堡，自己还在外面晃荡寻找，就会有很多的比较和恐慌，于是，子女的婚恋成了父母的心病。

毋庸置疑，在男大当婚女大当嫁时，娶了，嫁了，自然是好事一桩。但爱不是麦苗，整齐划一地播种、吐穗和收割。人对年龄的恐慌，实在是对自身不自信、内心无所依托的真实表达，你何曾见过美丽淡定的潘虹有如此的恐慌？一个人的日子是完全可以活出另外美丽滋味的！

所以，现在你要做的：

一是改变自己对爱情年龄的固执看法，时间流逝中，唯一损伤的是容颜，而岁月的历练中，对于一个很爱自己，善于建设自己的人来说，只会增加人的魅力，加重人的分量。如果把抓住爱寄托在容颜上，或者寄托在别的什么人身上（包括男友或者丈夫），只会加重人的焦虑，容易产生抓住某个人把自己轻易嫁掉的心态，这种心态非常危险：为了缓解内心的焦虑和外界的压力，会不自觉地把恋爱这个美好的过程，变成了进京赶考——为了达到一个目的而匆忙赶路！也会不自觉地把恋爱对象当成自己的救世主，把他变成一个减压对象和一个依靠！

建立在不正确观念及心态上的执着，是让人更烦恼的根源之一！

二是如何面对内心的焦虑：外界的言语之所以成为压力，是因为和你本身的焦虑有关。

一颗石子之所以能激起涟漪，只因它击打的是水！倘若是花岗岩呢？恐怕是毫发未损吧！

婚姻不是去寻找幸福，而是与别人共享幸福，你自己必须是内心健康平和快乐和幸福的！所以企图抓住一个人或某种东西，希望对方带给自己快乐与幸福，真实地讲，在现实的生活里，这几乎是个妄想！

我们要养成习惯：从问题中得到成长，自己的命运自己来创造和定义！

好好建设自己吧，你本已有不错的基础，去修炼自己的定力，等到"荣辱不惊，闲看庭前花开花落，去留无意，漫观天外云卷云舒"之时，外界就伤不了你。

而且，人的心淡定了，心美起来，分量重了，你会像一块巨大的磁铁，不自觉的吸引身边的人，那时候，缘分会不请自来，只因为，爱的花朵不受时间所限，只会在有慧根的心灵前绽放！

2. 爱不能改变我们对自己的认定

有句俗语说："如果你自己的船浮不起来，没有人会愿意陪你横渡重洋。"

年龄大的朋友固然可以在找到爱情的时候缓解焦虑，可是并不能解决人本身的问题。人生的圆满和快乐，只能来自我们内在，找到另一半并不能解决两性相处的问题：爱情不能使你工作更顺利，不能让邻居、同事变得更好……

如果你的年龄很大，找到另一半只是让你变成一个有配偶但年龄不小的人；

如果你是个脾气很坏的人，找到另一半，也只是让你变成一个有配偶的脾气大的人；

如果你是个工作狂，找到另一半你也只是个有配偶的工作狂；

如果我自卑，找到另一半，我也只是有伴侣的自卑者；

如果我平和安静，找到另一半，我也只是有伴侣的平静安宁者；

我若总是焦虑，找到另一半，也只是个拥有伴侣的焦虑者；

……

爱不能改变我们对自己的接纳程度，也改变不了我们对自己的认定，爱如此，婚姻也是一样啊！

如果自己不接纳自己，爱情找到了，你也很快会找到另一个或几个鄙视自己的理由；

如果我自己不喜欢自己，结婚了，我也依然是个不快乐的人；

如果我自己不爱自己，即使不停的恋爱、结婚，我也依然是个孤单的人。

十六 先和生命谈恋爱

亚新老师：

你好：

断断续续也听了不少你的节目，感觉挺好的，也挺佩服你的能力的。

记不清从什么时候开始，早已默默地把你看作心灵的沟通者了，虽然我一次也没给你打过电话。但心是真诚的，在这里我衷心的祝愿你能永远快乐，幸福！

今天很贸然地给你写信，是因为有点事情想和你谈谈。不是什么大问题，权当一次心灵的沟通吧。

我是一名武大的研究生，今年读研二。我是那种比较清秀的女孩子，对自己的外在形象，应该说还是基本满意的，惟一的遗憾就是觉得自己的身高不是太理想，我今年25岁了，身高160cm。我曾经谈过一个男朋友，后来分手了，我总觉得那和我的身高有一定的关系。这件事给我的刺激很大，从小我是一个很清高的人，自认为自己是个懂得感情的人。一路走来也有不少的追求者，但也许是因为当初环境和条件的限制，我从来没有放开过自己的情怀，确切地说是没有真正谈过一次恋爱。也倒不是因为别人的条件不好，而是因为不来电。后来，我总算喜欢上了一个男孩子，可是他又比较在乎对方的身高，因为他太高了。没办法，最后只好忍痛割爱了。很遗憾的！

最近，我从广播上听到一些有关增高的产品，不知怎么回事，总想试试，而且这种念头越来越强烈，可是现实我又有一些不便。不知道该不该这样做。我是山东人，我的父母都是工薪阶层。家庭条件一般。我有一个弟弟，今年刚刚考上研究生，多年来，父母为了供我们姐弟俩读书已经很不容易了，平时，除了必要的开销外，我一般不太爱浪费金钱。虽然家里并不是很困难，但我很能理解父母的心愿。因此，从小到大，我一直都是一个很懂事的孩子，成绩也一直不错。爸爸知道我的基础不错，最近又支持我考博。我知道，我还有很多花钱的地方，觉得买增高产品，好像是一种奢侈。有点对不住父母似的。况且，我弟弟今年也会需要很多的学费。但内心又真的很想试试。拿不定主意。亚新老师，你说有必要吗？

总觉得自己的年龄有点大了，如果现在不治，可能以后就没有机会了。又会给自己留下一个遗憾。而且，我也不知道哪种产品相对好一些，你是主持人，对这些产品应该比我了解，所以也想让你帮我参谋一下，可以吗？

说真的亚新老师，向你请教这样的芝麻小事，我自己都觉得有点不好意思，觉得不该打扰你。可人有时候就是这样，再大的困难都可以克服，往往一些小事情反倒会让你犹豫不定。真是不可思议！呵呵！

亚新老师，今天由于时间太紧，可能话说的也没什么逻辑。希望你能看懂就好。也希望你能抽时间给我一个指点。谢谢！也算我们第一次交流吧。以后有机会，我会与你探讨一些更有价值的东西。再次感谢！

最后祝愿亚新老师：

万事如意，开心每一天！

刘

亚新旁白：

1. 爱是在爱自己的基础之上的产物

很喜欢你的这一句："权当一次心灵沟通"，所以，你的文字像小桥流水，汩汩流进我心里，浅吟低唱中，我听出你在爱情中的迷茫！

你说，"可人有时候就是这样，再大的困难都可以克服，往往一些小事情反倒会让你犹豫不定"看起来是这样不可理解，实际上，因为看起来很小很轻的问题，刺激了我们内心很大或很重的问题。

我总以为，爱情有一对翅膀，它衍生于心灵，即使在大洋彼岸，也能带我们飞越海洋！爱情也有一双脚，离不开现实的大地，所以，你我这般的饮食男女经常会有困惑：要听从翅膀自由自在地飞翔，可双足，又总是在提醒现实的存在！

远的，犹如爱德华八世，迎娶一个离婚两次的美国妇女沃利斯·辛普森，虽然有解密档案表明，爱德华八世还有众多的女友，但为了爱情放弃令人羡慕的王位，古往今来，终究只是他一人演绎出了不爱江山爱美人的传奇。近的，是杨振宁先生和翁帆，那时候一位是82岁的第一位华人诺贝尔奖得主，一个是芳龄28岁的硕士生，演绎出的是让人注目的忘年恋，爱情令人目眩神迷之处，恐怕是心灵高度契合之后的比翼双飞！

可芸芸众生的爱情，太多是家庭背景、工作、学历等考量之后的结果，因此身高、相貌、经济实力等，是斜刺里伸出的有力之手，是有能力扼住爱情的喉咙，让你说不出"我爱你"三个字，更让人无力挣脱它的牵制，从而无法一路沿心灵的声音的指引而绝尘而去的！

我们总是因受困于现实的考量而厌烦现实，可现实的考量确实在很多时候，客观上又多少能起到保证爱情是否走得长久而深远的功效，只是，过分依赖于现实考量而忘了心灵的指引，终究是买椟还珠，本末倒置。

对方如果真的看中外在，终究暴露出他内心的虚弱。攀高枝，借重权，依重金，重相貌，看身高，或娶或嫁，有很多人在借爱情增加一个人的分量抬高身价，或满足内心某些欲望。

可是很多时候东西不是自己的，终究会露出破绽，就像鸡皮一样起皱的皮肤，无论擦多厚的脂粉，看起来是白里透红，可往豆蔻年华吹弹得破的朝天素面面前一站，真假立分！

白璧微瑕，如有人只看到了那些许瑕疵而舍玉而去，终究是他（她）傻，是他（她）不识货啊！

倒是你就此而想增高，就此生发出的诸多困惑和为难，实在是让我想说：你糊涂啊！如果爱情鸟是凭身高选择良木而栖，天底下恐怕只有最高的人才配拥有爱情、婚姻和家庭的。你也被对方拒绝的理由而带入歧途，牵扯的是你对自身身高没有真正的认同和接纳，也许背后还藏着你自己对此生出的自卑，如果是这样，就要去面对怎样客观评价并在此基础上的全然接纳和认同，就要去面对你埋藏在心灵深处的自卑，而绝不是要增不增高的问题！你有1.60米，不矮啊，又不是要做model！

可见，头疼医头，脚痛治脚，是偷懒的做法，懈怠了自己，背后的深层次原因依然潜伏，时机一到，又会让你不舒服！

所以，建议：

第一，在自我客观评价上多花些时间，并借助很了解你的长辈、同学、朋友，形成一个最接近本真的你，全然地悦纳自己；

第二，看一看阿德勒关于自卑的书，比如《挑战自卑》或《自卑与生活》；

第三，何不去见一见心理医生，去彻底面对自卑的问题！

每个人胸膛里跳动的都是一颗高贵的心，无论男女，无论老幼，岁月的流逝中，不要只把眼光向外，还是多朝心里走一走，看一看！

2. 如果你需要爱情，就先和生命恋爱吧

一个人在做了错事之后，很内疚和羞愧，遇到类似的情况，就不再那样做；

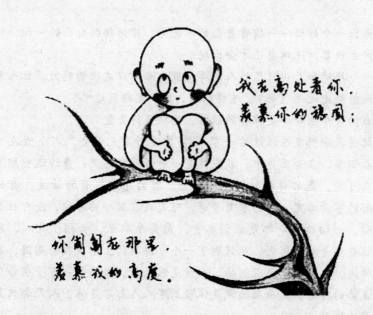

一个人受伤后，不再那么轻易付出，甚至变本加厉从身边的人身上索取；

一个人被别人伤害后，对外界开始有了芥蒂和防备。

……

每个人都是这样朝着治疗伤口的方向在走，只是选择的路不一样，有的是归途，有的是歧路。

爱本身会将治疗所需的药物一一带给我们，只是很多时候我们未必能够识别出来。

很多人不自觉希望爱情能让自己的生命变得圆满，也就是一个人的出现来改变自己的心境和生存状况和质量，这样的想法其实是认为自己不够好，不够完整，自己无法产生爱，自己无法在个人、工作、人际关系、事业、家庭找到快乐，于是我们开始追寻，向外找寻，希望他（她）给自己带来快乐。

真正的答案是要我们停止追寻，开始在自己身上花功夫，要努力让自己完整：

停止一个希望——苦苦寻觅一个人来爱我，开始尽力让自己变得更值得让别人来爱，而且变化本身不是功利性，只是期望一个人来爱，不是这样，是为了自己的生命更有价值，而爱情是改变和提升自己的赏赐；

停止一个行动——指责自己的不完美，开始接纳自己的一切，接纳才会产生欢喜，悦纳自己才会出现。

一个接纳和喜欢自己的人，浑身散发着难以名状的魅力，让人无法抗拒地想要走近他（她），这样的人，您一定碰到过吧！

我们每个生命都是那样的独特，那样值得去爱。

记得我和听友在江汉路一家KTV举办听友见面会，有个听友为我们弹奏钢琴，在音乐声中，我突然有一种强烈的感觉：身边这些朋友都是那么可爱，是那样独特，有的漂亮，有的平常，有的活泼，有的内向，有的穿着考究，有的衣着普通，可是我在那样的时刻，没有丝毫的分别心，一切的生命都是他们本身，无关乎职业、长相、收入、家境等，这些都奇妙地消失，就只剩下一个个鲜活的生命在我的周围，在那样的瞬间，我的眼眶是湿润的，心情是激动的，我似乎一下子明白了人人都是佛的禅意，更准确的说是体验到了人人都不是佛，人人都只是自己本身的境界。

我知道了，我相信了，我懂了，无论怎样，我们都是世界独一无二的宝贝：我们不需要总是希望什么特殊的事情发生，我们本身是可以圆满的；爱情不能解答生命的诸多问题，如果我们需要爱情，那么就先和这样独特的生命投入地毫无保留地谈恋爱吧！

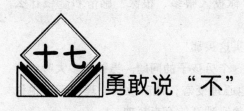

十七 勇敢说"不"

听友：喂，你好！
亚新：你好！
听友：亚新老师，我今天晚上想谈一下感情方面的问题，我感觉很困扰：我谈了一个男朋友，但是我觉得感情不是很好，我觉得好像不喜欢他，我就跟他提出分手，但他不愿意，他天天缠着我。我本来想，如果做朋友的话好好相处也没什么，但是他天天烦我，天天打扰我，我就觉得讨厌他。我去上网的话，他还在很多人面前跟我打架、打我。他有的时候就经常给我打骚扰电话，还说做鬼也不会放过我，我觉得我不知道该怎么办？
亚新：看来你的直觉包括你的决定都是对的，我支持你的决定。
听友：对呀，他天天寻死觅活的，我劝他，但是他不听，他说他要回家，因为我们现在还在上学，我觉得他这样耽误学业的话，真的不好，但是我说他，他不听，他说如果不回家的话，见了我他就忘不了。现在我不知道该怎么办，而且我特别害怕他做出什么傻事来。
亚新：你是不是还有内疚啊？
听友：我觉得有一点吧。
亚新：还有什么呢？
听友：我只是觉得，希望能和他好好相处，我希望他能想开一点，不要因为这件事情觉得很烦。他这样子对我的话，我真的受不了。
亚新：你觉得他的这些反应，要死觅活的这些反应，包括他说他想回家不想上学，还说做鬼都不放过你，这样威胁的言行举止，是因为你而引起来的吗？比如你平时对他太好了，突然提出分手？
听友：我觉得不是，我对他一直都不是感觉太好，他不是我逼成这样的，我就告诉他感情这事情不能强求，既然没有感情的话，就分手……

亚新：你说得很对的，他呢，对你投入很多、很深？感情和金钱什么的？

听友：没有，我总是阻止他给我买这买那！

亚新：看来这件事情带出来的是这个男孩子的问题。男孩子多大呀？

听友：他今年都23岁了，我说他心理变态，他就说我心理变态，他说我应该去看医生，我觉得他心理真的有点扭曲。

亚新：啊，也不一定说到了极端变态的地步，只是这男孩子确实需要调整了，至少我觉得男人不该打女人，我是非常看不起打女人的男人，不管他的年龄多大多小。

听友：在很多人面前打我，就在马路上，我就很受不了，我不知道该怎么办？

亚新：你很着急，我明白，这个男孩子要是能听节目该多好啊！因为他要明白他的行为会给一个女孩多大的伤害啊！

听友：他不听的，他说都是骗人的，我跟他说去看书看电视，他说上面都是胡说八道。

亚新：看来这男孩真是自私自恋得不得了啊！那你觉得你要承担解决他现在分手很困难这个问题吗？

听友：我觉得我不应该承担。

亚新：对，我觉得你这女孩真不错！

听友：感情是两方面的事情，他要承担他自己的责任。

亚新：谁要是将来和你恋爱结婚，是他的福气啊，我觉得你在爱情的理解很多方面都很正确。难怪他不放手啊！哈哈！

听友：哎呀！你还取笑我！呵呵，我只是这么感觉。今天他打了我以后，我心情特别不好，我特别伤心。

亚新：我感觉得到，以后就不要单独跟他在一块了。

听友：我们寝室的人都说，不要再和他出去了。

亚新：多好的姐妹们，也是你的福气啊！

听友：是，那你能告诉我怎么办吗？他还是要这样对待我，我很受不了。

亚新：不要说太多的话，你只是态度很温和但很坚决地告诉他你们之间绝对是不可能了。

听友：没有，我连话都不跟他说，他就天天找我。

亚新：因为他心里不想放弃，看到你的态度他一定是不舒服的。如果你不想和他说话，也最好不要单独和他出去，你就写封信给他，把来龙去脉很多东西都原原本本很真实地告诉他，是不合适就是不合适，没有其他的。我觉得，还是要给他真实的解释和真心的感谢，毕竟你们相处过，你压根儿就对他不闻不问了，可能对他来说是个很大的刺激，他受不了的。

听友：我本来没有的，但是他老是这样对我，我就……

亚新：我知道，他没明白，就是他的问题，其实他挺傻的。在这个问题的处理上他把你逼得越紧，你就跑得越快，就是离他越远。

听友：是，就是这样子。

亚新：他现在就是处于这个高度发昏阶段，所以他没有太多的理智去分析。当然，在爱情的问题上碰到这个男孩子的问题了，这背后是有他很深的心理动因的，我希望他这个时期越快过去越好，因为对他来说，也必须要去整理这些东西。如果这个男孩子在或者他的同学在听这个节目，希望也能好心的去转告他：这个女孩处理得相当正确，她是真正很尊重自己内在真实的感受，不喜欢了就是不喜欢了，如果说不喜欢了，还要和你相处那就是欺骗和玩弄。

听友：我不想欺骗他。

亚新：对，否则那就是纯粹的欺骗和玩弄，你做的是对的，你做出你正确的选择，也就是说你可以接受也可以拒绝，这是每一个人的权利，但一个人被拒绝之后怎么会有如此大的反应，出现这么深的怨恨和纠缠，那就需要男孩子去深深挖掘自己了。这样的男孩子，是不是因为他在童年或者说幼年时期，或者说成长经历当中，有被遗弃过的经历，或者被父母忽略的经历，有被朋友背叛和抛弃过的经历，内心里边是不是经常会有被遗弃的感觉，所以当别人拒绝的时候，他就把它等同于遗弃，或者说其他的一些反应都加注到这个女孩的身上，而且还认为是这个女孩导致的错误。也许他不明白这些深层次的原因，我只是在这里提醒他，作为一个可能性拿出来让他从这方面去思考，但一定是他的问题！！他的同学听到之后可以转告他。如果他能听到这期节目，也希望他能够从这个角度多去思考：我为什么会有这么大的反应？难道是这个女孩子才导致我这样痛苦的吗？可能还有原来很多的生活的经历都投射在这女孩身上,男孩子要这么去看待和思考问题:这女孩的拒绝,就像是一面镜子把自己很多内在的东西都照出来了,或者说就像一个导火索把原来的东西把它给点燃了。这个女孩其实所做的决定、她的直觉都是对的。希望他能向这个女孩学习,清醒地爱,理智地行动,再不要动手打人了,因为到时候恐怕最吃亏的还是你自己,对不对?

听友:对!

亚新:你要做的就是,在适当的时候你也把对他的所有感觉,比较客观地都告诉他,避而不见是不行的。如果他依然不尊重你,依然胡搅蛮缠,动手打人,你可以在大庭广众之下告诉他,你尽管放马过来,我不怕!必要的时候报警,找学校保卫科都可以!如果他硬是要把自己搞得像只苍蝇,那么,对不起,对付苍蝇,最好的办法就是用苍蝇拍!让他知道什么叫做来而不往非礼也,好吗?

听友:好,亚新老师我想代表我们寝室的女生给你问个好,还有那个导播姐姐,谢谢你们的节目。

亚新:不用谢,代我向你的那些好心的姐妹们问声好啊!

听友:她们都是喜欢听你的节目的。

亚新:谢谢!再见!

亚新旁白:

1. 被拒绝者要看守好自己的心

有个故事想和大家一起来分享:

埃及的国家博物馆有一件奇怪的展品——一只用精美的白玉雕刻的匣子,大小和常用的抽屉差不多,抽屉内被十字形的玉栅栏割成了四个小格子,洁净通透。玉匣,是在法老的木乃伊旁发现的,当时匣子内空无一物,从所放位置看匣子必是十分重要,可它是盛放什么东西用的?为什么要放在那里?寓意何在?谁都猜不出。这个谜,在很长一段时间内让考古学家们百思不得其解,后来在埃及中部,卢克索的帝王谷,在卡尔威丝女王的墓室中发现了一幅壁画,才破解了玉匣的秘密。壁画上有一位威严的男子正在操纵一架巨大的天平,天平的一端是砝码,另一端是一颗完整的心。这颗心是从一旁的玉匣子中取出的。埃及古老的文化传说中,有一位至高无上的美丽女性,叫做快乐女神,快乐女神的丈夫是明察秋毫的法官。每个人死后，心脏都要被快乐女神的丈夫拿去称量。如果一个人是欢快的，心的分量就很轻，女神的丈夫就引导着那有着羽毛般轻盈的心的灵魂飞往天堂。如果那颗心很重，被诸多罪恶和烦恼填满了皱褶，快乐女神的丈夫就判他下地狱。永远不得见天日。

原来白玉匣子是用来盛放人的心灵的，原来心轻者可以上天堂。

这个美丽传说我在不同的书籍都看到过，我想，如果我们都只是把它仅仅当作传说，那么就太浪费了我们的双眼和大脑！我总在想，如果我们的言行举止都在增加我们的不当或者罪孽，我们的心最终会怎样？在我们老去的最后岁月，我们怎样去看走过的路？在路上碰到相关的人，是怎样的反应？

2. 勇敢说"不"

一直自豪咱们中国的文化灿烂伟大，可也存在一些"毒瘤"，比如一些朝代有意无意的奴性教育，结果就是顺民多，反思和独立精神总感觉不足，表现在心理世界就是委屈自己的人多，勇敢说"不"的人少！顺从的人多，反抗的人少！压抑的人多，真实的人少！

家庭教育中，我们从小就被教育要听话；每次背着书包上学，说得最多的就是："在学校要听老师的话。"调皮一点的孩子，闯祸在所难免，很少不挨爸爸的拳头和妈妈的唠叨，被揍几次之后，皮肉之痛教会孩子说是，不再说"不"了。

到了学校，更多的纪律和戒律，在没有正式上课之前，都要进行几轮多层面多角度的学习和教育，先是校长，再是政教主任，最后是班主任，往往是先学规矩，再开始学习知识。然后就是老师在课堂上大肆鼓励："你们要大胆发问啊！你们要有自己的见解啊！"记得我当老师的时候，听到这类训话，我都会无比同情地看着学生：已经砍断了翅膀，然后鼓励飞翔，搞笑啊！可怜啊！（不是老师的错误，是教育方向和目的的偏移导致的）

这样苦心教育寒窗苦读的结果，自然是培养很多高分的学生工匠，可是我们说"不"的勇气呢？我们说"不"的力量呢？消失殆尽！！

压制让我们沉默不说，压抑让我们习惯虚伪。当面不说，背后飞短流长！

我们很难拒绝别人，很难说"不"。

原来我在很多时候，即使自己不想去，不想答应，不想接受，也只能条件反射地编造理由，不敢真实地表达。

勇敢说"不"，真的很难吗？

很难，对已经习惯说是，习惯顺从的我们来说，真的很难。

我还记得心理学老师鼓励我们真实表达的时候，我们往往面红耳赤，说不出来，即使战战兢兢说出来，也是极尽委婉之能事，我们老师总是步步进逼："你为什么不能直接说：我不喜欢你！我讨厌你，我不开心，我不想去，我不能接受，我不要……"

是啊，因为我们已经习惯了压抑不说，习惯了沉默，当要我们说"不"的时候，我们的嘴张着，却那么困难地说出连贯的语句！

是啊，我们害怕说出来，对方就不喜欢我；

是啊，我们害怕说出来，对方就会生气；

是啊，我们说出来，就担心有小鞋穿；

是啊，我们说出来，就担心自己的老好人形象坍塌；是啊，我们说出来，就担心失去用顺从来表达出来的控制；

……

可是，我们不说"不"，我们就永远委屈自己，让自己虚伪，让心灵不能舒展，让自己不是自己！所以，开始说"不"，勇敢说"不"，哪怕我们依然有害怕，有担心，也要说"不"！因为真实的生活，是生命自在和快乐的源泉，也是让自己和世界变得简单单纯的途径！

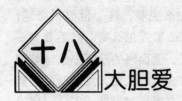

十八 大胆爱

亚新：喂？
听友：喂，是我吗？很激动，可以打进这个电话。事实上关注你们节目今天只是第四天，因为收音机刚买嘛。
亚新：哦，一个手指头都数得过来。（笑）
听友：因为收音机刚买嘛……
亚新：不怪你，只怪那商场卖收音机的怎么不早点卖给你呢？（笑）
听友：是这样的，可能心情有点不太好，我想讲个故事，可能有点长，我怕所有人没有耐心听……
亚新：没事，因为我们节目延长到两小时，大家可以讲长一点的故事，没关系！
听友：非常开心啦！是这样的：我呢，二十岁，也就高中毕业，可有个很特别的就是，我是个癌症患者，几年前就患上了。
亚新：当时就已经检查出来了，是吗？
听友：检查之后的结果很曲折，这个我就不想再提了……最后出院，也就是前年的上半季。出院之后，我就觉得我的人生观和价值观也都变了，我不知道我是怎样面对生活的。也许很多人都不认同哦！我觉得既然上帝给我的时间很有限，但我会开心地面对每一天！
亚新：这个挺好啊！
听友：对啊，我也是很乐观哦。我然后做自己想做的事情，去了很多地方，觉得很开心，看了许多美丽的风景。后来，很意外，公司不太好，我又撤回武汉了。本来我不是武汉人，但对武汉比较熟悉。
亚新：是哪里的？
听友：就在武汉周边嘛。去年九月份，那个时候我还十九岁，也算是很单纯的一个，脑子里没有太多的杂质。结束了一段还算比较开心的工作历程，然后想歇一下。真的心累了，想歇一下，换个工作环境，无意中看到一个招聘启事。怎么说呢，这个世界很奇怪，我在职介所……我很主观，自己想怎么着就怎么着。然后看到一个信息，打了一个电话，见到一个人，上面写的是招办公室整理资料什么的……我觉得按我的条件完全可以胜任，加上时间还算空闲，我也可以调整一下我的情绪，有时候可以歇一下……当时是这么想的。怎么说呢，可能是初生牛犊不怕虎那种吧，我没有什么顾忌，跟着一男人走了……

亚新：跟一个男人走了是什么概念？

听友：不是那种。本来是说好包吃包住的，上面写的，然后他把我带到住的房子里面。他说让我暂时住这，我开始看这房子光秃秃的，也没有什么杂念，就住在里面……可接下来几天就奇怪了，他既不给我安排工作，也没有说明工作在什么地方……

亚新：你也敢一直住那儿？

听友：（笑）我这人吧，也没怕什么，我就说你敢对我怎么着吧，也是个有一点点法律观念的人。我就说，反正你工作地方……你……我还了解一点点；你要对我怎么着，报警去告你去！

亚新：你当时就这么跟他说？

听友：没有，我当时就是这么想的。

亚新：接下来呢？

听友：接下来，这人也没安排我什么工作。什么买东西呀，这买点、那买点……我就觉得这人好奇怪。到后来吧，他把目的说了，原来他是抱着那种找一个人陪的目的，而我却无意中闯进他的生活。就这样，在接下来的一个多星期里面……

亚新：他是什么原因非得找一个人陪呢？

听友：怎么说呢，前段时间我才知道原来社会上很多这样的现象。

亚新：很多怎样的现象？

听友：我不知道听众会怎么看我？

亚新：没关系，因为到现在我们都没弄清楚，他要你陪他？

听友：是那种性质的陪，他需要一个人，感情上、精神上的。

亚新：他是干嘛的？

听友：这可不可以不说？是这样的：后来吧，我心想糟了，也就说像是那种糟了的感觉吧——很放纵自己，但是并没有……我当时是这样想的，其实我和别人并不一样，给我的时间并不多；我就知道我不可能像别的女孩子一样，找一个优秀的男孩子谈恋爱，再结婚生子怎么着的，不可能。也注定了我的感情方面是没有结果的，我是这样想的。

亚新：我能理解你的感觉和想法，他知道你的情况吗？身体的情况？后来呢？

听友：我也没想让他知道，也没想和他怎么着。当时也就很放纵自己，也就顺从了他……后来吧，这个人还挺好的，也是高素质的人吧，他没有强迫我做什么事情，让我的心有一点点变化——后来我决定告诉他了，反而他对我更好了！这一点是让我很感动的，很出乎我意料！我想，既然两个人在一起了，我这样愿意把这件事情告诉你，你如果说能接受的话，可能两个人还有可能，因为我毕竟要求不是太多。如果说你觉得难以接受，我们分开就是了，是这样想的。后来他待我更好了点。可是好景不长……实际上过了不久，也就是两个多月时间，我的病好像又复发了。天哪！好像上帝在跟我开玩笑。这样的事情，我知道病情复发转移之后，对于一个癌症患者来说，是多么严重的事情。我真是很害怕，真的很害怕！

亚新：家里知道你的情况吗？

听友：他也知道了。

亚新：家里？

听友：家里不知道。

亚新：为什么不告诉爸妈和身边的好朋友、亲人？

听友：是这样的，我觉得我的家人不知道是我生存下来的一种力量。可有些事情吧……

亚新：我没办法理解？

听友：是的，也许很多人对我的思想……

亚新：所以我现在要问，为什么你认为不让他们知道是你生存下来的理由呢？

听友：我觉得家人很快乐、很开心……事实上，我的病吧，他们陪伴了好久了，他们很伤心，很分心的。

亚新：什么？

听友：他们很伤心的，在我的整个治疗中很伤心的。后来看我渐渐好了，他们很开心！

亚新：那就是后来你爸妈都知道了？

听友：是上个治疗。

亚新：哦，是上个治疗。那就是说，到现在为止，你的爸爸、妈妈都不知道你的病情？

听友：对，我想这一点很对不起他们，可是我……就是潜意识里面，他们私下里觉得我现在仍是健康的，也就是没有复发，哪怕他们都知道有一天我会复发。但是他们……现在他们就认为我没有复发的那种情况。

亚新：那咱们今天想探讨的是什么呢？只是来倾诉？还是说有问题要来解决？还是来探讨？

听友：NO，今天……

亚新：来什么？

听友：是这样的，我白天嘛，觉得特不开心，觉得心酸，找一个人说一下：其实我最好的朋友已经知道我现在所有的状况，包括我家人都不知道的状况，她也挺关心我的。

亚新：那你打算今后怎么办？还是继续维持这样的生活吗？

听友：是这样的，我今天下午已经……事实上是九天以前拿到一个化验报告结果，已经决定离开他了！

亚新：那今后生活怎么安排？

听友：可是有个挺麻烦的事情，我好像感情太投入了，我觉得我爱上他了！也许别人都觉得挺不可思议的。

亚新：是真的爱吗？还是说，因为20岁的年纪，因为有这样一段经历，这样的一个男人进入到你的生活中去？很多人容易把这样一种经历，或者说投入进去的很多东西呢，到最后把它当成爱，然后……

听友：没有！

亚新：没有？

听友：是这样的，我就觉得吧，其实他这人挺好的，对我也挺好。我把这个世界什么东西都看得很淡了……我觉得，如果说……

亚新：他是有家室的人，是吧？

听友：NO，离婚了。

亚新：离婚了？
听友：对，是这样的，我觉得事实上，我相信这种爱和被爱的感觉。如果说我要爱上一个人，我会不顾一切地去爱他，想把一份完整的爱给他。
亚新：那你干嘛要离开他呢？他已经是离婚的人，他又有这样的权利，也可以有这样的机会，干嘛要离开他呢？
听友：可是复发之后……
亚新：是因为你的病，是吗？
听友：可是复发之后，我经过治疗，但效果不怎么样，还有更严重的……也许上帝惩罚我吧？我觉得本来的想法就是过得开心，不要有什么压力，但我觉得这样他会有很大的压力。
亚新：他跟你说过吗？他有压力，他有没有承担的能力呢？
听友：基本上有。
亚新：那你为什么要离开呢？我还以为说，他是有家室的人。那现在既然已经离婚了，那就都有这样的权利，而且，他愿意承担到来的一切！
听友：对。事实上，当初也是我选择了他。我并不是那种很随便的女孩子。
亚新：这是你自己选择的事情，我没有办法在这儿评述或评论，只是说在知道这样的事实之后呢，我更关注的是你今后的情感和生活安排。
听友：事实上，我现在觉得活着挺痛苦的。
亚新：怎么呢？
听友：首先，在离开他的时候，我不停地在准备……
亚新：那假如他愿意承担跟你在一块儿共渡，哪怕到你生命离开的这一天？
听友：不要！
亚新：是他不要还是你不要？
听友：我不要！
亚新：为什么？你怕伤了他？
听友：我不想伤害任何人！
亚新：那假如离开他是对他最大的伤害呢？
听友：不要，我不知道事情怎么会弄成这样子，我真的不想伤害任何人，宁愿当初根本没见过他！

亚新：生活没有这么多如果和假如，现在不要去讨论这个，现在我只是希望，第一，你的心态，把自己真正调整成不管生活、生命到底哪天结束，我把自己当健康人来爱，对不对？

听友：对，我是这样的。

亚新：把自己当健康人来对待，现在面对这样一份情感，双方其实都有这种权利，那就应该去争取或者更坦然地去面对……虽然情况特殊，他也知道，对不对？那我觉得就是，生命倒不如来得坦然一点点。你觉得跟他在一块，就是对他的伤害吗？如果说可以，继续跟他表达你的意愿，是不是？包括你的担心，包括你不想伤害他的很多的感情，你可以跟他说明白。如果他最终选择离开，那正好如你所愿，你也可以松一口气，去安排自己剩下的日子；如果他愿意承担，那为什么不可以？因为说明他选择了承担，他就选择了承受所有的结果。这没关系，这是他自己做出的决定：为了你这样一个生命，为这份情感，也为了他自己，他愿意做这样的选择，那怎么叫伤害呢？这是坦然、怜惜和勇敢！如果说你始终是为了自己，你是怕伤了他，这是一份善良和一份疼爱！但是，这是你自己的，如果只是为了你自己，只是看到你自己的很多东西，那做出的这样一个决定，那也许对他的伤害更大呢？是不是？当然这只是一种可能性。也许你跟他说了以后，他会觉得你的提议、方案或者说决定是对的，他可以走，是不是？所以我觉得就是说，那现在就把自己当健康的人来对待，来处理这件事情。同时，我不希望你身上发生的任何东西不让家里知道，因为在这个阶段，没有必要再有任何隐瞒，来得坦然一点，明白一点更好，是不是？你要是隐瞒，到时候哪天生命要真的结束了……家里人都没有任何思想和心理准备，到时候会受不了，谁都受不了！知道吗？就是要让家里人知道你的情况，而且他们疼爱你也是他们的一份责任和义务。如果你仅仅是为了让他们活得快乐、开心，这是你自己所设想的那份快乐和开心，然后把自己隔绝起来，不让家里人知道——就是现在的复发情况，难道他们真的就是快乐的吗？因为他们知道你这个病情始终就像一颗不定时炸弹，不知道哪天会炸响？

听友：对！

亚新：那不如现在就来得坦然一点点，真实一点点，没关系！
听友：是这样的。我当时在想怎么样让家里慢慢、慢慢可以了解我现在的病情。实际上现在都没有必要隐瞒下去了。
亚新：对，是这样的，包括这份情感。我觉得该怎么处理就怎么处理。
听友：该结束了！
亚新：那如果说，你认为该结束，而丝毫都不去顾及对方的一些感受，那恐怕他要去调整吧，他可能也会去……
听友：不要。是这样的，我觉得人可以有任何一种方法让自己开心，如果说自己心里想要的话。
亚新：这是你的决定，我没有办法说我非得要用我的想法取代你，这个没有。我只是说把可能的情况说出来，让你再周全地考虑。如果说到最终你还是觉得你的方案最好，那我一点意见都没有，因为这是你自己的决定、你的生活，是不是？
听友：可是，现在有一个很头疼的问题，我总觉得我很伤感……我尽量地让自己投入到该做的事情里面去，可是我会自觉不自觉地就这样……（哽咽地）竟然像傻瓜一样哭起来……很讨厌的，我不喜欢这样。其实我一直都不喜欢哭的，我在尽量地想调整一下自己，其实我认为……
亚新：我很明白你很透明很善良的心，所以在我们很为难很痛苦的时候，不妨多听听内心的真实感受和声音，并且要尊重它。所以我刚才提的那个方案，你真的可以考虑考虑。因为你之所以有那么多眼泪，可能时不时想哭、想流泪，是因为你内心里面压抑了很多东西，很大程度上可能是来自对他的很多情感吧？
听友：我不想要这样，不知道怎么样调整自己？
亚新：这不是你想要不想要，情感来了就来了，就像你告诉我说，你爱上他了；你说，我不能爱上他，一个是头脑的判断，一个是心灵的声音。那两者之间它没办法调和，所以你很痛苦。现在就是：它来了，它是这样的一份情感，你干嘛说不要它来？来了就来了呗。是爱他，怎么着呢？然后你说，我怕害了他，他也不是小孩，是不是？不会说哪个生命会被轻易地被伤了，而且，你的情感对他来说，也不是伤害，对他来说可能是一段非常非常美好的共享岁月……谁知道呢？一切都是你的想象和主观上的判断，在他那儿没有得到回应，你也没有去澄清，所以我不知道，你现在是这么地难受，会怎样来安排自己的生活。然后我把另外的一个方案给你提出来，就是另外的一个事实可能存在，那么你要全盘考虑，是不是？

听友：嗯。

亚新：包括对家人的，包括对他的，对不对？你即使对他说了，并不是所有人都觉得你贪心，不是！不会！至少我是祝福的！所以我说你要把自己当健康的、正常的人来看待。因为很多时候，在这个时候，人容易把自己放在一个弱势的地位……

听友：没有。

亚新：我只是在说一种现象，不一定是你。就是把自己放在一个弱势的地位，不敢说；因为怕伤害对方；说爱，我也不能给他一个永久的未来，我干嘛要说，对不对？所以我就说，这容易就把这些东西放在一个弱势的地位，然后去为对方考虑，表面上看来很疼爱对方，但是我们不从对方那儿得到回应，不知道他的真实想法，我觉得这种疼爱，更多的是，只是我自己的疼爱，它不能转成两人之间共享的东西，就很遗憾！

听友：（沉默半天）……可能是吧。

亚新：可以再考虑考虑，好吗？

听友：我……现在最大的问题就是调整自己的情绪，其他的我就觉得无所谓了。

亚新：你这些问题不处理好，你的情绪很难平复……因为情绪它是由事情引起来的，由某个人引起来的，是吧？怎么对待这个人？怎么处理这件事情？才是关键！你看，你的处理方案是这样的，继而你才产生这样的情绪。你要把自己的情绪处理好，恐怕就要把背后能够产生这种情绪的东西重新再挖出来，全盘考虑一下。我明白你的疼爱，也明白你的善良；明白你对自己病情把握之后，你对人生的思考，这是你对你很多东西的考量之后的一个决定，我明白。但是，因为你作的决定是你看到的你所感受到的一部分事实以及你的善良。那么，在你决定之外，还有另外的一个人，他的想法和感受，他的情感和需求，你看到了没有？即使你说你看到。因为你怕伤害到……我一说，你说你不要，因为你怕伤了他。但是，这是你的主观判断；那么，对对方而言，不一定是，对不对？

听友：可是我觉得，他应该有他自己想要的生活。
亚新：也许他想要与你共渡的这一段日子，也就是他想要的生活呀，谁说得准呢，对不对？是因为你不愿意。如果他觉得能陪伴一个人到这样的一个生命的终点，觉得可以，而且他觉得没有任何的委屈，也没有任何人逼迫他，这是他自己的选择。他觉得对这个女孩子有情感，而且他真的也是爱她，那他可以作这样的选择。为什么不可以？而且就像你可以选择离开他一样，他为什么不能选择跟你在一块呢？是不是？
听友：但对他来说……我很伤感！
亚新：对他来说，你觉得不公平，是吗？我能理解的！可是那也是你的主观判断啊。
听友：没有，一大男人哭了，我真受不了！
亚新：哭了就表明是伤了吗？
听友：也许吧。
亚新：也许是，也许不是，也许是疼爱你的，也许是为你伤心难过，对不对？
听友：有时候想吧，既然上天让我这样比较痛苦地活着，它想要拿走，它一点点地拿走，还不如全部一下子给它算了！真的。
亚新：你看你还是把自己放在一个生命即将结束的一个角度在考虑这个事情。
听友：可是事实是这样的。
亚新：我知道。正因为这样，所以你要活得更坦然！你干嘛要委屈自己，你可以活得更坦然！
听友：可是我现在觉得挺难过！
亚新：因为你委屈自己压抑自己嘛！因为疼爱对方，因为怕伤了对方，是不是？也许你这样的委屈在对方看来压根都不需要，你干嘛要这个样子呢？他有他自己的选择，他愿意，是不是？
听友：可能我大概理解的就是，就是两个人在一起……
亚新：不是。那如果这样，我非常惭愧，那我刚才是不是表述有问题？我就三言两语跟你再说一下：在这个事情的处理上面，你要看到你的疼爱，你怕伤害到对方，这一切只是来自于你自己看到的这些东西；那么在你眼光之外，还有他的存在；他的眼光，他的存在是什么，你能不能用你的主观来判断、来代替？包括他的眼泪。你能说是伤他吗？不一定。有的人流眼泪是为了高兴呢，是不是？有的人流眼泪，他是为了怜惜，是不是？他不一定是受到伤害。所以就是说，如果他知道你这样一种情况，他愿意跟你在一块，我为什么要委屈自己，说怕伤了他，然后就离开他呢？我是可以活得更坦然，那我可以向他表达我的需要，我的需求，我愿意。因为我爱上你，我可以有这样的一种权利。如果说，他经过考虑之后，说我不要，我要的可能是一些天长地久的一些东西，OK！这不就完了吗？我觉得这就是对自己的一种真正的坦然。

听友：也就是说我现在是在演"独角戏"喔？

亚新：对啊！你是把很多事情都只看到了自己了，没有看到对方，他的需求是什么？没有去澄清，也没有去问明白。

听友：是的。

亚新：我不知道我现在说清楚了没有？

听友：好了，我想很多听众都已经等很久了。

亚新：没关系，关键是你自己要把这些东西理清，是不是？好吗？

听友：嗯。我知道了，也明白了。

亚新：好，再见！

亚新旁白：

爱自己是一生的事情，生命最初和临终阶段更不能缺少爱

这是一个即将离开的生命，碰到了让自己心动的人。

爱上一个人，在生命即将结束的时候，那是怎样的一种心酸和心碎？

想要拥有，可又无法天长地久，善良和疼爱，牵扯到另一个生命的去留，就更显得欲走还留，欲说还休！

一直觉得生命的临终关怀是我们的国度所欠缺的一块，那种对最后阶段的生命无微不至的关怀和关爱，很多时候只是亲人在陪伴，可是，还欠缺真正专业的人员在做这样的事情。

想起特蕾莎修女关爱一个浑身酸臭的流浪汉，头上身上都长了蛆，她一点点细心地擦拭，流浪汉离开人世时，微笑着对她说：谢谢你，你让我看到了上帝！这样的临终关爱，让一无所有的人离开人世的时候，

是微笑的，是开心和被爱着的。那么我们该怎样敞开自己的心扉，能不能勇敢一点接受外界的关爱？让自己走得更坦然，更安心呢？

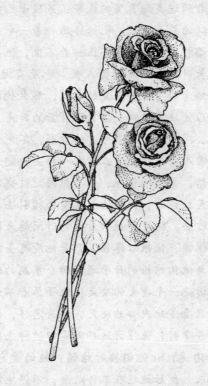

生命最初的爱，父母、亲友、朋友、老师的关爱，都是一个生命能否繁茂的底肥，只有在生命之初我们获得了爱的营养，我们的生命才会像花儿一样的开放，否则，爱的缺失会成为生命的黑洞，张大着嘴，不停地向外索要！而自己是不知道爱为何物，更不懂得付出，只有委屈和出卖自己的身心去得到爱！

而生命的临终阶段，当我们有一定的生活阅历了，当我们也体会一些爱的真谛，也能承担失去的时候，我们还敢爱吗？

关于临终发现了爱的问题我曾经问过十个朋友，只有一个朋友毫不犹豫地告诉我，她依然会去爱，投入的爱，而其他九个朋友，很犹豫，很彷徨，拿不准到底是爱，还是不爱，有很多现实的考量，我们已经习惯了这样去对待爱，哪怕爱不会伤害到任何人，哪怕对方也选择承担和爱，我们依然顾虑重重！

一旦我们把爱放进大脑去思考，去切割，爱已经不是爱了。

尤其是当我们的生命到了尽头，突然发现了自己的爱，要怎样？真的是个考验，对爱着的人，对被爱的人，都是考验！

曾经在电视上看到过类似真实的故事：男孩子已经被医生诊断为癌症的晚期，在他生命的最后阶段，他始终压抑着一个愿望：按时进行还有三个月就到来的婚礼！可是他始终压抑着不说，他也在考虑：我要是结婚了，要不了多长时间，就要离开人世，他没有大笔的财产留给她，反而会留下一个已婚者的身份给深爱的女孩，那么她以后能顺利找到生命的另一半吗？最后他决定这样安排自己最后的时光：我就把每一天当成最后的一天和她共同度过，我虽然身体虚弱，不能带她到处逛逛，但是每天我要像个正常人去生活，像正常人一样去关爱她，每天依然给她说情话，给她发短信，每天问候她，我要把每天过得有质量，让我们心中有爱！于是他每天按计划，按照他心里爱的指引去对待她，对待身边的人。日子一天天过去，他发现她来看他的时间越来越短，有时候还迟到，来的时候特别憔悴，他很心疼她，只是他没有去问原因，依然疼爱她！直到有一天，离他们结婚的日子还有两个星期的时候，她来到他的病床前，说是要告诉他一个重大的决定！他强忍着不好的预感带给他的痛苦，微笑着说，只要是她内心的决定，无论怎样，他都接受！她轻轻地告诉他：婚礼照常举行！他惊讶地半天没回过神来！原来她前一段时间一直在和她父母沟通，让他们按时结婚，她的爱也感动了自己的父母，答应了她的请求，然后她就在工作之余，不停地准备婚礼，所以她有时候迟到，到他这里来的时间也少了！

在他们结婚的那一天，通过媒体知道了他们事情的那个城市的一些陌生朋友，自发去参加了他们的婚礼，结果那天的宾客坐满了三个大的酒楼，酒楼的老板不约而同地宣布：所有的酒席钱不要了，算是给这对新人的新婚贺礼！

被判定为只有半年生命的他，后来活了三年，才离开爱着他的人！主治医生在面对镜头时说：我只能解释为是爱让他的生命延续！

我们每个人都怀着爱、生命与探险的梦想，却总是习惯用各种理由告诉自己不要去追求，那些现实的考量，看似在保护我们自己，也在保护他人，也不得不说那也是对生命的束缚，将爱排除在生活之外，也就将生活排除在生命之外。

生命远比我们想象的要短暂得多，如果你想爱谁，此时不爱，更待何时？

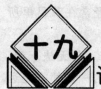

让钟表时间和我们的心理时间一致

亚新:

你好!

昨天,我又在电话中听到他的声音,我真不想那么快放下电话,似乎有一种拼命去抓住而他的手却渐渐从我的手中在滑落的感觉。

又要过年了,我内心的煎熬愈加难忍。这段时间我只能在邮件中向你——我信赖的主持人宣泄着我本来就不曾磨灭的思念和矛盾的心理。

我预感到我不得不放下而走了(可我的心永远不会走,永远不会。只有他明白的紫戒指从来不曾离开我的手指,它现在已经成为唯一能让我随时看到的我们情感的见证,我怎么舍得脱掉它?),我多想和他有一次也是唯一的一次刻骨铭心;多想得到唯一的一份饰物让我永远珍藏;多想有唯一的一次和他在一起用歌声宣泄彼此的牵挂;多想得到唯一一封长长的充满述说的信让我时时作为寄托捧在手中;多想让他也能过来看我一次,就像当初我无怨无悔地去车站接他那样给我一次惊喜;多想再和他在一起吃一次晚餐让他的眼中有我、我的心里有他;多想再和他有一次电话中的倾心长谈;多想得到一次双向交流的氛围;多想(到后来也只想能够)让我的手机再被他的温存唤响;多想得到哪怕只是心灵的一点慰藉我都知足呀;多想……这些都是我常常憧憬和幻想的情景啊!可是,我明白,一切都远了,在我可以去要的时候我没有得到,现在我更得不到了,也不能再去得到了(我心酸的眼泪呀……)。

我多羡慕他,羡慕已经在他手中的那么多他随时可以看到我的痕迹的东西,我精心保留着他给我的那张唯一的照片、唯一的那封短信、那两张贺卡。因为,它们是我今生的寄托和珍藏了。

我是多么想见他(仍然是我的最爱)一面呀,我天天都在见与不见之间抉择和挣扎,天天都想再去看看他,躲在暗处偷偷看上一眼也好,看看他是不是瘦了,看看他是不是还好?看看他上下班穿得暖不暖？要过年了，我真想他，我的挣扎好苦啊！

整个的打字过程我的眼泪就没有干过！因为，我想他，真的想他呀！理智这两个字说起来容易，做起来，就如亚新你经常在节目里所说，需要大智慧呀！

虽然，我告诉自己要理智，也觉得自己在理智起来，却无法忘记，无法忘记那段至真至纯的情感。这个新年过去后，真的一切都将走远吗？

亚新，我是不是不该这样去想，让自己不可自拔。你说，人的感情为什么这么脆弱？我为什么老是对这份情念念不忘？为什么明知道该怎么处理却一时做不到？我是不是应该还是选择理智？我的心太乱！（我挺想在节目里听到这歌的）

其实，虽然说了这么多为什么，我还是知道我该怎么做，只是宣泄一下纷乱和受煎熬的情绪。

让你一起承担这不愉快的情绪，对不起了！

真诚地祝福你们全家春节愉快！妻子更年轻，孩子更可爱，你有一个更轻松的情绪和辉煌的前途！

辛

亚新旁白：

1. 爱要经历四境

智慧之语总让人豁然开朗，感性之言总能直达人心，想必你是一个感情充沛而细腻之人。

佛教里有一句话是这么说的："情不重不生娑婆。"娑婆代表我们所寄存所苟活的这个世界，意思是就因为有太浓烈的"情"，才轮回到这个红尘里，因此，芸芸众生如我辈才这么容易被情所困。

你我皆肉体凡胎，生命中注定是要过情这一关，喜聚而厌散，人之常态。因此，总会欲说还休欲走还留！

在亚新看来，爱要历练四境。

张爱玲写道：于千万人中，遇见你要遇见的人，于千万之中，时间之无涯的旷野里，没有早一步，也没有晚一步，刚巧赶上了，那也没有别的话可说，惟有轻轻地问一声："噢，你也在这里吗？"

相逢何必曾相识，相逢是生命旅途的交汇，爱情有千万个版本，只是时间、地点、情节，改头换面，受张爱玲文笔的影响，大多数朋友非常神往在如水月光下那片树林下轻轻地一问！有缘相识是爱之第一境。

《诗经》里说："知我者谓我心忧，不知我者谓我何求。"相知的心灵，是光亮，总能轻易刺破黑暗。一直在猜想：《笑傲江湖》中曲刘二人琴箫和谐，其中换成一女，必有一段爱之恋曲会从金庸老先生笔下流泻！有心相知是爱之第二境。

鱼说："你看不见我眼中的泪，因为我在水中。"水说："我能感觉到你的泪，因为你在我心中。"鱼水不分离，你中有我，我中有你，浑然一体，相伴相契是爱之第三境。

徐志摩说："我是天空里的一片云／偶尔投影在你的波心……不必惊讶／更无须欢喜……／在转瞬间消失了踪影。

你我相逢在黑夜的海上／你有你的，我有我的方向／你记得也好／最好你忘掉／在这交会时互放的光亮。"

徐志摩说的是偶然，但我更愿意把它解读为爱的离散。人生不过沧海百年，时间无涯之中是短暂的一瞬，始终不放，终究露出贪痴，即使爱能寿终正寝，但生命的尽头，"成千上万个门口总有一个人要先走"，能微笑相离和流泪铭记，珍藏好一切，同时安排好当下的生活，是爱之第四境。

相逢，相爱，离散，是爱情的三步曲，谁都逃不掉这样宿命的结局！人生非常短暂，所以要加紧脚步快速前进，不可拖泥带水；切勿前脚已经落地了，后脚还不肯放开。

"前脚走，后脚放"，意即：昨天的事就让它过去，把心神专注于今天该做的事。

我的心理学老师张宝蕊曾在给我电邮的回复中说："所有的眼泪是为了洗亮我们的双眼，滋润我们的心灵。"这句话也送给你，一路走好！

2. 活在当下，让钟表时间和我们的心理时间一致

活在当下，意味着接受发生的一切，不管你内心愿不愿意；也意味着让过去成为过去，而不是现在，也不是未来，让事情成为它本来的样子，过去就是过去，现在就是现在，未来就是未来；结束了就结束了，不是因为心里有纠结而让过去成为现在和未来。

写了《生活在当下》一书的美国生命导师爱克哈特-托勒教导人们

区分清楚"钟表时间"和"心理时间"。

"有一个计时顺序的时间,还有一个心理时间。计时顺序时间是客观存在的,独立于我们的主观感觉之外的,是我们根据天体运动和不同星球所占据的不同位置计算出来的,是自从我们出生直到我们离开世界那天都在消耗我们生命的时间,它主宰着万物生存的预示性曲线。但是,还有一个心理时间,根据我们的行止能够意识到它的存在,以种种不同的方式由我们的情绪支撑着的时间。当我们高兴时、沉浸在强烈和兴奋的感觉中时,由于陶醉、愉快和全神贯注而觉得它过得很快。相反地,当我们期待着什么或者我们吃苦的时候,我们个人的环境和处境(孤独、期待、灾难、对某事的盼望)让我们强烈地意识到它的流动时,恰恰因为我们希望它加快步伐而觉得它停止、落后、不动了,这时每分每秒都突然变得缓慢和漫长了。"秘鲁作家巴尔加斯·略萨在他的《中国套盒》里,把物理时间和心理时间很好地区分开来了。

前者是指在进行一件事情的实际行动中要遵守和规划的时间,比如要给老板打电话请好明天的假;现在正是吃饭的时间,等等;后者的"心理时间",即人的心理对时间会有不同的感觉,可长可短,尽管时间本身并没有发生变化,它随时给现实构成威胁和干扰:如果我们被昨天发生的事件纠缠,我们就无法品尝饭菜的美味和吃饭时的轻松随意!

只要抓住每一天每一刻,就可以安排好现在的生活和筹划未来,要做到这一点,只须把精力拉回到现在,并且问自己:"我要为今天做些什么?现在我能为自己做些什么?今天我要为我的计划做些什么?现在我要为我的规划做些什么?"

就这样,每一天都完全集中精力,全身心投入到每一个现在!

在西方有个俗称"十二步骤"的戒毒团体,它们就是运用活在当下全心全意生活的方法,对自己进行治疗:"每次只戒一天",抓住每天的24小时,就成了积极的能量。这正如圣女泰莱丝曾在上帝面前唱道:"我愿意经受考验,忍受痛苦,但只在今天"——不能终生忍受的,今天可以忍受,我永远活在今天,我忍受承担我今天的东西!

歌手约翰-列侬曾经说过很经典的一句话:"生活就是现在发生的事情,而我们却无暇顾及。"

在电视剧《六英尺之下》中女主人公布兰达这样说:"未来?这是为了不让我们享受现在而编造出来的观念。"

过去呢?精神分析学家让-克洛德认为:"在这个意义上,神经症——弗洛伊德定义为无法摆脱父母,也就是过去,确实是一种妨碍体会现在的精神状态。"

无数的过去,形成了现在的我,现在我的一举一动,也在为未来的我做铺垫,过去,现在,未来,都那么重要,可是在三者之中,在时光如白驹过隙的生活中,我们要选择现在!

活在当下,鼓励我们全身心感受自己的情绪。心理学家佩里索说:"如果我们能够对自己说,这种情绪是要我明白一件对我很重要的事情,那么一切就能从此改变。注意倾听自己的情绪,就好像拿着手电筒仔细观看它们。"

活在当下,我的理解是,让钟表时间和我们的心理时间保持一致!

每个人心里都有一张床

亚新老师：

你好！

我是一个您忠实的听众，尤其是在我去年考研期间，您的节目给了我很多的感动。

我是今年即将毕业的大学生，但毕业对于我来说只是从一个校区移到另一个校区，我上了研究生。

就在一个多月前，我和我男友分开了，这是我大学的第二次恋爱，我想我又失败了，与上一次一样，男朋友在与我分开的时候告诉我他已经爱上了别人，并且已经有了新的恋情。对于我来说，这一切都是如此地意外，难以接受，但是现实让我不得不接受。

简短地说，第一次谈的朋友是我高中时候的同学，我们当时在一起的时候非常好，后来我们上了不同的大学，他在湖南，我在湖北，后来我们的联系就少了起来，但我始终坚持给他写信，那个时候还不太普及邮件。一个月见一次面，但他很少回信，也一直不主动打电话给我，我想他并不太爱我，但我那时非常执著，以为有一天会感动他，事实上，他一旦有事或者没有钱的时候就会出现，我总是没有办法拒绝他的要求，后来有一天我知道了真相，他和一个女孩已经同居了半年，我无法接受这个现实，就分开了，他告诉我，他对我早就没有感觉了，是我自己太笨，这段感情我投入了很多，所以分开的时候非常的痛苦。用了很长一段时间才恢复过来。这件事现在想来没什么了，但当时确实留下了很大的阴影，很长一段时间我都没有办法相信别人。

后来我的第二个朋友，就在去年大年初二的时候出现了，这是我初中时候的同学，曾经在初三的时候给我写过所谓的情书，但那个时候的事我记得不太清楚了。他也在长沙上学，他写信告诉我这些年来他一直在想着我，这些话当时都让我非常感动，而我对他也颇有好感，所以在我去学校的时候我就答应了和他在一起,而那一天离我们重逢不到十天。他比我早毕业,去年他一直在找工作,很不顺利,我一直都很鼓励他,希望能帮他渡过难关,但他是个贪玩的人,而我是个急性子,又很要强,但那段时间我都克制着不要伤害他的自尊,后来在他家人的要求下,他答应我去了深圳工作。

之后的日子一直都没有见面,我去北京学习英语,而他一直在努力找工作,后来终于有着落了,我在十一的时候去过深圳一次,他对我非常好,照顾得很周到。我是一个很笨的人,很多事都不会做,对他在思想上越来越依赖,习惯了每天打电话给他,我们也经常写信,在我考研的日子里,他一直都鼓励我,让我非常地感动,我当时觉得他是世界上最好的人,我也是世界上最幸福的人。

过年的时候我们在一起过了几天,我们也一直非常地好。但自从我来了学校之后,一切都变了,我知道我的考研分数。我的英语考得不太好,我当时以为我一定上不了,那段日子我感到很难过,觉得很对不起我家人,而我母亲一直说我不争气,我很内疚,也忽略了他的感受,我说过一些话应该很伤害他,他也度过了一段非常痛苦的日子,事后他说我考研考得他生不如死。那段日子大概持续了一个星期,我后来向他道歉,让他原谅我,并且告诉他不管我是不是能考上,我都会一辈子对他好,当时他也向我表示他一定会等到那一天。

大概四月份的时候分数线下来了,我踩着线上了,那个时候很多人祝贺我说我是幸运的人,我也觉得我很幸运,拥有美貌和一个对我如此好的人,我第一个打电话告诉他,然后告诉他我是如此地爱他,我没有想到已经晚了,就在这段时间他一直和他的一个女同事谈心,后来他告诉我他已经爱上这个同事了,之前我有很多次打电话到他宿舍他都不在,后来我才知道他经常就住在他同事的房里,这一切都让我难以承受,我觉得他是我最信任的人,我一直都非常的信任他,希望和他在一起,他说我任性,说话不注意方式,不会与人相处,其实这些缺点我早就知道了,可以前我总以为他爱我,不在意,其实他对我真的是非常的好的,他曾经不止一次地说过在遇到我之前人生没有任何的意义,如果我不在了,他也将随我而去,一定会给我幸福,等等。可惜现在我一提起以前,他就非常不高兴,说我不要再提以前,以前他是真的想这么做的,可我让他太失望了,他总是说我是一个高尚的人,现在也这么说,喜欢帮助别人,对其他人都很好,唯独他觉得我总是忽略他的感受,让他感受不到我的爱。

这段日子我一直很难受,这期间我一直都不习惯没有他的日子,我曾尝试过给他打过电话,希望和他好好谈谈,但他态度非常坚决,他甚至不想听到我的声音,而他以前是那样的对我好。别人都劝我放弃,可我总舍不得,他告诉我如果以后觉得我是最好的,一定会再来找我,可我们都知道也许我们再也找不回那种感觉了。可让我放手,我真的舍不得,我不知道我的等待是否有意义,我也不知道怎么样才能不这么想他,我每天一睁开眼,他就像病毒一样在我脑海里挥之不去,我每天都要看书,班里还有很多事让我做,我也很想开始新的生活,但始终不能如愿。

我知道您很忙,让您在百忙之中抽空看我的信真的很不好意思。我希望您能给我指点。我现在真的没有办法很清楚地思维。我不知道我和他是不是还有在一起的机会,也不知道他以后会不会再像以前那样对我(如果重新开始的话),不知道是放弃还是继续爱他?

祝您工作顺利,全家幸福!

Kary

亚新旁白:

1. 在爱的旅途中,要养成边走边看路的习惯

我是那么清晰地感知到你不忍离开不甘分手,都因第二位男友给过你那么多美好感觉和回忆。正因为如此,我必须直接真实地说,凭经验和直觉,他回头的几率很小很小,可即使再续前缘,恐怕也应是物是人非了吧,所以你是不必等的,你该重新整装上路了!

只是希望我们经历了一些事情之后,能够将前尘往事当作现在和将来的养料,培养出更清醒更智慧的自己,否则,就是"爱过哭过痛过之后只剩再见",那又何苦来哉,对不对?

在《今晚我和你》节目交流的现场中,也经常听到朋友们感叹:分手太突然,接受不了,或者对方变化太快,事情结束很久了,依然拐不过弯来!

表面上看,分手很突然,实际上任何一方做出决定,很多时候,是早已在心里种下了分手的种子,只是何时破土而出的问题,而且,就像地震前老鼠爬树,鸡犬不宁,事情都会有前兆,沉浸在爱的幻象中的人，很难察觉而已！所以在爱的旅途中，要养成边走边看路的习惯。

感动，如果是在两情相悦的基础上，它一定是锦上添花，不然，一个是流水，一个是落花，终究会是桃花流水春去也，而且，对方对你的付出会不屑一顾或者轻视，甚至会被利用，吃你的、穿你的、用你的，到头来一边在心里暗暗笑你的傻和笨，一边潇洒轻松地转身就走！究其原因，是你没有看清真相，还活在梦里不醒来，一厢情愿地付出，或者看清了，却妄求以执著来感动对方而获得爱情，所以总是不能拒绝别人的要求，更不能跟委屈的自己说"不"，不能和糊涂的自己说"不"，可见，有时候，人的痛苦多是自己亲手酿造，正所谓"世上本无事，庸人自扰之"！

你说你长时间不能相信别人，诚然是他在欺骗和玩弄，但也确实是你给了他实施的机会，也正所谓"一个巴掌拍不响"啊！由此可见，是你不自觉中亲手毁掉了信任，并非全是别人的错！所幸的是，信任也是可以重建的！前提就是，事情可以结束，可以在某个时间点戛然而止，但通过经历的事情来开始学会建立我们强大、清醒的内在，而这则是长期的功课！

爱情来自心灵，却会受到现实这把剪刀的修剪。工作、性格、脾气、薪水、家庭等种种看似和爱情无关的东西，总是在不动声色地影响爱情的走向，尘世中的爱情，一遵循心灵指导原则，二遵守着现实原则，当一个人在择偶时，很现实，当几经波折之后，还是转身离开我们，我们不能不问青红皂白地指责和怨恨，自古以来，爱绝大多数都逃不掉现实生活这张网，能成为漏网之鱼的，少之又少。比如金岳霖老先生之于林徽音，高山仰止的榜样，俗如你我这般的庸人，很多是没有那种爱情修养的！

爱走了，一般是回不了头的，所以，不必用痴痴的等，去奢望什么，那样只能是一腔痴情都付了断壁残垣，空耗花样年华！

建议：

（1）好好读研，生命中的核心价值并不唯一体现在爱中；
（2）做心理辅导，过滤、放下，再轻松快乐地上路。

"你站在桥上看风景，看风景的人在桥上看你！"也许，真正属于你的那个人，正在桥上看着你呢？

2. 每个人心里都有一张床

曾经在节目中和朋友们分享过我看过的一个印度寓言：

一个国王用大量的黄金和名贵的珠宝，要打造出一张无价之宝的床。因为这床如此名贵，所以他要一个符合全国人民尺度的标准长度，于是他花了大量的时间、精力、人力、物力得到了全国所有成年人的身高，除以全国人民的总数，得到了一个确定的平均值。

按照这样的数据，他让技艺最精湛的工匠来打造了这样一张完美的床。

床出来了，不能总是欣赏，要把它的价值体现出来啊！国王每天就命令一个大臣或者百姓来享受这床，夜宿寝宫。本来是好事啊！可是可怕的事情发生了：如果他太高，国王就让刀斧手砍下双脚多余的部分；如果身高不够，国王也会让两个大力士，一个拉肩膀，一个拉脚，都用力往外拉，将这个人拉到刚好符合那床的长度，好让他们刚好躺在床上，这样既不浪费，也不遗憾。可是上了这床的人，都没有一个活下来的，不是断了双脚，哀号而死，就是当场一命呜呼！国王可不管这些，他每天都要按照这床的长度来做他认为该做的事情。

看完这故事，你会有什么感受？不可思议？还是感觉真希奇？那么你对国王怎么看呢？残忍？冷血？不可理喻？

事实真相就是：我们完全可以把用在国王身上的形容词和感受都用在自己的身上！因为我们每天都在用同样的方式对待自己和他人：还没恋爱的时候，我们这样对待自己；等到恋爱结婚，我们这样对待伴侣和配偶！

别觉得我在危言耸听，问问我们的内心：是不是也有这样的一张床？

我们是不是有时候觉得自己很"矮"，于是拼命用名牌服饰，用权位、用金钱、用老板或者上司的赞扬来拔高自己，好让自己不高不矮舒服地躺在上面？

我们是不是经常觉得自己太高了，就毫不犹豫地砍下自己一截儿，好让自己的高度正好符合那张床？

等到生命中的那个人出现了，欣喜和甜蜜的晕眩过后，按照精神分析学派的分析，爱上的那个人，是红尘里的另一个你，我们就不自觉开始用同样的方式来对待另一个我：

她太任性，不懂得控制自己的情绪；

他太喜欢发脾气，不懂得尊重别人，尤其是不尊重我；
他太木讷，不善言辞；
她太爱显摆，我喜欢不张扬的；
他太低调，猴年马月才能出头啊？
她太硬，身上很少有女人的温柔；
……

这样的比较，不是高了，就是矮了，不是过了，就是欠缺，都不符合心中那张床的长度！

于是砍的砍，拉的拉，自己找不到一个符合标准的，就接着找，别人就惨了，都是被修理之后，扔掉。

真爱是什么？是符合自己的标准！于是欢天喜地结婚，结婚后才发现自己苦苦寻觅得到的，原以为是最符合那张床长度的，依然不是长了，就是短了，真是愤怒又失落，郁闷又不甘心！

于是，离婚，继续找！不离婚的，开始艰难的磨合，美好的婚姻，大概于无数的争吵和对峙之后，开始接受他（她）是什么样的高度，就是什么样的高度，他（她）是什么样子就是什么样子！开始反思那张床有没有存在的意义！美好的婚姻的出现，就一定是夫妻双方一起拆除掉那张虽然价值连城但又是该死的床！

有个朋友送给我孩子一本书《爱你本来的样子》。我和孩子都非常喜欢这本书。我经常去幼儿园接她回家，有时候我们之间会这样对话：

"爸爸，你爱我吗？"

"爱。"

"我做错事情了，比如我把鸭鸭的书弄坏了，你还爱我吗？"

"爱啊！爸爸对你的爱并不因为你做错事情就减少，也不会因为你参加湖北省和武汉市少儿英语比赛得了一等奖或者二等奖，就格外的疼爱，无论你怎样，我都用心在爱你。不过，你一定要向她道歉。"

"我道歉了啊！我今天的韵母的测验只得了二十分，你还爱我吗？"

"爱啊！不过回家你自己要复习，不懂的，可以问爸爸妈妈，用一本书的名字来说，叫什么来着？"

"笨爸爸，《爱你本来的样子》啊！"

……

是啊，真爱是什么？就是爱你本来的样子！

不是爱自己的价值观，不是爱自己的标准，不是爱自己的判断，而是爱那个独特完美的你，没有分别心，没有委屈，没有牺牲，没有操控，只有那个原原本本的你，在你面前，所有的标准和价值观都是微不足道的，它们的分量绝对不会超过你的存在！

所以回到你自己，把依赖等向外求的东西抛弃掉，回归到你自己，不要因为有人离开，就觉得自己失去了一切，你只是失去了一个人在你身边，而你，那个真正的你，总是存在，不因一个人的出现而隐藏，也不因一个人的离开而消失。

别人要走，是因为他（她）们还在寻找下一个躺在那张床上的人，你要庆幸逃脱才对啊！那么好好做你自己，会有人被你吸引，一定会有人爱你，而且要相信那个真正爱你的人，一定是爱你本来样子的人！

第二篇

围城里的战斗

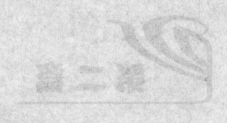

第二篇

囚城里的姑十

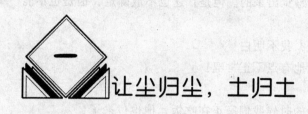

一 让尘归尘，土归土

听友：亚新，你好！这件事我的爸爸和妹妹也不知道，是我自己慢慢发现的，可能，我希望不是真的吧！

亚新：你好！你说的是什么？我听不懂，从开始慢慢说，好吗？

听友：是这样的，我们家有四个成员，我，爸爸，妈妈，还有妹妹，妹妹大学毕业后就工作了，我是工作几年后又回来学习的，家里就剩下我和爸爸妈妈了，其实我们在一起很幸福的，如果不是我发现的那个是否属实的事情，我发现我妈妈和别的男人的关系好像不正常，但是这个男人是我爸爸从小到大的好朋友，也是同学。我爸爸把他当做知心朋友，他也经常到我家来吃饭，喝酒、聊天，我从小也叫他伯伯，也叫得很亲热。但是我慢慢长大了，就发现他和我爸爸另外一些同学感觉不同，有些反常。比如说，请他吃苹果，他说不吃，不到一分多钟他又让我拿给他吃，像这种类似的情况经常发生，都有点前后矛盾，可能他自己也觉得有点反常吧。

亚新：是什么？你妈妈让他吃苹果？

听友：不，是我！

亚新：你让他吃苹果，他不吃，过一会儿他又让你拿苹果他吃？

听友：嗯。

亚新：这能说明什么呢？

听友：这也没什么的，我开始也没在意的，但是后来慢慢地开始觉得有点不正常，比如我妈做饭的时候他经常跟在后面，我看起来很不舒服的，其实就算是我的那些朋友也不会这样去做，只是他在我爸爸不在的时候，我爸爸在的时候他也不会这样了。还有，我观察过，他来的时候我妈有意的出去，回避，但我爸另外一些朋友来的时候，我妈会照顾得很好的，这些都是我的感觉。

亚新：他来了之后，你妈妈就会出去，是吧？
听友：嗯，这可能是我感觉出来的。但是，这也不敢确定，但是也不能排除这种情况。
亚新：排除什么情况呢？我不明白！
听友：就是发现我妈跟他有点不正常吧！
亚新：啊？
听友：还有一次，早上的时候我们家正在吃饭，他也过来了！
亚新：他是不是离你家特近啊？
听友：以前是，现在他搬到一个地方，离我家也不很远，也经常来的，我有时候回家看到他来，那次他一进来，我看到他就很生气。我妈妈正走进房间的时候他眼睛盯了好久好久，那眼神我看了很不舒服。所以我就没吃饭，进房间睡觉了。要是平时的话，我妈妈肯定会问我为什么不吃饭啊什么的，但是她那次没问，她也许知道一点，知道我有那种想法啊什么的，后来她自己就进来了，她叫我起床，我没有起床。
亚新：谁进来了？你妈妈？
听友：嗯，是我妈妈，不好意思，进来之后我妈妈就什么没说，问我是不是想她死，然后她就说……
亚新：妈妈怎么会说那样一句话呢？
听友：我就是感觉这句话好像分量很重一样的，可能是我感觉，应该十有八九是那样的吧，她还说那个人过来之后，她也没理他，然后应该是变相地说明了这件事情吧。
亚新：说明什么事情？
听友：就是那个人跟我妈妈有点问题吧！
亚新：这句话我觉得是不是概括得不太准确，我觉得倒不是你妈妈有什么问题，你觉得是你妈妈有问题吗？
听友：我也是觉得我妈妈没问题，是那个人有问题，我也想找那个人问清楚，我在的时候他又没来，或者来的时候我又走了。有一次他来了，我爸妈都不在家，我就问了他，我说"我爸对你那么好，你怎么背着我爸做不好的事情"，他也不知道是不明白我说的意思还是装糊涂而不承认。
亚新：你还当着他的面说过这件事情？
听友：我没有说得很明确，但是我不敢肯定，之后我妈妈说的那些话也验证了不可能没有一点问题。我很气愤，我爸爸对他那么好，从来没有怀疑什么的，就是我慢慢发现有问题，然后我爸爸回来之后他们就聊天啊什么的，像什么都不存在没发生过一样，我也想让那个人走，但是我怕不给我爸爸面子，我也怕他受不了这个打击，所以忍了又忍。

亚新：好，你妈妈说了那句"你这是不是想让我死"是在跟这个伯伯说了话，聊了这件事之前还是之后？

听友：好像是这之前吧，如果妈妈不说的话，我不会那样去问他的。

亚新：好，也许这个事情咱们没有办法去鉴定你说的就是事实，也没有办法推翻你说的就不是事实，关键是你该怎么处理这个事情。

听友：我就是想如果跟他写信或者是打电话的话……

亚新：你跟谁呢？

听友：跟那个人！

亚新：跟你爸爸的朋友？

听友：嗯，不知道有没有用，能不能解决什么问题。

亚新：不管是什么，我想如果这中间是有什么曲折，我想你妈妈情愿多一个理解者和倾听者的，而不是一个匆忙下结论的人，是不是？

听友：对！

亚新：这都有待于你跟你妈妈交流之后，才能够去确定的，是不是？

听友：如果……万一的话……

亚新：不要是如果，现在不要去想办法解决这个事情，现在先去倾听，听你妈妈说什么，这个我想不要轻易把很多想像，自己的感觉去当做事实，有时候女孩子的感觉很准，但是有时候也会犯错啊，是不是？哪有这个世界上百分之百的感觉都是对的呢？

听友：我是感觉很久了，我从小还不懂，然后慢慢长大了就感觉……

亚新：好！即使有，我也感觉是那个人要去面对的问题！这个不管是怎么样的感觉，你去告诉你妈妈，让你的妈妈去确定或者否定，好不好？

听友：万一是这种情况我该怎么办呢？

亚新：不是你该怎么办，是你妈妈该怎么办，明白吗？你妈妈不是做得很好吗？你是没有办法百分百去解决好这个事情的，即使想解决也一定要征求你妈妈的意见，是不是？要了解你妈妈的感觉，也许她有些想法的，那时候你可以跟她补充，可以商量，而不是说单独由你出面去解决这件事情,不合适,你要相信妈妈的智慧和她对爸爸的感情,还有对这个家庭的感情和责任,明白吗?

听友:嗯,好!

亚新:再见!

听友:好,谢谢亚新老师!

亚新旁白:

1. 婚外情是让孩子长大后重蹈覆辙的痛苦轮回

婚外情的出现是婚姻状态的一面镜子,一定是本身的婚姻状态出现了问题的结果,归根结底大多是当事人双方的问题在婚姻中的显现。

现在有很多的成人只愿意把它作为自己个人的私事,以为即使有婚外情,对周围的人也可以瞒天过海,以为可以逃过妻子(丈夫)和孩子的法眼,这只不过是自欺欺人的手法,类似掩耳盗铃!

美国婚姻治疗专家邦尼韦尔曾经说:"也许外遇者实际上在演出儿童时期便深藏于心、但自己并未意识到的剧本,然而事实证明了,外遇者的父母多半也曾发生过外遇。"

这和可靠的心理学研究数据的结论一致:父母一方有过婚外情而处理不好的,子女的婚姻状况也容易出现婚外情!

为人父母的朋友,不要以为这是危言耸听!这里面是有深刻隐蔽的心理动因:

第一,学习和认同心态。

小梅的父亲在别人眼里是个很有钱的人:开了两个公司,事业成功,像他这样有钱的老板圈子里,有婚外情的人不少,可他一直坚持操守,准时上班,尽可能按时下班,自己的行踪总是让家里人知道,尤其是对小梅的妈妈,总是呵护有加,一家人总是欢声笑语快乐无比,小梅一直都很崇拜自己的父亲,觉得以后自己能够像父亲一样就很成功,人生就很完美了。

可是小梅的妈妈一进入更年期后,情况发生了变化。那段时间,父亲的公司突然遭遇到官司,业务发展频频受挫,他父亲整天在公司里忙碌,有时候忙起来都要在公司办公室旁边特制的小单间里打个盹,虽然心里一直牵挂家里人,可是一忙起来就忘了联系,一开始父亲回家解释,大家都接受,妈妈也没什么,可是时间一长,妈妈开始有了猜疑,家里开始有了不信任的气氛,慢慢满脸憔悴的爸爸一回家,就能听到妈妈的埋怨,而且脾气大得超过预料,家里人都认为只是更年期的反应而已!父亲回家的日子越来越少,父亲也在小梅面前流露过这样的想法:家里没有温暖,尤其是妈妈变得不可理喻,经常把他手机上的联系号码都要打一遍,一次也就罢了,几次下来,在朋友圈子里开始有很多不怀好意的说法,搞得他很恼火,可是又不能多说什么,很多次妈妈都在家里吵闹,这是已经在外地读大学的小梅看不到的!

小梅已经开始在北京上学,只能和妈妈多联系,可是妈妈总是不等他说完就开始列举爸爸的可疑之处,在小梅看来都是无中生有的猜测罢了,在骨子里也认为是妈妈有些无理取闹,可是他也不能真实的表达,因为他害怕自己不当的言语更刺激了妈妈,一边是辛苦劳累的爸爸,一边是钻进了死胡同的妈妈,他左右为难。后来父亲告诉他喜欢上了一个阿姨,她是父亲高中同学,在妈妈之前都有好感,只是因为后来她选择文科报考了英语系,而母亲和爸爸都是搞理工科的,在一起的时间要多一些,接触也多些,那阿姨也就慢慢退出了父亲的生活。后来在一次业务洽谈会上,竟然和那阿姨相遇,阿姨也是一家公司的老总,熟人相见,自然多了很多的话语,因为对彼此的人品有相当的认同,合作起来非常顺利,阿姨也帮助爸爸慢慢渡过了难关。

后来接触也多了起来,正好那段时间是爸爸在家里得不到温暖和理解的时候……

小梅在话筒里亲耳听到爸爸如此真心的告白,一方面很感动,另一方面心里很难受,他那天一句话都没有说,直到爸爸主动挂了电话,话筒里传来"嘟嘟"的忙音,好半天他才回过神来。父亲完美的形象在他心里坍塌了,可是他并不是那么难受,他隐隐觉得这样的父亲更真实,毕竟父亲也很辛苦,能有一个比妈妈更体贴更懂爸爸的人,对父亲也是安慰;可是每次想到母亲,小梅心情格外复杂:心疼,同情,难受,但似乎又觉得母亲在这个问题上也有责任……真是斩不断理还乱!

可是他一直都没有把父亲的事情说给妈妈听,他和父亲一直就那样默契的共守着那个秘密!

以上都是小梅在遇到自己的婚姻问题时,和心理咨询师做深层次心理分享回忆到的内容。

小梅自己在结婚五年后也有了外遇!

小梅自己的爱情婚姻一开始也很美满,直到孩子的出生。小梅的妻子在孩子出世后，感觉小梅把时间都给了小家伙，自己也没有在心理上做好当妈妈的准备，于是两个人就有了争吵和埋怨，小梅自己也在调整，可是妻子似乎总看不到他的努力，总觉得他没有真正的改变，而且都是在她的要求下做出的改变，是不情不愿的，不是发自内心的，总之一句话：小梅不爱她了！

小梅郁闷之极，就和大学的铁哥们聊天，铁哥们就自然把一些好朋友叫到一起喝酒，这期间就认识了一个女孩子，温柔而娴静，小梅就和她慢慢好上了，但小梅一直有个原则：只谈情感，不上床！但是情不自禁的时候总是有的，肉体的渴望有时候把他也折磨得受不了，但他总是克制又克制，感觉要崩溃的时候，就只好求助于心理咨询师！

之所以把整个过程这样描述下去，是想让朋友看清楚这里面有如此清晰的学习和认同的痕迹，以至于我不需要详细的分析这里面是怎样的学习和认同：小梅高度认同了父亲，不管是父亲的辛苦，还是父亲的出轨；而且父亲没有提供在遇到情感麻烦时正确的解决之道，用外遇的方式来解决，于是小梅在遇到情感烦恼的时候，也用这样的方式去解决自己的婚姻问题！所不同的是，儿子比父亲进步的地方，就在于小梅在用寻求心理帮助的方式来尝试解决婚姻麻烦的另一条路！

第二，挽救心态。

在"今晚我和你"的交流现场，曾经接到过这样一个电话：小云的父亲是个很外向幽默的人，而母亲相对内向很多，一直都是默默在家付出，小时候小云曾经童言无忌地说，妈妈和爸爸不相配！因为小云一直觉得妈妈太闷，和热闹欢笑的爸爸反差太大！后来爸爸有了外遇，那个阿姨小云见过，也是个活泼的人，爸爸和她在一起相当的开心！爸爸回家的日子渐渐就少了，照顾家里也还是做到了，但是家里的欢乐少了，母亲的话语更少了，拿爸爸也没有办法，最多只是哭泣，而且是背着爸爸和小云默默哭泣，但是小云也不知道该怎么办！只好总是对爸爸更好些，对妈妈更好些，学习刻苦，更懂事一些，从不给爸爸妈妈惹事！

这样一直到她谈恋爱结婚。

让人瞠目结舌的事情就发生在她进入大学谈恋爱开始：她谈的三个男友，个个都是那种花花公子型的，最后和第三任男友结婚了，男友在结婚时就和她明说：他以后还会有很多异性朋友，她最好不要干涉！她竟然也答应了！

后来的日子可想而知：她痛苦得不得了，一次次和老公理论，也一次次挽救，直到有一天她实在是受不了自己委屈自己，甚至低声下气的挽救！

后来经过深入的谈话，她承认自己在原先的家庭里，她一直觉得自己在承担着一部分妈妈的角色和功能：通过自己的懂事听话，来挽救爸爸和妈妈的婚姻，来挽救爸爸，让爸爸回到自己的家里，可是爸爸依然没有回归！她在自己谈朋友结婚的时候，不自觉找到"花花公子"型的男友，来继续完成自己挽救和救赎家庭的心愿！

第三，报复心态。

小鸣一直都是爸爸的心肝宝贝，至少在她父亲有了婚外情之前，她一直觉得父亲给了她充分的爱！可是在她十岁开始，爸爸就有了外遇，家里的战争就从没间断过。争吵声一直伴随到她参加中考，高考，然后是参加工作，组建家庭，她在这期间从一个乖乖女变得很反叛，她好好学习的时候，像沉默的石头，可是一旦她学习任务完成，总是在学校弄出点事情！让她爸爸一次次到学校去见班主任！后来，她结婚，也有了外遇！真正的心理动因竟然是：父亲没有给她好的日子，尤其是在她青春叛逆期，她恨父亲的外遇带来的争吵和不平静的日子，那么她用不同的方式，也让疼爱她的父亲为她操心，来报复父亲！她说，一看到父亲痛苦的眼神，她就觉得痛快！

第四，竞争心态。

小西从懂事起，就觉得妈妈不喜欢她！因为妈妈骨子里就喜欢男孩子，偏偏小西是个姑娘！小西也不喜欢妈妈高声大嗓的说话，不喜欢妈妈总把钱用在自己身上，很少给爸爸用钱，不喜欢妈妈和一个长相一般的叔叔来往过密！她非常愤恨妈妈的外遇！她从小就很淑女的说话和走路，对爸爸照顾有加！后来她竟然有了外遇，是个很帅气的大学同学，她一点都不喜欢他，可是就是喜欢和他在一起，她自己也弄不明白！其实背后真正的原因是什么呢？——妈妈你连个外遇都没层次没素质，找那么一个难看的人，你看看我，我就比你强，连外遇都比你强！

2. 把责任归还给当事人，让尘归尘，土归土

一旦爸爸妈妈有了婚外情，孩子怎么办？

把责任归还给当事人，让尘归尘，土归土。

告诉自己：

这是爸爸妈妈的事情，这里面一定有很多我不了解的东西，就让他们自己去解决；

生活不会因为爸爸妈妈的婚外情就有本质的改变，他们的生活，是他们的，我的生活是我的；

我在爸爸妈妈的情变中，看到了情感的多变，看到婚姻要在平时多经营，也许我的情感也有自己的考验，但我相信自己一定能找到正确的解决办法；

如果有可能，努力促使爸爸妈妈正视婚姻中的问题，真正进行心灵的沟通，但把责任和解决问题的权利交给他们，自己从里面学习经验和教训，就足够了！

无论是怎样的状况，我都爱他们，但一定要把我的生活和他们的生活保持一定的距离，既不让自己成为袖手旁观者，也不让自己的生活过度卷入；

看清楚爸爸妈妈的互动模式，自己看清楚里面的漏洞，自己想办法去避免，建立自己更好的生活模式，这是自己的责任！

《约翰福音》第十三章第七节："我所做的，你如今不知道，后来必明白。"

凡事有起有落，有它的原因，有它的过程，学会分清责任，把责任归还给当事人，要行动，先澄清，然后放下，事情都有最后的结局。

 ## 原谅是主动的示爱

听友：你好，刚才听了军人朋友谈的，相比而言，我都不好意思谈了。为我自己，就男女之间这种，伤心啊，摆脱不了啊……

亚新：没关系。

听友：刚才导播也说了，要讲一些有意义的。其实平时听节目，也不喜欢谈私人感情的。但我实在是摆脱不了。

亚新：我要给大家纠正一下，感情并不是说不能谈。没有这一规定。

听友：好的，我简单说吧。就是我已经结婚了，老公在外面有了第三者。反正知道以后，立马想离婚，但当时呢，女人嘛，都是那样子，觉得自己要离婚了，什么也没有！很幼稚！当时就该离婚的，但觉得为什么要自己退出，让他们多快乐多幸福啊！我们谈了六年朋友啊！

亚新：你觉得不退出只是不想成全他们？

听友：当时就是这样想的。

亚新：而不是正视婚姻中的问题？

听友：对，那一段时间……有三年了……反正两个人感情恶化了。但毕竟有感情基础嘛。学生时候谈的。那时候感情很纯很真，因为他老在外地，一待就 8 个月。

亚新：工作性质？

听友：工作性质决定的。

亚新：将来有可能回来吗，就是说定下来，不再漂泊？

听友：他就是这样。可能一辈子都这样。因为他单位就是这样的。

亚新：不停换地方吗？

听友：嗯，不停换地方。而我是外地的……

亚新：不在武汉？

听友：就是说没有回来，因为他又不在，我工作在外地。所以刚开始就

没回来。有时候想开了，觉得他一个人在外，我也能理解。事情发生后，也是自己安慰自己。看大量书籍啊，心理学这方面文章啊！学会包容啊，说服自己，不要再斤斤计较。因为现在可以这样说，两个人的确是相爱的。尽管那事我不想再提，但我能理解。但是现在孩子也有了，感情在一步步加深。

亚新：你是说他们两个？

听友：我们俩。

亚新：哦，很好啊！

听友：本来我是个很快乐的人，性格很外向。个人兴趣爱好很广泛。但现在出了这种事，又总是一个人在家，现在在带小孩嘛，每天忙的……

亚新：是，压力大啊，也很辛苦！小孩多大？

听友：一岁多一点。

亚新：正是很可爱的时候。

听友：对，我们孩子那么可爱，为他把工作都放弃掉了。三个人或两个人在一起，不想那些事，真觉得自己是最幸福的人。本来很满足，但自己跟孩子待得太久，两个人在一起就会想起不愉快的事。

亚新：嗯。

听友：总是好像走不出去，我有意无意会跟他讲，可能你什么时候回来，就剩一个空空的房子，我跟孩子都不见了，就是这样一种念头和想法。

亚新：想离开？

听友：对，其实自己也下了很大决心想走掉。

亚新：但后来事实证明你走不掉。

听友：不啊，也不是走不掉。就是总在掂量两个人有感情。

亚新：是啊！你有走不了的原因，就是你们还有感情啊！

听友：对，有爱也有感情。这种事已经存在了，并且这么多年都过去了。我一直都不能说服自己。

亚新：不能说服自己什么？

听友：我就是不知道，不知道怎么做才对。

亚新：爱他吧，心里有疙瘩，不爱吧，明明有感情！是吗？其实你一谈起这样的事……感觉你还是很痛……

听友：嗯。
亚新：他也不在身边，然后这种痛只能自己体会。
听友：也可能我是那种心胸比较狭隘的人吧！
亚新：不一定的。也许是你陷入到死胡同里了，背后是有原因的！嗯……别自责，真的。因为这种事过去了两三年，肯定是有原因的。你把爱看得特别纯，不允许有一点杂质，然后出现杂质就觉得自己受了很大伤害。
听友：是的！因为认识时都是冲着感情，根本没有考虑其他方面，任何要求都没有。只要完美的感情。
亚新：说得很好，只要完美的感情。这可能是你一直别扭的真正原因！
听友：可结婚一年就出现这种事。
亚新：是啊！把爱情看得那么美好，想让它一直那么完美下去，所以当感情出现意外的时候，特接受不了。是吗？
听友：嗯。
亚新：有没有哭过，或在他面前痛快说过？
听友：肯定有，我睡着了都有哭醒的，他从来不谈。
亚新：他从来不谈？
听友：嗯。
亚新：在回避不认错？
听友：不，他认错。我也不愿跟朋友谈。
亚新：那你这样多难受！
听友：所以就说自己很为难。
亚新：我知道！老公认错了，他要好好和你过日子吗？
听友：他说过！
亚新：他这几年是这样好好待你的吗？没有和别的女人有亲密关系吧？
听友：没有，我觉得没有！其实，我也感觉他和我在一起总是小心翼翼的。
亚新：看来他是真的在乎你！
听友：是吗？
亚新：当然！他可能怕不小心又让你不开心！
听友：可是我不想这样，我希望还像以前一样没有隔阂！
亚新：我能理解，可是毕竟发生了不愉快的事情，你自己又不接受他认错，你会让他很难做的，改正错误你也不接受，那索性破罐子破摔了,你到时候后悔都来不及!首先你得没有隔阂啊!

听友:我没想到这一点!

亚新:而且你总是要求爱情完美无缺,不允许爱情有波折,虽然他不应该去那样做,可是事情发生了,我们怎样去用这件事情来建设好自己?比如:我下决心要把日子过下去,而且要过好,我要怎么办?是不接受现实和他的认错,让自己别扭着过?还是接受到来的一切,开始在那件事情上反思自己,然后和他一起共同渡过难关?你可以告诉他:我还是不舒服,在我难受的时候,我希望你能陪伴我,我不舒服在哪里?我什么时候容易敏感?我们都要反思自己的错,不希望再出现类似的事情……都可以告诉他,和他分享!你要记住,和另一半分享越多,感情会越好!你们要用爱来治疗伤害而不是别的方法!

听友:是的!看来我是要改变一下自己,我希望调整好,怎么说呢,毕竟还是有感情的!

亚新:嗯,婚姻还没到山穷水尽的地步,而且爱情婚姻不经受考验,也不一定是好事,也许那样只是浅层次的好,走过不开心才可能获得大幸福!你说呢?

听友:是的!谢谢你给我的帮助。

亚新旁白:

1. 婚外情不是阎王爷的催命符

有位同济的朋友曾给我发过一条短信,我很喜欢,一直都没有删除:"见了便做做了便放下了了有何不了,慧生于觉觉生于自在生生还是无生。"从这信息中,我得到了很多积极行动的能量,如果是我要去做的,我不推脱,就去行动,行动后,就不焦虑和担心,慢慢放下。

婚姻,是漫长的过程,怎样走下去,是都要去考虑和面对的,也许会有伤心,会有隔阂,会有背叛,会有冲动,怎样尽可能在痛中看到自己和对方,在痛中学到聪明和智慧,都是可以让爱情和婚姻涅槃的路径。

婚外情不是阎王爷的催命符,怎样看待和处理,是要看当事人双方最终的目标,更要看对人性的理解是否透彻。

比如长期的异地情感,不说情感,诚实地说说性欲。

精神分析大师说,性欲是人类潜意识里最深邃、最强有力的一股冲动。这样的冲动没有经过两地分居的朋友，是无法想象它的强大力量的。

在西方的基督教世界，早期的圣者如圣-哲罗姆和圣-奥古斯丁，原先过的也是正常人的生活，有正常的性生活，在皈依之后才过完全的禁欲生活。

圣-哲罗姆独自一人在沙漠中苦修，身边只有圣书、十字架、鞭子和蜥蜴，但记忆里的欲火却使他难受之极，在他不可遏制的想象中，充满了婀娜多姿的狂舞少女；圣-奥古斯丁极力控制白天的清醒意识，但在暗夜里的梦中，却完全无能为力。他经常向上帝祈祷："请赐给我贞洁——但我一直未得到。"最后他说："感谢上帝，我们不必对自己的梦负责。"

即使是修行的圣者，也逃不开性欲的掌控！

性欲这东西，当我们否认它的存在时，它总是不动声色潜伏在我们体内；当我们想挖掉它的根时，它也依然不动声色的潜伏在那里，看我们徒劳的抗争！

我们都不是圣者，也理当为自己的爱情婚姻契约负责，可是，当长期异地生活的夫妻出现时，我们似乎很难一下子去苛求这样的夫妻，去守身如玉！

曾经有个朋友，当得知自己分居长达四年的老公有个性伴侣时，她马上放弃了自己的工作，然后到老公工作的城市生活，有朋友问她怎么去处理他，她回答："需要去处理吗？"女伴瞪大眼睛："就这样便宜他吗？"她说："他容易吗？他是个人啊！"

这是我到目前为止听到的最直接最简单最人性的回答和处理！后来的结果是，她老公和她过着很幸福很快乐的日子，去年看到他们时，我看到他们那么幸福和平静，由衷开心！

对人性有最本质的认识，对人性有了最彻底的把握，处理起这样的婚外情（性），才有这样的简单有力有效！

2. 原谅是主动的示爱

在婚外情（性）发生后，一旦决定日子要继续走下去，对于出轨的一方，我们似乎总是把责任都推给他（她），这本身是不公平和不客观的，但是我们不能就此把责任反推给对方，毕竟他（她）主动走出了让彼此更受伤害的一步！所以，婚姻的重建，无论责任在哪里，无论过错在谁，无论原因是什么，都绕不开原谅这两个分量极重的两个字！

关于原谅，我曾经在《私房心情》中"无忧子信箱"专栏中收到过这样的案例：

妻子无心背叛了我

一天，妻子要去参加一个聚会，我和女儿在外留宿。当天晚上，妻子醉酒后迷迷糊糊回到家里。还没几分钟，她的一个男同事打电话来，说要过来坐一下。当时只有九点多钟，她并未多想就答应了。那个人坐了没多久，看着我妻子有气无力的样子，便起了歹心，借着给我妻子端水的机会调戏她（她回忆），妻子在懵懵懂懂中和他发生了不该发生的一切。

第二天在我回家打扫卫生时发现了问题，当时女儿在旁边我没吭声，等女儿到房间里玩的时候，我就拨通了妻子的电话问是怎么回事，她支支唔唔地承认了一切。我气得两眼冒金星，真不敢相信这是真的！我最爱的妻子居然在我们的家中背叛了我！我瘫坐在沙发上，心口很压抑、很痛，整个人仿佛掉进了冰窟窿。等我回过神来，恨不得飞到她单位把那个畜牲揪出来。

妻子下班了，低着头，提着一把菜进了厨房，很久也没吭声。我坐着没动，脑子里一片空白，什么都不想说。一直僵持到晚上，我把妻子叫到一边，问她到底是怎么想的。她哭得很伤心，除了那畜生的名字没说，什么都说了。她说她对那晚酒后所做的一切感到十分后悔，但真的是无心之举，还说她当时已经醉得迷迷糊糊，求我原谅她一次。她担心我知道那个人以后引起严重后果，所以她发誓这辈子都不会供出那个人来。

这段日子我过得很难受，哪儿都不想去，谁都不想见，就把自己关在家里默默地承受着一切。一个多月来，我寝食不安，无心上班，心灵上承受的打击是致命的，我幸福的家庭从此蒙上了阴影，我刚买不久的新房子、新家具被背叛的污点玷污了，这是我不能忍受的。

我不知该如何再面对妻子，面对她这"无心"的背叛？

我是这样回复的：

我想知道，就算你知道他是谁，你打算怎么找他算账？

其实你也明白，就算你和他的账了结了，到最后，你还是要面对你的妻子！所以，我们不做在玻璃窗上乱撞的小飞虫，那样不仅会徒劳无功找不到出口，而且还大大耗损我们的积极能量。

情绪和感觉虽然可以让我们更清楚地了解自己，但要破解困局，却需要你的智慧和胸襟——原谅妻子与接纳发生的一切。

既然是无心，那是过失，就不是背叛，背叛从来都是主动和蓄谋已久的，所以，想和你分享一下关于原谅。

原谅的产生，一定是来自对人性的深刻了解和接受之后：譬如人有在意乱情迷之时把持不住之类的时候；譬如"人非圣贤孰能无过"，其实就是圣贤也做不到无过啊；譬如人大大小小的贪婪；譬如人的冲动；譬如人性有时候会被本能吞没……

于是我们发现，原谅不是一种感觉；原谅不是假装事情从未发生；原谅不是冷漠的态度；原谅不是只说："我们都忘了吧"；原谅不是容忍；原谅不是把无心犯错的人痛骂甚至痛打一顿了事。

尤其是，原谅也不是意味着不用承担后果——当你选择了原谅这条路，也就意味着你选择了要承担你现在所有要处理的情绪、感受，选择面对你的妻子和婚姻，去和她一起承担现在的沟沟坎坎和以后未知的岁月。

而且，你要知道：不仅你有伤口，要包扎的还有你那一时冲动给你们的关系造成巨大冲击的妻子！因此，我们不仅要看到自己，还要看到对方，不仅要看到伤害，还要看到你们的爱：那让你们初识时弥漫全身心的悸动；热恋时的彼此痴迷；结婚时用心用爱许下的一辈子的诺言；被爱充盈的时候那么多的憧憬和规划……那么多厚重的爱，还有过去的美好岁月，才是可以包扎伤口的良药！从这个角度来说，原谅是主动的承担，主动的接纳，更是主动的示爱。

在原谅的基础上，你们互相坦诚，真实地面对自己和对方的伤与痛，接纳对方所有的情绪和感受，问自己：困扰我的到底是什么？我在这样的事情之后，怎样来爱自己？怎样对自己好一点？怎样让对方好起来？我要怎样做，才能让事情平息？让心灵平静？把力量都用在正面的应对上，你和她才能互相搀扶着找到正确的出口。

范翼在翻译《假如我们原谅上帝》一书的后记中写道："爱和包容、关怀和理解、生活的勇气，这一切，其实就是我们寻常生活中的神性啊——我们怎能将它丢失。"

原谅人和接受原谅，是解决现代冲突的最大力量之一。愿你我都做勇于原谅的人！

三 选择什么，承担什么

亚新老师：

您好！

不好意思打扰您了！听《今晚我和你》节目已有五年多，不管在何地，每晚10点至11点是必须与您在收音机旁相约。多次提起身边电话想与您更直接的交流，但没勇气，虽然那样交流的方式可能更亲切，但考虑周边你的听友太多，最后决定还是写信给您，希望能得到您的帮助。

下面我简单的说一下情况吧。

我爱人是做生意的，在2000年时他要我和他一起去南方发展，当时我没同意，主要考虑自己也有设计公司在广州，另外夫妻间各自有点空间更好些，工作起来不受干扰。可没想到2002年就听说他在外面有"相好"，当时我很大意也很相信他，认为男人嘛，儿戏而已，他不会做出很出格的事来，儿子都这么大了，但越到后来变化却越让人受不了，他开始很少回家，因为我的家庭很正规，父母都是知识分子，根本容不下这种事。所以2003年5月我主动提出分手，当时他坚决不同意，我决心已下，采取完全不与他见面的方式，给他完全的空间，大约拖了半年将手续办完。当时我很难从困境中走出来，心里难受极了。20多年的夫妻说变就变，经过大半年的自我调整才恢复常人的生活。可在去年10月他找我多次请求我原谅，看在儿子的分上给他一次机会与我重归于好，这突如其来的转变真是让我心烦。我是一个人呀！不是一件东西想要就要。不与他和好，毕竟考虑儿子正在读大学，不能让他为此事分心。和好吧，就这么恢复关系是不是太委屈自己了呢？我太矛盾了，不知该如何做出决定。男人怎么这么自私，完全不顾女人的感受。从内心来讲"爱"还是有的，但"恨"已大过"爱"。

亚新老师请帮帮我，您是学心理学的，分析一下他还会有下次吗？

是真的痛改前非，还是玩弄感情？因为他回心转意是因为他知道我是很理解人的，很爱面子，能忍则忍的这种类型。最近为此事我心烦意乱。请您有好的解决办法提供给我参考，表示万分感谢！

如方便很想与您面谈，很敬佩您，没别的意思，就想找能听我诉说并能帮我宽心的朋友聊聊。真的！不方便就算了。

如您回信了请发短信告诉一下行吗？

我是与您通过电话的，今年53岁。

祝：

身体健康！心想事成！

×儿

亚新旁白：

1. 看清楚婚外情的原因

中年是不惑的阶段，很多年轻人都很向往，殊不知，人生的每个阶段都会有每个阶段的人生滋味去品尝，不可能是四十不惑之后，就是一劳永逸一马平川的日子！所以，更能体味你平淡文字和简略介绍背后的人生况味！

直说吧，你现在的心理状态不适合复婚，但可以与他保持联系，"惩前毖后，治病救人"嘛，对不对？

从研究发现，男子的精子是不计其数，而女子排卵是有数可计，生理的特征注定男人潜意识是扩张性的、征服性的，另外封建文化沉淀下来三妻四妾的毒素渗透，以及现实世界婚外情有泛滥之势裹挟，再加上男人天生的攻击性，也注定有些男子在性的问题上很难像某些女子守身如玉守心如玉，有些男人听从情欲的安排，很容易滑出家庭，所以男人要管好自己，是需要极大的自制、自爱和智慧的，只可惜，这样上等的男人是可遇不可求的，如上等的女子一样啊！

正因为如此，听其言、观其行则是理智的态度。

婚外情之后，有的男人觉得无聊，就像钱钟书先生说的，婚外情是路边的烤白薯，闻起来香，吃起来不过如此，从此金盆洗手，回归家庭，满足的是一时的好奇；有的男人则乐此不疲，在不同异性身上宣泄自己的性欲，成了一种生活习惯，满足的是青春期性压抑；有的男人处在圈子里，需要不停地换女人，满足的是自己的虚荣和面子；有的男人不停地寻找，不停地沉醉又不停地更换，也许是幼时异性爱的缺失；有的男人确实是爱了，这也是一类。但更多的，也许是两个人的情感世界里日积月累的小事情没有及时正确地处理，再加上外界的风吹草动，就极易红杏出墙啊！

分清婚外情背后的原因，有利于自己去处理眼前的苦恼和困惑：是对方的问题，就不必背负，有自己的问题，就可以勇敢面对和反省，以免把责任全推给对方而掩盖了婚姻中出现的问题！

反观女人，有的对此态度绝不含糊，转身就走是决不会再回头的，她要的是自己认定的自尊自爱，不给自己和对方一点机会；有的则会睁一只眼闭一只眼，日子凑合着过，要的是面子和家庭表面的完整；有的是以牙还牙，以其人之道还治其人之身，要的是发泄愤怒和报复！你该怎么办呢？要问你自己的心！

能不能复婚，一是取决于以往情感基础的厚薄，二是取决于你对他的人品和自制力的基本判断，三是取决于他的醒悟程度，四是取决于他回归家庭的动机和目的，还有你对过往的消化处理能力和现在爱恨交织的心理调适结果啊！

亚新无法判断是否还会有下一次，但不能轻易复合：一来他会看轻你；二来他不会从骨子里忏悔和反省！你可以用你冷静的心和智慧的眼在联系中观察和判断，再做决定，你说呢？

人到中年，情海生变，不胜唏嘘，幸好岁月的历练已让人多了很多的经验和智慧，稍安毋躁，你会知道怎么做的，阳光总在风雨后，谁说不是呢？

2. 选择什么，承担什么

我记得余杰写的一篇文章，在他的随笔《昆德拉与哈维尔——我们选择什么？我们承担什么？》中有这样的逼问：

"我们选择什么、我们承担什么？我们还有没有勇气从昆德拉走向哈维尔？"

而这样的批判和逼问，不仅仅可以用在宏观的审视上，不仅只是去考问一些知识分子，对于我们每个平凡人的琐碎生活，我们也要问自己：我们要选择什么？我们要承担什么？

我个人感觉，选择是头脑层面的东西，是智慧层面的东西，而承担则是精神心灵层面的东西。

在节目的交流现场，老听友一定不会陌生这样的话语："亚新，你说我要怎样选择呢？"而我一般不会回答，即使我有答案！

选择什么，离不开理性全面的分析，只要拨开情绪的迷雾，选择什么，一般都会有答案，难就难在大家头脑都知道该怎样选择，可是心里却总是有害怕、担心、恐惧和怯懦等，它们在干扰或者阻止我们去勇敢承担自己的选择，也如余杰所说到的，我们经常"智慧过剩"，而"心灵匮乏"！

是啊！我们升斗小民总是精于分析，精于比较，精于"两害相权取其轻"，可是我们聪明的做了选择，却总是战战兢兢地不敢承担！

于是我们要大声对自己说：我们选择了什么，就要去承担什么！

我们选择了放弃家境条件好的姑娘（小伙子），那么就去承担很长时间稀饭就咸菜的清贫和辛苦打拼；

我们选择了坚持自己的爱情而得罪了父母，那么就承担和父母暂时分开的生活；

我们选择了结婚，那么就要承担日常的琐碎；

我们选择远离婚外情，那么就要承担经营婚姻的责任；

我们选择了离婚，那么就要去承担一个人的孤单和寂寞；

出现了婚外情，我们选择了还在一起，就要承担清理伤害和重建婚姻的重担！

趋利避害的本能，和我们聪明的头脑，可以最大限度保证我们做出不算太愚蠢的选择，可是承担能力呢？

其实，它来自我们对自己的高度认定：是我的担子，不是别人的，我不会让别人来背负属于我的担子；

它来自对自己坚定不移的爱：大大小小的选择是我这个生命里出现的东西，我爱自己的生命，因此我爱自己生命中出现的选择，不管这选择会导致什么结果和生活状态，我都像爱自己一样爱自己的选择；

它来自对自己、对外界和他人的尊重：生活让我做了那样的选择，一定是有它的道理和安排，那么我好好承担自己的选择，别人和外界的事情，交给他们自己，我不摇摆和反悔，我也不奢望和有贪念，非要生活按照自己的想法去运行！好让别人和外界按照他们本有的"道"去生活！

四 让自己变得有分量

亚新：

你好！

我是昨天给你写信的女孩，叫张＊＊，不知你有没有印象，又或者你根本就没有看到我写的信。昨天晚上听你的节目，你说一定会回每一封来信的，所以今天早上我到办公室来第一件事就是打开电脑看邮件，可是真令我失望你没有回我的信，是你太忙了吗？

真希望这封信你能够看到，并且能够给我一点建议，帮帮我！

我今年20岁，现在在姑父的公司里给他做文秘。姑父一直都对我很好，也总是隔三岔五的给钱我用，而且一给就是两三千。每一次我都觉得这是做姑父的对我的疼爱，仅仅只是一般的关心，并没有想到其他的什么。可是就在今年过年的前一天姑父要我到某某酒店去，说要和我谈一谈，我也没想太多就去了，谈着谈着他就抱住了我，并且说很喜欢我。我说这是不可能的事情，他问我是怕姑姑吗？我说这样不好。扯来扯去我先离开了。

过年有十几天没有见他，再上班时，还是和以前一样，并没有太多的尴尬，我也没有把这件事放在心上。因为我认为男人会有这种想法是很正常的，但重要的是不能够丢弃自己的家庭，而且他也并没有对我怎么样。（我这样说并不是认为这样是对的，但在现实生活当中确实是很普遍的一种现象。）随后的几个月，有过一两次，他还是要我去某个酒店，或者说要带我到另外的某个城市去玩，都被我用各种各样的借口拒绝了。直到前天下班了，他自己有些私人资料没有准备完，他要我先回家吃饭，再到他家去，帮他整理，我答应了。因为我知道他家里还有其他人在（他父亲，还有保姆，我姑姑出国去照顾她女儿去了），应该不会出什么事，而且那些资料也确实是第二天赶着要的。

去了以后，在他的书房里资料整理得差不多了，我们就东扯西拉的说着话，他问我最近有没有钱用，我说有，他说我没有就跟我说，我给你，我说不用了，我不要你的钱，他想想拿了五千块钱出来，硬要塞给我，我不要，他就起身拉住我，往我荷包里塞，趁这个机会，他一把拉住我坐到了他的身上，等他松开手我立即就起身站了起来。过了一会，我提出时间不早要先回去了，他也没有反对，临走时，我把钱拿了出来放在桌子上，说还给他，他说你怎么这么爱折腾呢？我说我不要你的钱，就走了出来，结果刚走出房门，他就又把我抱住，对我说："我很喜欢你，你是知道的，把钱拿着。"然后塞到了我的荷包里。（他家是复式，书房和卧室在二楼，是套房，从书房出来要经过卧室，并且得经过一个开放式的走廊才能下楼）当时我不敢大声说话，因为楼下还有人，就说了一句我先走了，然后他抱了我一会，就松开了手，我下了楼，感觉到他一直看到我下了楼，他才进了房。

事情到这里就告了一个段落了，这两天我总是感觉压力特别大，不说他是我姑父，就算仅仅只是老板，这样也不好。再说是亲戚，是我姑姑的丈夫，表妹的爸爸，我就更不知道该怎么办了。现在在他这里做事，虽然不是我理想的工作，但在现阶段，我不想放弃，也不能放弃这份工作。所以我不能够很正面的、直接的跟他说，但是如果不说，他会不会反而认为我愿意跟他这样，我想如果事情继续下去，会越来越严重的，他也会越来越随心所欲的，对吗？其实我觉得他对我的关心要是那种长辈对晚辈的关心该多好啊，我能够把事情处理到我理想的那种阶段吗？如果不行，我是不是非得离开这个公司才能够摆脱这种局面？我该怎么办呢？你能给点建议我，帮帮我吗？

真希望你能看到这封信，也非常期待你能够给我回这封信，行吗？
最后祝你身体健康，天天开心！节目越办越好！

张

亚新旁白：

1. 自己不要，别人会知难而退

前几天，我精神心理学培训班的一个同学短信告诉我，她两天后就要去深圳，我回复：一个女孩子在外，要照顾好自己的身心，这个世界很美，但即使再美的人身上也会有不美的东西，何况还有那么多有意无意让"恶"跑出来害人的人，去深圳了，聪明冷静智慧地生活，保护好自己，一路走好！

面对你的文字，也有同样的希望要送给你：希望涉世不久的你能处理好这件事！呵护好自己的身心，这是一个人能否健康快乐生活的基础，就以这件事作为一个起点，学会在这复杂的世界里独立、尊严地行走！

一个涉世不深的女孩，本想在亲戚的公司里获得多一点的照顾、安全感和方便，但现实就是这样的真实和残酷，会在不经意间就戳穿很多温情的假面，所以非常能理解你的文字后面说到的"他对我的关心要是那种长辈对晚辈的关心该多好啊！"，我想看到你文字的朋友，也一定会有你这样深深的遗憾！

可是，人，终究是不一样的，有的由内到外芳香如兰，有的则口蜜腹剑，有的人简单朴实如清澈的小溪，有的人复杂虚假如浑浊的烂泥塘。

看人，不是看身份、地位，而是要看其心、其魂魄，所以我们在生活中必须慢慢练就一只能看透诸多迷雾的智慧的眼，向外注视；同时留一只智慧的眼，注视自己的内心。

"我也没有把这件事放在心上，因为我认为男人会有这种想法是很正常的，但重要的是不能丢弃自己的家庭。"看来，你似乎是接受男人有婚外情和婚外性的啊！这是不是你埋下麻烦的一个最初的原因呢？

"总是隔三岔五给我钱用，而且一给就是两三千元，每次都觉得这是做姑父的对我的疼爱，仅仅是一般的关心，并没有想到其他的什么"，你这样想，如果不是你太单纯太简单，那就是你自欺欺人，可以心安理得地拿他的钱用他的钱啊！可是，他凭什么给你这么多？而且还隔三岔五？长辈对晚辈真正的关心是什么？就是钱吗？

更要命的是，当他亮出了他真正的底牌，然后"他把五千元钱硬塞到包里"，你还是没有拒绝啊，看来你依然没有完全清醒过来，而且还把责任推给对方！所以，有些麻烦，固然有外界的原因，深究起来，也有自己要去承担的责任啊！

你不要，对方总是会知难而退的。是的，只要你一次次说不，对方不会那么坚持的。

有的人把钱丢出去，表面上是关心，实际上他最明白那是投资，他是要求有回报的，只是短线投机和放长线钓大鱼的区别而已，现在他认为是到了他要连本带利收回的时候，而且，投入得越多，要求对方回报的一定也多！你以后还敢伸手拿钱吗？

而且，如果你不好好规划自己的人生前途，依然没有独立闯世界的能力，你就多了一个软肋，外界就多了一个可以操控你的武器！

怎样面对和处理现在的状况呢？

第一，永远不要拿别人的钱。要记住：天下真的没有免费的午餐。

第二，有理、有节地坚决拒绝他的不正当的邀请和行为，一定要正面回应你的态度和交往底线。

第三，尽量避免和他单独在一起。

第四，告诉他，再这样纠缠下去，你会把事情告诉你的姑妈。

第五，工作之余，好好规划自己的人生方向，加快建设自己提升自己生存能力的脚步，依靠别人，始终是得不到真正的独立、尊严和安全感！

没事的时候，多听一听张雨生的《我的未来不是梦》，歌很老，但里面的道理不老！

2. 让自己变得有分量

一般情况下，一旦我们有了麻烦，通常不去审视问题，而是出于保护自己的本能，先去指责对方，我们似乎很轻易地得出结论：那是对方的错！这样的做法很简单，也很轻松，很巧妙地就帮助我们不去深入思考问题，不去面对真正的问题所在，也就帮我们把烦恼掩盖起来了。可是很多问题的出现都是自己和对方有意无意共谋的结果！也就是说，问题的出现和自己脱不了干系啊！

也许是自己的头脑中的观念，也许是自己的内心出了问题！那么现在要做的，就是对那两所房子进行打扫：走进我们的头脑，去看看每个房间里摆放的思想和信念，有些东西可能是很早就慢慢存放的，比如：找个男人就是找个依靠；找到合适的人，就得到了幸福和快乐等等，这些东西我们已经认定它是正确的，是不容置疑的，可是在生活的过程中用它做指导就会出问题。这些东西看起来用起来顺手，可是必须要审视，不好的，丢掉；有些是很好的，依然有用的，保留下来，继续使用；有些需要更换或修理；有些一看就知道是过时的，就要及时处理掉，好让新鲜正确的东西有存放的空间！

如果自己陷入纠缠和麻烦中，要经常问自己：导致这些问题出现的根源到底在哪里？究竟是什么让自己陷入到麻烦中？我有没有责任？我要承担什么责任？我到底有什么不对？我到底需不需要做些改变？这就是所谓的痛定思痛，它会使我们走向成长之路！

如果我们开始思考自身的问题，那么保持这样思考的方向，继续在生活中问自己：我要做一些什么积极的改变，让我自己开始和以前不一样？我要学习什么来提升自己内在的分量，让我变得更有力量？

如果渐渐明确了方向，那么就问自己：从今天开始，我要行动了！无论外界怎样的变化，我要坚持自己的行动，不放弃！

思考自己，明晰目标，相信自己并且坚持，用不了多久，你会看到一个不一样的你！

五 认清需要和想要

亚新老师:

您好!

在我的心目中,您就像是一个密友一样。请您一定通过邮件的方式回复我,谢谢!

我是一名大学毕业不到两年的女孩子,今年24岁。一年前认识了L。后来我疯狂地爱上了他。他今年40岁,儿子9岁。

我们之间,什么都发生了。他亲口对我说,离婚是不可能的。他爱我,也爱他的老婆他的孩子,他说这是两种不同的爱。他还说他今天跟他老婆离婚,以后也会跟我离婚的。因为新鲜感不会长久的。他说如果我愿意,他愿意和我做一辈子的情人。如果我不愿意,他也不会勉强我的。

起初,我也不想跟他结婚的。我只是跟他玩,他有钱有魅力。可是到后来,我发现自己爱他越来越深,越来越离不开他了。

我们每隔两三天就会通一次电话,一个月见两次面。

每一分每一秒,我都盼着跟他见面,我每分钟都在等他的电话。但是,见过面后,会陷入一种深深的迷惘和惆怅之中,然后又进入下一个循环。

就算他现在真的离婚,我也不会嫁给他的。我准备明年考研,我不喜欢武汉,我想到外地去。但是,一想到他是有家室的人,一想到他还有一个女人陪他一生,我的心就很痛很痛。

我曾问他:"你把我放在一个什么位置?"他说:"人活着本来就很累的,想那么多做什么?"

他对我很好,真的很好。有时,他等我一等就是两个小时,但是从没有怨言。我现在准备考研考到外地去,他总是鼓励我,还为我借参考资料。

但是，他却从不愿跟我合影。我不知道他是不是怕我以后有证据找他麻烦。

前几个月他说他的公司要破产了。他还说他每个月工资也就1000多块，跟我的差不多。我感觉他是在骗我。您说他是不是怕我找他的麻烦故意这样说的？我是不会找他的麻烦的，我只会安静地走开（尽管连这也做不到），但他有这种思想真的很伤害我。

我准备找人调查他的底细：如果他是在骗我，我就离开他；如果他说的都是真的，我还会和他在一起。

我曾经给他发过两次分手信，但是分开不到一天，就又在了一起。其实我在潜意识里是不想跟他分手的。其实我的内心是多么希望他给我电话，告诉我他不愿和我分开。

请问我现在该怎么办？我真的好想离开他！但是我做不到。我们在一起的时光，是那么地开心、快乐！

　　致

礼！

Janet

亚新老师：

您好！

　　谢谢您的回复，好像是在一瞬间我忽然领悟了：其实那个男人并不爱我。爱我就和我结婚，否则什么都是空谈。

　　所以我想离开他，但也不想就这样走。如果我主动提出跟他分手，但是要他拿一笔分手费出来，他会怎么反应呢？我已掌握了他的全部情况，如果他不给，我就对外公开我们的关系。不管怎么样他还算是个有头有脸的人物。我这样做可以吗？对我有什么影响？我早就想分手了，只是不想就这样什么也没有。您觉得我那样威胁他会达到我的目的吗？他会怎么反应？我担心的是他失去理智把我杀了或是毁容（不是玩笑）。他真的非常非常要面子。

　　总而言之，我一定要在分手前狠狠地敲他一笔！想听听您的意见！

Janet

亚新旁白：

1. 对自己低头认错，转身走开；惩罚，自有上苍在，不要越俎代庖

一位是成熟有魅力有钱有家室的男人，一位是涉世未深把爱放得高于一切的女孩，女孩一步步疯狂地爱上男人，一开始总是不求名分，不计得失的爱，到后来却大多是男的要家，女的要名分或者金钱，演绎出的是越来越不美丽的过往和结局，甚至行同陌路反目成仇。这样的故事，在《今晚我和你》节目中和现实里，听到的，看到的，很多，很俗套，但时时又在上演，只不过是城头变换大王旗，今天是李四，明天是王二麻子，故事换了男女主角而已，很遗憾，我看到你成了这出戏的女主角！

男人家外留情，原因很多，略举一二：

一是自身家庭有问题，但又未到散伙的地步，只是苦于无力解决，于是墙外踏雪寻梅。

二是确实无爱，但因孩子等问题无法离开，窒息于家庭，于是在城外红袖处吸一点浪漫香气，聊以自慰。

三是攀比心态，别人有情人，我也要有，而且并不固定也不执著于唯一。

四是家里红旗不倒，家外彩旗飘飘，发泄的也许是多年前青春期压抑的性冲动。

五是靠征服女人来显示自己的强大，来治疗自身的自卑……他说"新鲜感不会长久"，他说"他爱孩子和老婆"，他是属于哪一种呢？只有深刻剖析了解才能知道。挺佩服他的真实，只是真实得有些丑陋，有些"我是流氓我怕谁"的味道，遇到这种情感游戏的老手，真够你喝一壶的！

他一开始就旗帜鲜明地告诉你离婚是不可能的，他只是想做一辈子的情人，玩玩而已，愿者上钩啊！故事一开始，本质就是一场游戏，各取所需，是当不了真的，谁当真，谁傻！谁苦！

他对你好，对你考研的鼓励，如同他不愿和你合影一样，只是按游戏规则出牌，该要什么不该要什么，该干什么不该干什么，该给什么不该给什么，他心里太清楚了！只是你没看透这一点，所以，拿曾经的开心快乐时光来折磨自己！他可以进退自如，而你呢？却等待铁树开花，所以，注定了你是玩不起这浪费年华又无聊的游戏，转身离开就是你唯一明智的选择！

是怎样的转身离开呢？这就要考量你的情商了。

游戏演绎到现在你无力自拔的结局，是有着你不能推卸的责任：一开始，你就抱着玩一玩的心态和他在一起，因为他有钱有魅力，你是没有深入考虑道德、尊严和自身情感的前提的，你就那么轻易地把自己的身体交给了他，就像一条道，你一迈步就选择了歧途，自然是离正道渐行渐远，等你越来越离不开他，你心理上又出现了不平衡和新的需求：和他双宿双飞永不分离！离不开他，固然有喜欢的成分，但这份情也不是爱，更多的是依赖，是舍不得那曾经的开心和快乐，是放不下自己想和他继续在一起的需求！

既然给对方的都不是爱，都只是彼此自身的需要，就不要把这件事放在爱情、婚姻、家庭的层面去纠缠和讨价还价，那样的话，他会在心里暗笑你的幼稚和傻！也让自己无法进退自如！

你说，在分手前一定要敲他一笔钱，现在想来，一是要惩罚他，二是发泄你的怨气和怒火，三是需求不能满足，就要赔偿！四是输不起这场游戏的报复！

你也是玩一玩而已，你"爱"上他，也是你坏了游戏的规则，况且有你不可推卸的责任，你又凭什么迁怒于他呢？

既然是游戏，金盆洗手，不玩就是了！转身时，看清楚以上那些恩怨情仇背后的东西，学得聪明智慧些，让自己更清醒地成长，那么，那些日子也是有价值的啊！

对自己低头认错，转身走开；惩罚，自有上苍在，不要越俎代庖。

有些东西，初看起来，很美，如罂粟花，最后却用美好的年华甚至是生命做了它的肥料！值吗？一篇文章，下笔写错了，是可以改正重新再下笔，不要一错再错！

有一句外国名谚送给你：Remember you took a wrong way to a place, you have a smooth trip home. 记得去时走错了路，回来时会更轻松！

2. 认清需要和想要

在我给《新生活》报写点评的时候，收到过这样的案例：

认识琳的时候，我和女友兰同居已经4年了。兰是我的学妹，因为有太多相似，相似得我找不到爱情的感觉。这时候，琳出现了，她活力四射，第一次见面就直言不讳地说喜欢我，她的率真像被蛊惑一般，诱惑了我。

琳原来在一家单位当文员，一天她突发奇想地跟我说要开服装店，当然还需要我提供"资金赞助"。没两天，她果真一声不响地离开了单位。半个月后，她告诉我"不想干了"，想出版一部长篇小说集。当然，是自费的，又需要我"资金赞助"。

琳不会做家务，一天三顿在外头解决，还要挑有情调的。衣服要送洗衣房，"名牌"是她的标签……我试图说服她："我们现在年轻，要多做些准备，以后有了孩子担子就重了。"她轻描淡写地说："现在流行丁克。"昨天她又和她的"姐妹淘"们疯狂到半夜，回来后还兴奋地告诉我，在 Party 上遇到一个好帅好帅的澳大利亚GG，我问她是否希望跟那金毛小伙有交集，她居然一副很陶醉的样子："那当然啦。那么帅。我们都还年轻呢，都要有更多选择。"

琳是独生女，撒起娇来蛮不讲理；天真起来天真得无可救药，现实起来现实得彻头彻尾……面对她，常会想起温柔而贤惠的兰。想起我说要离开时，她泪盈于睫，却笑着对我说祝福。兰会做可口的饭菜，会积攒半个月的薪水给我买大衣……可是，我已经放弃了那段温柔的感情，却又无比灰心于这段现实的爱情。难道真如我的一个朋友所说："动什么，别动80年代女孩？"

读者：曾

我对曾的回复和点评是这样的：

琳是80年代女孩，没错，可是别因为她这一个女孩，让全体80年代女孩为她背黑锅啊！所以，别瞎扣帽子了，80年代女孩可没招你惹你哟！

想要和需要，是很多朋友没搞清楚的两样东西，甚至很多朋友认为它们就是一样的东西！如此混淆，表现在生活中，就难免走得跌跌撞撞晕头转向！

想要，通常有个不容质疑的认定：我认为这东西（人）会让我生活变得更好。

我想要一双鞋子，它会让我的穿着更突出我这个人；我想要一台新电脑，它会让我坐在屏幕前精神更抖擞；我想要一件新衣服，它会让我更有形象……

可是有意思的是：我们想要的，大多数竟然不是我们所需要的！

比如：我想要一个新手机，其实并不是非要不可，因为我的手机并不破旧，只是因为新款的更酷；我想要一双新运动鞋，只是因为昨天篮球场上盖了我帽的臭小子，有一双很新潮的运动鞋，不就是一双新鞋吗？他牛什么？我要比他更牛！

想要，更多的是服务于欲望和情绪的支配。

需要，通常是基于：不管外界或者别人怎样，这东西（人）是我不能缺少的。

需要——生存需要、社交需要、精神上的需要、生理上的需要，所有这些需要是作为一个完整的生命个体，必须拥有的东西。

需要和想要比较起来，随时间流逝改变的很少。

正如一个人在饮食上，他想要红辣椒，可能只是在这一餐上需要调味，而他生命中需要红辣椒，意味着他离不开它，一餐没有它，他可以忍受，一个星期没有它，看到红色的，他就会流口水！

如果觉得生命太长，不好把握和区别，那就不妨把生命缩短为一个星期，去看清什么样的女孩子才是你一生不可缺少的需要！否则，看到杨柳，就被婀娜多姿迷倒；看到水仙，就被高雅清纯迷惑；看到牡丹，就被高贵雍容折服；看到百合，就被甜美妖娆俘虏。分不清想要和需要，就轻易丢弃，轻易选择，到头来我们就是那掰苞谷的猴子！

明白什么是自己的需要非常重要，因为它能够帮助我们把自己的生活更好的组织和经营起来。

"人世间有百媚千红，我独爱，爱你那一种"，拥有如此坚定不改明晰不变的选择，一定是明白了二者区别之后的结果。

在这里引用这个案例，是想让很多年轻的朋友区分清楚想要和需要的区别后，能够让自己走得简单而步履从容。

人的一生是被想要和需要纠缠的一生，想要，不是不重要，但一定要明白二者的区别后，我们才知道想要的到底有多急切和多重要！否则，稀里糊涂地要，最后就是彻彻底底付出代价！所以，把握好二者，也是真正的爱自己！

六 婚外情暴露需要

亚新:

  你好！我是＊＊＊＊。在这里我冒昧地给你写信其实是不得已而为之。我的麻烦事刘也许跟你提到过，是现代家庭的流行病，我老公爱上了我孩子的老师，此老师几年前离了婚，现带一小孩。她并不想嫁给我老公，却对他有需要，而老公明知这是背叛我，也和这个老师挂上钩了，并且投入了感情，不能自拔，自己也痛苦。他不想离婚，想维持现状。我却受不了他在我面前貌合神离的样子，所以向你请教我该怎么办。

  要向你说明的是，从始至终我都没找那女人谈，老公说她不再和他交往了，但从他的表象看，他并不甘心结束这段感情，我也没强迫他怎么样，也没有争吵。他说他要思过，搬到外面住，白天回家吃饭，晚上打两小时的球便过去。每晚还用手机发来问候的信息，却不想见我，但嘴上总说他是爱我的。我的头脑很简单，有些问题实在是弄不清，更不知如何解决。刘说你见这类事多，可以提供些建议。

  谢谢！

＊＊＊＊

亚新:

  很感激你这样迅速地给我回复。你说得很对，他认为他的很多欲望没有从我这里得到满足，如金钱、浪漫、刺激等，对于维系婚姻很重要的性，他还从没抱怨，谢谢你看完了这祥林嫂式的信。知道你是好心人，所以大胆地要你看信后回复，可以吗？

  我对这方面也很注意，自认为不是这方面的原因。我现在怀疑我能不能满足他各方面的需要，我要上班，要关心孩子，我也关心他，刘说我关注他太多了，他却说我只用了十分之一的心。我一直很努力，要知道我曾经为了维系这个婚姻，为了建设这个家忍受了很多，到这一步我差不多要崩溃了，我不知为了适应他我还要怎样。

他想恋爱，当然不是跟老婆，我这当老婆的就让他去吗？其实他以前和我交流得很多，那就是渴望恋爱，他喜欢恋爱，我能怎样？

当初控制他的钱一是他爱打麻将，二是怕他找女人。如果他兜里有钱的话，我还不知会怎样。

总之，我认为你们男性更了解男性，我想你能给我提出更多有效的建议。谢谢！

亚新：

你好！我的回复不知道你是否收到了？

对于去年的事我真的很感激你，你的建议就像我重病时的一剂良药，让我得以生存。

说实话，在我最痛苦的时候，觉得世界末日到来时，我很庆幸有关心我的朋友，刘，还有你。感觉世界对我也不是那样不公平。虽然我到如今也不时被去年的伤痛折磨，但相对来说已经有正常人的思维了。你也许知道我是个心智并不聪慧的人，看问题看不透，认死理，把所有的事情想得很完美，特别是感情和婚姻。通过这件事，我也许变成熟了一点，他也变成熟了一些。就像你所说的，这件事不说能一劳永逸变成好事，至少也能让彼此成熟。我不知道前景怎样，但还是会带点憧憬去生活，不要暗淡下去。我还会去相信他会珍惜我给他的机会，相信他会用心对待我和这个家。

你见到这方面的事很多吧？不知道他们都是什么结果。其实我也拿不准我们以后到底是什么结果，虽然现在我们恢复了一个家的平静，他也总是跟我信誓旦旦……

你也许能把这些东西写成书，给在浮躁世界婚姻里的男女看一看呢。

* * * *

亚新旁白：

1. 婚外情暴露需要

你好！收到你的邮件我百感交集！

刘那天找我我上班去了，我只知道大概，是准备向她要你的电话，因为你最清楚情况，只有向你了解才是最准确，也是对你最大的尊重！

我一直觉得在中国的家庭中，幸福与否，关键在男人。

因为从文化的因素讲，女子很小就被要求要有规矩，稍大，要求遵守妇道，男人呢？很少被要求遵守夫道，男尊女卑的文化渊源，骨子里自觉不自觉对男人都比较娇纵！所以男人心智的成熟是需要机缘，更需要自己的成长！客观的说，你老公正处在这个关口！所以，虽然这时候你是最难过的而他是最痛苦的，你难过的是他在情感上的旁逸斜出，他痛苦的是自己不能尽享齐人之福！但如果你们能处理好，不说一劳永逸，从此过上幸福日子也是大有可能！这不是我在宽你的心，我身边这样的结局也不少啊！

坏事能变成好事在于你的冷静和智慧，也在于他的清醒和抗拒诱惑的能力，两者缺一不可。

我不担心你的冷静和智慧，虽然你难免因情绪的影响有时会干扰你的判断，你是个内心很明白很纯净心如止水的人，我倒是担心你丈夫，他在我印象中有点拒绝长大的倾向，是有明显恋母情结的男人，如没判断错的话，他从小就很受他妈妈和其他异性的宠爱，长大后他会延续这种需求而不觉得这是需要调整的，所以不是你做得不够好，也不是你比谁差，这一点你必须把握，否则一个对自己都不喜欢都不欣赏的人，怎么能指望别人来爱你呢？！

但痛是不能白白的痛，否则太可惜了！你也要明白，每个人都有自己需要提高的空间！你有，他更有！

第一，不要总是纠缠在这件事情上，过多的关注，说明已经心神大乱，要想冷静处理问题是不可能的，生活该怎么过，还是怎么过。

如果你感觉自己方寸大乱，就要冷静搁置一下，等一等，看一看，等自己心情稳定下来，然后最好坦诚地把你内心的担忧告诉他，看看他的反应。不管对方说什么，都要选择相信他。

有资料显示：婚外情本身有规律可循：

① 前三个月是热恋期，外力很难进行有效的干预，最好不要纠缠不休，这个时期对女人的考验是最大的，因为女人天性的敏感和情绪化，就更要求女性在这段时间要学会看长远，而不是宣泄一时之气。

② 半年以后，男人在婚外情中开始更多考虑婚姻的利益，更客观看待自己的婚姻和家庭。

③婚外情有一个情感曲线：从相遇、动情、如胶似漆、平淡、冷淡到分离，基本上一年左右就完成。

另外，婚外情在深层的欲望中猎奇的成分比性需求的成分还要多。如果这个男人心里还有妻子、子女、家和婚姻，一般六个月到一年就自然结束了，这不是给他放纵的时间，是看到这样的规律后，可以消除很多不必要的焦虑和害怕，可以让自己更宏观地去掌控局面，而不至于手足无措。而且这半年到一年，不是给他的，更多的是给自己，不是被动的等待，而是这样的时间，是可以把它变成从容冷静地做出有利婚姻的时间。

第二，不要去找和攻击第三者。看起来是妥协，其实是尊重自己和他的人格，哪怕是犯错的一方罪不可恕，也要尊重他。

第三，不要大肆宣扬他的"丑事"。尤其不要让两类人知道：一是老丈母娘、老丈人和他的父母亲兄弟姊妹。否则，这个男人以后在哪一个家都很尴尬，因为这毕竟是夫妻隐私。二是单位的同事。不要传播到单位，无论你怎样义愤填膺，都不要那样做！因为没有男人对自己的社会印象和家庭形象不在意的，谁都会有自我保护意识，谁都要保护好自己的社会形象和家庭形象！如果别人都知道他有婚外情，为了避免别人攻击他玩弄女性、道德败坏，他会保护自己，说自己早不爱自己的妻子了，原有的婚姻是痛苦的，无法忍受的，他会主动提出离婚以证明自己是个受伤害者。再说我们的文化也说"没有爱情的婚姻是不道德的婚姻"，离婚还可以证明男人是为了感情，是为了付出，为他赚足同情和支持的分数，而女性呢，反而是里外不是人！

第四，不要突然变成另外的一个人：他所渴望的情人或者心中那个完美的自己。在危情时对他过分的好，他都觉得虚假和不舒服。你一定要展现出独立生活的能力，一定要把自己照料好，让自己活得舒服一些，更自由些，不要让这件事情成了你生活的全部！以上是出于对婚姻的挽救和保护，是基于你要把家庭和婚姻进行到底。如果你觉得尊严比家庭和婚姻更重要，以上的东西是可以不去花心思的。

如果你的尊严、人格不允许他发生婚外情的话，可以马上和他进行婚内分居，表明你毫不含糊的态度；如果婚内分居也没有太大效果，建议让他搬出去过一段时间，如果最终他把婚外情处理干净，不拖泥带水了，再决定接受他还是不接受他。

所以，你现在冷静下来，去看一看在这件事情上你和他到底怎么啦？发现了什么？明白了什么？

他的出轨，应该不是一件偶然的事，背后潜藏着某种强烈的需要没被满足，所以坦诚地去弄清楚他到底要什么很重要，然后弄清楚自己到底要不要给、有没有能力给更重要！

也要让他去考虑：是不是一项要求不能给到位就一定要让家庭做自己需求的陪葬品？是不是要让无辜的人付出惨重代价？

同时，你要让他知道：你的需求是什么？他能给什么？

在看到彼此需要的时候，然后两个人都要问自己：我该怎么办？而不是对方怎么办！要求每个人把自己的责任背负起来，真正遵照自己的心去行动！

想清楚了后，都要去积极行动，然后，面对任何结局，你可以对自己说：我尽力了！作为朋友，我衷心祝福你们一家幸福美满！

2. 婚姻是男（女）人对自己的一场难以避免的残酷战争

我看过很多关于婚外情的文章，几乎都谈到了男人出轨后，女人要怎么做，却很少看到在面对婚外情浪潮扑面而来的时候，我们男人要做些什么。

先从目的来看男人婚外情的几个基本类型：

第一种类型是"尼采"型。指那种花心萝卜，因为花心丈夫来源于他内心对女性的一种普遍的爱，就是说他不能把所有的爱都给一个女人，他渴望更新，他不能够和一个女人、和一种爱情去怎么样，喜新而不厌旧，他就像太阳，可以普照众女性。

第二种类型是补偿型。有些男人发展婚外情，他是为了寻求一种补偿，就是婚姻里面他会觉得妻子缺少一些东西。第一种男人也许他的太太是十全十美的，但他仍然会到处留情。第二种男人往往是太太脾气比较暴躁，或者在某些方面有缺陷，或者某方面他觉得她不能够实现他内心对情爱幻想的时候，他就会去寻求婚外情。但这样的婚外情，一般都像蜻蜓点水，一旦他实现了，他会回头对婚姻投入。

第三种类型是想离婚而不敢背负责任型。这样的婚外情有个有意无意的指向：破坏婚姻。他有意无意识地渴望对方因为这件事情愤怒，身心失去控制，方寸大乱，然后他们就会把距离拉得更远，可以指责对方不可理喻和不讲道理，造成的假象是他不得不离婚，而把责任扔给对方，这样可以逃脱破坏婚姻的指责："是她要离婚的，不是我啊！"

第四种类型是找不到解决婚姻中的问题的长久之计，用另外的感情来逃避现实。因为婚外情是可以一拍两散，不需要承担责任和面对琐碎的生活，目的就是让自己得到喘息的机会和调整的时间，等到婚姻有了转机，他会斩断婚外情的牵绊。

类型可能还可以分出很多，不同的标准是有不同的类型的，我不在这里多列举。

那么女人的婚外情呢？有人说，一个男人的出轨，对应的也是一个女人啊！那么可以肯定，女人的出轨基本上和男人持平啊！

一般而言，女人有婚外情有两个表面的原因：一个是情感，男人在情爱上对女人的轻视和忽略，是女人出轨的强大动力；二是性爱，男人在性爱上的淡漠和冷落，是女人红杏出墙的另一个动力。

女人在婚外情里投入的是情爱，一般接受以情爱支撑的性爱，情爱与性爱往往是合二为一的，即使在情感投入当初不以婚姻作为代价交换，但最后会以情爱的归宿作为选择；男人在婚外情里想要的是性爱，情爱与性爱往往会分开对待，不会以牺牲原有婚姻作为代价。

对女人来说，婚外情常常以爱情的名义产生，作为婚内情感失落或缺陷的一种补充，或作为以物质换取婚姻遗留下的一种情爱遗憾的调节；对男人而言，同样也以情爱的名义接触，作为不影响原来婚姻状态的一种调剂，或作为情爱更新换代的一种理由和借口。

女人婚外情的发生是为了得到一种心理平衡，亦是为了让自己受到伤害的情感得到安慰，或为了转移情爱和痴情伤害后的阵痛和悲伤；男人婚外情大多是一时的激情而失去对诱惑的控制，希望在不同的女人身上体验一下性的另一种快乐与愉悦，或是为了缓解一下工作和事业竞争带来的压力。

婚外情里的女人，要么在婚前就不是因为情爱才结婚的，要么就是一个十分在意情爱的女人，或是对丈夫在经济上的贫穷和平庸的不满，或是无法忍受孤独和寂寞的人，正如希望与失望成正比一样，希望越大，失望就越大。婚外情里男人，大多数是在经济上或者时间上相当宽裕和富有的人，对婚外情爱的追求与对事业的追求一样的尽心尽力，一般不希望对方是自己婚外情爱的唯一。

女人不会企望用婚外情来挽救已经病危的情爱与婚姻，只希望以此来将这种情爱病危的痛苦减轻到最小程度；男人有时希望以一种情爱与性爱分开的婚外情，来挽救已见危机的婚姻，以自己出轨后的内疚感来增加对婚内情感的补偿，但男人同样不能容忍对方在精神上和行为上的背叛。

有人说，女人在婚外情里思维是感性的，行为则是理性的，亦就是因爱而性；男人在婚外情里思维是理性的，行为却是感性的，亦就是因性而爱。

不管是什么样的原因和表现形式，无论是怎样的过程和不同目的，在绝大多数出轨的案例中，我们可以从心理学的角度来解读：

第一，有婚外情的人，对自己的接纳度都偏低。

对自己的接纳度不高的人，心里总是看不到自己，因为自己是弱小的和矮小的，很容易看不见自己的存在，这样忽略自己的结果，就是总是看到别人的存在和别人的强大；心灵的视野里到处都是别人，别人是强大的，自己是渺小的，是可以忽略不计的，这样经常看不到自己的另外一个结果，就是自己和自己相处起来很不和谐，内心常常是不平静的，于是内心希望把一个强大的人变成自己的一部分，于是以为自己从此强大起来，把那个真正弱小的自己就掩盖起来了！让一个强大的人的存在，也可以用来平息内心不平静的种种较量，这是很讨巧很省力的方法，因为这样不用面对那个弱小的自己，于是很自然就会向外求，这就向婚外情已经交付了定单，只等交付的时机。

第二，认定拥有了婚姻，就顺理成章可以改变和提升自己的生活质量。

这样的期待，表现在恋爱期间，潜意识里有一个最普遍的想法就是：要找一个人，并且相信找到的这个人，相信找到的爱情会让自己的生活好起来！孤单的人，希望自己恋爱后不再孤单，哪怕是两个人的孤单，都觉得比一个人的孤单要热闹得多；寂寞的人，希望自己恋爱后，不再寂寞，哪怕还是寂寞，也至少有一个人可以帮自己驱走寂寞。这样的体会很多朋友都似曾相识吧！

最终发展到婚姻里，就是希望婚姻能带给自己生命中没有的东西，希望婚姻能带给自己幸福和快乐，以为婚姻就是圣诞老人，一觉醒来，在枕头下面就能发现今生今世幸福和快乐的礼物；以为婚姻是完美的，完美到可以将自己从不好的生活状态中解救出来，至少可以满足自己很多的需要。

可是在现实的生活中，真相一步步显露：爱情或者婚姻根本不可能给我们期待的那么多，就算得到了某些东西，在我们得到的时候，相应的还要付出！还要去承担！爱情或者婚姻根本就不是我们自己开设的银行，不是能够想怎么取款就怎么取款，想什么时候取就什么时候取，想取多少就取多少！

真相出来后，有很多朋友内心非常恼怒和委屈：一定是对方的不完美，才有这么多生活的烦恼！

如果对方变得更温柔，或者更体贴，我和她（他）就不会有那么多争吵；

如果对方变得更讲道理，我与他（她）会平静许多；

如果对方能够挣更多的金钱，我们的烦恼一定会少很多；

如果对方更努力点，我自己就不用那么累了；

如果对方变得更完美，我也不会这样挑剔的；

……

我们很多朋友开始挑剔对方，开始拿着显微镜去看对方的缺点，我们满眼都是对方不完美的地方：就是这样一个人，才让我的生活变得如此糟糕啊！不是我不好，是因为他（她）不好，他（她）有那么多不足，不但没有提升我的生活质量，反而带给我那么多的烦恼，是我瞎了眼，怪我那时候不成熟，上当了，受骗了，一定有那么一个人，是那么完美，他（她）一定比现在的他（她）更有钱，更体贴，更能干，更有才华，或者更温柔，更美丽，更有气质，更有风情，我一定要找到他（她）！于是，在婚外寻找那么一个完美的人，就有了强大的力量和足够说服自己的理由！

其实真正的真相是：

（1）爱情和婚姻在一个人的生活中，增加的只是一个人的存在，它改变的只是生活的一些内容，但改变不了自己的本质和生活的本质。

比如李林和芳芳谈恋爱或者结婚，李林的生活作息开始改变，两个人默契的作息时间代替了李林的生活作息，但李林依然是李林，并不因为李林认识了温柔或者火辣的芳芳，生性冲动爱吹牛的李林就自然而然变成了另外一个人！李林自己要突破的东西，自己要超越的盲点，并不因为芳芳的出现，就都突破和超越了，反而因为另一个人的镜子作用，反射出一个真实的自己，聪明人可以就此走上个人成长之路；相反的是一部分朋友会觉得那是面哈哈镜，是对方的问题，于是开始找下一面更好的镜子！

（2）寄希望于另外一个人的完美来得到自己想要的，是自私，是懒惰；把生活质量的好坏寄希望于另一个人，是把自己的责任都丢给对方,是奢望,是幻想,是自己给自己下的蒙汗药。南柯一梦醒来后,只责怪药效不好,或者自己得到的药根本不对症,就开始寻找另一副药剂,生活就会重蹈覆辙!只是故事情节不一样,枕边人由长发换成了短发而已。

(3)心灵层面的东西,是属于个人的,不是靠外物可以增加的;心灵成长,归根结底是自己的事情,是自己的责任。

它不是靠一个人的出现,或者婚姻的形式,就可以让自己拥有一切,在很多时候,其实是自己对生命的挑战,而爱情或者婚姻正好是锻炼自己的战场,更是一场难以避免的残酷战争:既是两个人的战争——彼此磨合适应,又是一个人的战争——打败那个不成熟满脑子幻想和奢望的自己,让一个成熟、塌实、勇敢、勇于承担的自己站起来!聪明的朋友会利用这样的道场,好好把自己丢进去锻造。而婚外情从这个角度讲,则是把战火烧到了别人的地盘。

一天天过去,终究有一天会有这样的一个自己走出来:依然相信爱情和婚姻,可是不再把希望都寄托在对方身上,而是学会了对自己用劲,把自己的责任承担起来;对方是不完美的,我也是不完美的,可是我就爱那个不完美的他(她),如同爱那个不完美的自己。或者对方的存在就是一个完美的存在,如同我的完美存在一样,我就不再把自己放进一个追求完美的死胡同,而是把力量和时间都花在个人成长、对方成长和家庭成长上。

于是一个奇迹竟然就真的在某个时间慢慢出现了:

真的因为一个人的出现,我得到了自己想要的;

我们彼此的存在带给了对方快乐和幸福!

这大概就是幸福快乐三阶段:一开始"见山是山,见水是水",你好,我也好,恋爱和婚姻初期就是这样,很甜蜜,很幸福,可是,这是幻觉和虚假的,因为它是没有经过生活检验和考验的;中间是"见山不是山,见水不是水",恋爱和婚姻的磨合期,都是对方的错,是对方不好,你不好,我也不好;最后是"见山还是山,见水还是水",你好,我也好,你是真正的好,我也是真正的好。这是很多夫妻在经过了很痛苦的成长之后的结果!

无论男人还是女人,我们都要学会让自己的心灵成长,善待生活,善待生命,更要善待自己。

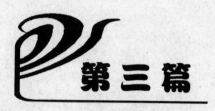

第三篇

心"新"相印
—— 听友和亚新的交流

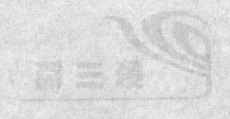

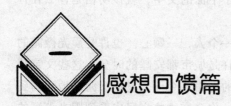

一 感想回馈篇

一直都记得，我做《今晚我和你》节目，收到的第一封信，是来自湖大附小的范平老师，至今她的来信我都保存得很好。

她在来信中说了三点：很喜欢我的声音；不要急躁，慢慢来，我还年轻；鼓励我，相信我越做越好。范老师的字不太好认，我有时候在暗自揣测：那么好的行书，孩子们能看得懂吗？我不知道，但范老师的心，我是懂的，而且很是感激。

在生命的流程里，某个起点，你走得满腔热情，又惶惑不安。一封薄薄的信笺，给你的力量是如此的厚重和巨大，是你未曾想到的，可不得不说，那又是充满幸福的。范老师给了我这样的幸福，随着节目的进行，于是，节目中，信笺上，网络里，国内的，国外的，那么多我认识的、不认识的朋友，不经意间，不断地让我重温那幸福滋味。

节目中，话语一出口，便消散掉，所以很多给我力量的语言，都消失得无从寻觅，可分明它们又都存在，在我沮丧时出现，在我痛苦时显现，在我难过时涌现，在我怀疑自己时突现，虽然，你不知道它们具体在哪里，可是，只要你需要，它们会自动地出来，默默地与我同在，原来它们驻扎在我的心里！信笺里的，我有时候会拿出来看看，虽然次数不多，可每次阅读，都让我的心很宁静，很安定，更多的是温暖，那些凝固的方块字是有温度的，有灵性的。不然，怎么会让我的心变得温润，让我周身变得轻松？网络中的虚幻，却又那么真实，只要你想看，它们都静静地躺在那里，不声不响，可是像一朵朵花，藏在冰冷的机器中，一打开，它们就奇妙地在我面前开放！一次次，不离不弃，而且，不管外面的世界是阳光灿烂，还是漫天雪花，它们都在我的邮箱里，为我开放！

这样的温暖和芳香，这样的力量和问候，都散落在我生命的每个角落：办公室的抽屉里，导播室的柜子里，家里的书架上，邮箱里，磁带中……我把它们中的一部分，整理出来，让大家一起分享，如果节目中的亚新让您感觉不错，那么您阅读了下面的文字，就该明白是什么在背后滋养着他，推动着他。

每一封信笺或者邮件，都来自一个人，一颗心。也许是晨光微露的时候，也许是血色残阳的时刻，也许是城市都安睡的时分。这些文字从某个朋友的心中汩汩流出，到达我的心田。今天，它们又潺潺地流泻到您的面前，让心安静，再睁开心眼，你会在这些文字中看到阳光斑斓的色彩。

《哈巴谷书》第三章第十七节到十八节："虽然无花果树不发旺，葡萄树不结果，橄榄树不效力，田地不出粮食，圈中绝了羊，棚内也没有牛，然而，我要……喜乐。"基督徒的信心来自对耶稣的膜拜，对信仰的坚守。而我对节目，对自己，对未来的信心之一，则来自收音机旁那么多朋友源源不断给我的力量！

表面上看，我在陪伴大家，大家在和我语言的碰撞中，能够得到一些东西。可是，我必须说，是你们在施恩于我，施惠于我，我才是最大的受惠者，这是事实。而尊重事实，是一个诚实清醒的人必须要做的事情之一。

是不能说谢谢的，因为面对那么多要感谢的生命，言谢太轻，犹如端起小小的一杯酒，对那么多的朋友敬酒！可是，一定要说谢谢，因为，这是一个谦卑的生命对那么多生命的感激，犹如祭祀时，你怀着神圣而虔诚的心，把一杯薄酒洒向大地！

1. 关于亚新的一些话语

听《今晚我和你》已有数年，一个个陌生人的故事如沙滩上过往的足迹，终被时间的潮水湮埋，唯有亚新那睿智的话语，宛如一枚枚彩贝，令你惊叹于它的美丽光芒。于是，我像一个贪心的收藏者，捡拾不疲。今挑拣其中几枚，与大家共赏，以解独占美丽之不安。

（1）困难是个大熔炉，只有把自己扔进去，才能锻造自己。

（2）先有坚强，然后才能有快乐。

（3）有些承诺就像一杯啤酒，一开始倒得很满，但后来发现一大半是泡沫，啤酒只有一小半。

（4）每个行动背后都会产生结果，我们在付诸行动时，还要有面对这些结果的勇气。

(5) 说爱很容易，能不能承载爱是另一回事。

(6) 生活就是"东边日出西边雨"，在应对西边雨时，也不要影响欣赏东边日出的心情。

(7) 有些梦，也许永远只能是梦，但这并不影响我们继续增加人生的高度，不妨碍你继续造梦。

(8) 披上袈裟你就是长老吗？总有一天，你会发现自己苦苦追求的不过是一件外衣。（对一位有大学情结的社会青年如是说）

(9) 自卑往往源于没有学会客观地评价自己，完全地接纳自己。自己身上的东西好像都是一文不值，别人身上的一点点东西好像都是黄金万两。

(10) 身边的许多人有如旧书，不能因为封面的简陋和破旧而不愿去翻阅，说不定你错过的是一座金矿。（对一位厌倦交往的人如是说）

摘自《武汉心理咨询网》

2. 尽心过程，淡看结果

作者/麦兔

尽心过程，淡看结果。

这八个字，是亚新老师送给我的。虽然简单，对我却意义深远。

那是上周的事情了。周二晚上，终于鼓足勇气，拨通电台节目《今晚我和你》的参与热线。知道这个节目很偶然，而且因为学习紧张的原因，仅仅听过为数不多的几次。但对亚新老师的印象非常深刻，因为他分析问题的能力特别强，而且是一个很好的聆听者和指点迷津的导师。

经过紧张的等待，终于和亚新老师面对面地交流了。我一股脑而又没头没脑地说出自己关于情绪影响学习的问题。亚新老师耐心地听着，哪怕我自己都感到有些杂乱无章啰啰嗦嗦。等我说完了，亚新老师就开始剖析我的问题症结了。他的剖析是一个让我有些不知所措和痛苦的过程，但更是一个精彩的过程。因为他看清了我自己都还没有意识到的问题，他说的我的一些心理状态和思想是非常契合实际的。而且他提给我的问题，恰恰就是我最不愿意面对最难面对的问题，他一下子就点到了我的痛处。亚新老师还和我分享了他的经历，希望我能从他的经历中感悟学习到我最欠缺的东西。

在亚新老师的帮助下，我渐渐明白，我心理压力的最大来源，就是对自己期望太大，对自己要求过高，而不愿意自己失败。亚新老师说，我应该学会悲观一点，要有能力承受付出之后得不到回报的残酷，要学会淡看结果，重视实现目标的这个过程。

短短的二十分钟的交流，的确让我开始真正醒悟自己的"心魔"究竟是什么。最后，亚新老师送我八个字：尽心过程，淡看结果。我答应亚新老师，一定会按照他建议的学习方法去做。既然答应了，也一定会做到！

谢谢亚新老师！

摘自《年轮网络日记本》

亚新回馈：

一些关于节目和我的一些文字，都是我偶尔在网上闲逛的时候看到的，然后和作者联系，征求对方的意见，如果答应，我就会把它们收录进来，谢谢这些朋友记下的点滴感受，而我有福，就成了树下乘凉的人。

《罗马书》第八章第十八节："我想，现在的苦楚，若比起将来要显于我们的荣耀，就不足介意了。"时光没走多远，我都看见了显现的荣耀，这荣耀不是别的什么，是感动和感恩，它们对于我弥足珍贵，谢谢朋友们不经意间对我敞开的心！

3. 现在的主持人大多沉迷于形式主义

亚新：

终于确定在今天给你写信。反反复复之中，其实一切冥冥中已注定。

一直认为，无论是写信还是发邮件，都需要一个特定的空间、时间和心境，只因为那样写出来的东西，才是最真实、最真切、最贴近内心的，犹如在用笔和文字解剖自己的灵魂。

1998~2000年，每晚，我都以任楠的《夜行人》为催眠曲。

任楠离开后，我以王超的《夜边缘》为内心依靠。

2000~2002年，两年所付出的感情是我所不理解的。

也许那样的生活造就了我如此深沉的黑夜情结。

我聆听着王超，感受着王超，给他写信，打电话，给节目写文章，提建议，并一发不可收拾。

我不知道我怎么了。

我习惯于有他的声音相伴，我就那样做着，没有考虑会有什么样的后果。

毕业时，王超竟然离开了电台，从不知悲哀的我，开始为他哭泣，为他守候，为他祈祷。我就像疯了一样在网上到处寻他的消息。在论坛里，每看到一些关于他的文字时，我总激动不已。

后来，他的新书《左耳进右耳出》出版了，我不顾风雨与路程遥远，跑去买了一本。再后来，他的新书在JJ演舞厅进行现场签售会。我坐了三个小时的车，瞒着家人跑去参加活动。见到他的瞬间，所有曾经积蓄的感情瞬间爆发，那就是我聆听了近3年的一个最熟悉而陌生的人。当他为我签下一句"认识你真好"时，所有曾经的期盼与等待得到满足。

这是我们第一次在现实中认识彼此，也许会是最后一次。

我一直都不明白我的这一举动。对于王超，我知道这绝对与爱情无关，可一个理智坚持的我为什么会有这种空气中的感情呢？难道这是我脆弱的一面？

我仍在关注王超，想着王超，看他的书，看他的相片。我确实不知道自己怎么了？

21岁的我已不是小孩，工作的我已不再单纯，可……我怕"王超情结"会一直影响我，影响我的心情和生活。我害怕自己再继续这样在希望与失望之中度过每一天。

对于感情，我迷惑。我不知道那对于我而言是不是一种可以称之为感情的感情。20岁时，也不知道情为何物，也觉得校园里应该做的是埋头苦学，所以对于降临的一些东西，我巧妙地逃掉。

对于收音机，一个10年的爱好，不知道还会持续多久。从小学五年级到现在工作。其间收听了无数的电台节目。从最开始刘虹的《吉祥鸟》到现在的玩多拉的《老式汽车》。武汉的各家电台是熟得不能再熟，武汉电台、长江经济广播电台、武汉电台文艺网、武汉电台交通网、湖北电台、湖北电台健康娱乐频道、湖北电台经济频道、湖北电台文艺频道、湖北电台交通音乐频道、楚天电台新闻台、楚天音乐台、楚天交通体育台，这12个台的节目，我几乎每天都会去听。

说实话，我喜欢1998年以前的电台节目。那时的主持人是热情的、真诚的、坦率的、认真的，那时的节目是精彩的、有内涵的、富于人情味的、内容重于形式的。而现在的主持人，急躁、肤浅、喜怒哀乐变化无常，沉迷于形式主义。节目花哨，漫无边际，瞎侃瞎聊，跟着外在的东西瞎跑瞎跳，有点让人摸不着头脑，特别是一群很年轻的主持，缺乏一种对广播真正的认识。虽然学历高，能说会侃，但很轻浮，男主持人的节目，女孩子打电话进去时，说话总发嗲，女主持人的节目，男孩子参加时，女主持人又总喜欢问一些私人问题，好笑！刘虹的《吉祥鸟》、杨萱的《花仙子》、周伟的《广播文艺杂志》、王小勤的《今晚我和你》、李冰的《非常十二点》、柳莺的《阳光午间档》、杨华的《金典任你点》、阚红的《阚红夜话》、周俊的《难忘的岁月难忘的歌》、张弛的《关不掉的收音机》等，曾经深受我的喜爱，广告少，节目质量高，主持人感性的同时更多理性。

而如今电台节目，广告多、烂、杂且不说，各种健康节目几乎占了晚上8：00～12：00，这几个人们最清醒、最轻闲、最轻松、最自我的时节段，什么近视咨询、乙肝咨询、增高咨询、性知识咨询，真是既烦死人又有些恶心。

中国哪来这么多问题？心理问题才是最重要的！多一点音乐节目，让人们得到休闲与轻松，多一点谈心节目，让人们说一些不方便跟周围人说的话，得以释放。多一些饮食保健讲座，让人们从生活中的一点一滴注意自己的问题，绝对比那些咨询强得多。

工作时，其实更方便也更有时间去听收音机，但除了《老式汽车》、《点点心意点点情》、《今晚我和你》外，已不听什么其他节目了，更谈不上喜欢。我怀念的只是原来的记忆之中的节目，想念的也是那些已离开话筒的主持人们。也许真的是因为王超、任楠他们的离去让我对收音机再也提不起很浓的兴趣？也许现在电台节目不值得我再那样付出了吗？唉！回味着，也企盼有像王小勤、阚红、王超、张弛那样的主持人出现。会吗？应该会的！

对于你的节目，其实不论是《星星点灯》，还是《今晚我和你》，我都听得不算多，反正有时间就听，《星星点灯》已成为过去，却有我们武汉三师98级学生最美的回忆，因为有一段时间，你的这个节目在我们学校风靡。

晚自习几个朋友扎成一堆专为听你的节目，而不顾检查老师的批评，大家一致评论亚新：够真诚、够稳重、够人情味、够男人味。

刘思、丁蕾都是我的好友。她们时常参与你的节目，还带动了一批同学。那时与她们一起听你的节目感觉真好！可惜节目没有了，她们也走了。

《今晚我和你》从最开始听王小勤，到龚红柳，亚新，你们三人轮着上到现在的你和周璟。

那时其实更喜欢王小勤老师的主持风格，平易近人，娓娓而谈，点击要害，以理服人。仍记得王小勤老师曾经做过的两三期节目：一期是一位女同学参加的节目，那位女同学在读武汉外国语学校时，特爱听节目，后来考入中国人民大学，没法听了。于是每次都盼暑假快点到来，那晚她在人大打电话给王小勤，其实也没什么特别问题，只是想和王老师说说话谈谈心，那晚她们聊了很长时间，也聊得很开心。其实聊自己的生活对别人也是一种启示；一期是位年轻的男士打进去参加的，那晚他们聊得很投机："王老师，我是你节目的老听众了，每天晚上都守着节目，其实也有比较烦的事。每晚7:00一到，不知道是该看《新闻联播》，还是该听亚新的《星星点灯》，每晚10:00一到，不知道是该继续看电视剧，还是听《今晚我和你》，唉！这些节目都太精彩了。"这是那位听友的开场白。那晚王小勤只接了这位听众的电话。节目结束时，王小勤很开心地说着："今晚虽只接了一位听众电话，但让人愉悦。大家像老朋友一样，聊聊生活、工作、心情，又有什么比这更好的呢？"王小勤老师的节目的确更有个人风采，不急不躁，不慢不快，以聊天为主，在聊中启发别人，不是为了问题而说问题，谈不成熟的感情的时候极少。

而现在亚新的节目，我似乎找不到什么感觉，想提几点意见：

第一，每次听友打电话进去，第一句说"亚新，我听你节目好久了，你的节目真不错"时，我很不习惯你打断别人，要求别人直奔主题，谈要解决的问题。也许别人只是想随便聊聊生活、心情，而不需要解决什么问题呢？接听别人的电话时，希望耐烦一点。听友不知道如何更好地表达自己时，亚新应善于引导，就像老师引导学生，说一段口头作业一样。不要为了电话的数量，而不顾质量。碰到聊得来的听众，你可以和他一直聊到节目完都没关系。不要老盯着时钟看，更不要幻想下一个电话更值得自己去听。听听众的生活对自己也是一种提高。

第二，我讨厌高中生、大学生打电话进去说无聊的、不值得一提的简单感情，浪费时间，浪费表情，加强导播的接听效率，也许对节目会有所帮助。

第三，我讨厌女学生打电话向你发嗔，很恶心的样子，"亚新，你还认识我吗？""亚新，你猜猜我是谁？"那种撒娇的语气很刺耳。亚新在电话中应委婉地暗示一下别人，其他听众觉得你犹如一个大众情人一般，逗女孩子喜欢。

第四，加强与听众的交流，说该说的话，发该发的意见，提醒该提醒的人，放该放的歌，笑该笑的事，悲该悲的人。

第五，我替我那帮挚爱《星星点灯》节目的朋友继续关注着亚新。或许那帮朋友中，只有我还能如此悠闲地听你的节目了。我替我自己曾经的那种爱好，继续关注着《今晚我和你》，或许又会是不值得，又会是某种失望，只是希望自己曾经喜欢的节目和与同学们一起关注的你都好！

关于亲情，我一直很内疚，他们一直无怨无悔地为我付出着，而我什么也不能回报。唉！将来自己若为人妻为人母了，一定好好地为他们付出。让他们幸福、快乐，我欠父母的很多，我欠母亲的一条生命，我亏欠对父亲的理解、尊重与孝顺。无论怎样努力，我知道我无法弥补，特别是对于母爱。也许生活得好一点，工作努力一点，将来幸福一点，对离去的人和活着的人是一种无比的放心与安慰。

关于回忆、关于怀旧、关于日记、关于写信，我想只要好好活着，什么都可以做，活着不易，好好活着更不易，但我们要争取！

感谢亚新2002年12月13日在节目中播出了蔡的邮件，让我认识了蔡。他的那封信很让我感动，因为他对亲情的感知，对电台节目的看法。我们成了空气中的朋友。发发邮件，打打电话，说说我们的蔡甸，聊聊亚新的节目，谈谈彼此的工作，原来还聊得很好，但现在不知怎么回事，我给他留下地址。他说他给我写了信，但我没收到，我回家后给他打电话，他也总说很忙，有时说好给我打电话，结果电话响都没响。唉！我是难得碰上一个如此重亲情，喜欢收音机的朋友，却无法好好联系。他的手机号对我也没多大作用。唉！有些遗憾。听他说，你们因他的那封你播出的信笺成为好朋友，已很熟了，你还邀他去你那里玩，是吗？他有你的手机号，我没要。没那个必要。因为不想浪费你的手机费。也许说的还不如写的。

一天的时间,写了这么多东西,没什么主题,甚至有些杂乱无章,反正说了想说的。自从王超离开电台后,我再也不给任何DJ写如此这般长的信了。因为那些文字承载不了我的感情,因为那个收信人不值得我如此的写。我把一切干净单纯的文字都给了王超。我把一切值得如此写的东西都送给了王超。

而今天,2003年5月10日的今天,我又给一位DJ写信,虽然违背了自己心底对他的誓言,但我认为值得!我用我的文字与笔墨来感激曾听了10年的收音机,它真的曾经给我带来许多感动与惊喜,它真的曾经影响着我,让我深沉忧郁又让我积极认真。

21岁还很年轻的我,真的应该好好品味能够洗涤自己心灵的某些电台节目,让它们陪着自己再长大、成熟!

活着,是对生命的一种崇敬;好好活着,是对亲人的恩赐;工作,是对每一天的热爱;好好工作,是对生存的一种挑战;学习,是对年轻的一种负责;好好学习,是对文化的一种追求;微笑,是对自己最美的祝福;善良,是对心灵最美的净化;真诚,是对旁人最美的语言;自信,是对自己实力最明显的证明。

愿好的一切、美的一切永远伴着那些好好活着、好好工作、好好学习、微笑、善良、真诚、自信的人。大家共同追求、共同祈祷、共同等待、共同祝福!

不知道这封信能换来亚新什么样的举动?还记得那篇铃雨的《夜尘缘》吗?是写给一位DJ的。

祝:工作开心、家庭幸福、节目红火、女儿乖巧、妻子漂亮!

肖

4. 文字和音符的黑夜7点——《星星点灯》给亚新

我还是一如既往地在听着收音机看着书写着字。我开始越来越喜欢黑夜。因为黑夜里有王超的,还有那样一种白天喧闹后的宁静!

突然发现班上听收音机的同学越来越多,可是我不会去问她们在听什么节目。我知道在这样一个班级像我这样痴迷王超的人会是寥寥无几的。

晚自习从7点到9点半。7点到7点半是看新闻联播的时候,7点半到8点周日是班级各种活动如主题班会组织生活会，周一、周四是推广普通话，周二是教歌，周三是练字。8点到9点半就是自由安排时间，看书做作业问问题。

突然发现7点到8点耳朵上塞着耳机的同学越来越多，我很纳闷，但我没有问，班主任在班上"罩"着，他们充其量也只敢偷偷地听节目，作为学习委员的我不会在该干什么的时候做其他的事情，是的，我很喜欢听收音机，但我总是在不是上自习的时候听，如果那个时候是王超的时间也许我也会违纪的，我这样想着。

三年级了，还有最后的2年，我突然就感觉时间很不够用了，而我们也从一个主教学楼搬出来了，谁都明白这样的搬意味着什么，武汉三师把我们98级送走后，武汉市的中师从此就告别了它的历史舞台！

除了班主任和任课老师外，学校的那些曾经很器重我们的领导都不来我们这里看看了，她们去了主教学楼的江夏试验高中，一个校园里存在两种性质的学生，对我们中师来说是多么大的讽刺，但是我们不得不承认学校的解体。

于是我们的晚自习开始了自我的活动，听收音机的同学再也不用偷偷摸摸的了，更有甚者干脆将班上的收音机打开，1个班这样，2个班这样……7点到9点半，多么好的黑夜时间！

我还是看新闻，尽管收音机和电视的声音同分贝，因为我找不到一个节目，可以让我静静的利用那么宝贵的黑夜时间去聆听。好朋友丁蕾说你怎么不听亚新的啊！突然觉得亚新这样一个名字好熟——记起来了，原来他出现在黑夜11点，王超节目完后的时间，一个听过他节目的朋友跟我提过，可惜那时11点对我来说我已经很累了，我规定了听完了王超的节目就睡觉，否则会影响第二天的学习。

听收音机的同学越来越多，于是电视被人关了，我是一个不喜欢为小事和人争的人，于是我的听觉里也开始被电台笼罩。我开始听亚新了，恰好这时丁蕾的一篇关于亲情的文章在节目里播了出来，我发现在班上引起了不小的轰动。

我一直是一个喜欢文字的人，看着好朋友的文字在节目里播出来，我有点羡慕，尽管我的理想一直是将文字变成铅字。于是我也投了一篇文章。但我没有用我的真名，而是习惯的用上了铃雨这样一个我用了很长时间的笔名。一直就在幻想如果将来成了作家就用这个名字，其实那篇文章后来看来真的是我在电台投的最烂的文章，但是亚新却播了，甚至还在播的过程中放了那首与我心情很相关的歌曲。我在文章播完的时候打了电话，在节目里跟亚新谈我的感受，他问了一句话，你相信诺言吗？直到今天我都没有一个回答，但当时我却说了这样一句话：诺言在某些时候会成为誓言，在某些时候也会成为谎言，他笑了。

有一段时间他没有主持节目了，再听到他的声音时，已经知道他升级做爸爸了。投稿的同学明显的变多了，我很诧异一个文学综艺节目居然也有这样多的听友，其实很早以前我就接触过类似的节目，楚天音乐台的。听这个节目听多了，也就对它不那么钟情。我喜欢新鲜！

四年级了，学校里只剩下我们3个中师班180人了，一到晚上都来到了艺术楼。把原来的音乐教室变成了上课的教室，我们把本属于我们的东西都让给了那些要高考的高中生们！我明显感觉到了班主任的无可奈何，任课老师的怠慢，同学们的迷茫！变了，一切都变了。

还是上晚自习！但是味道越来越变，有的偷偷溜出去上网，有的跑到操场上散步，有的到寝室睡大觉，有的跑去吃饭，有的忙着谈朋友，有的去琴房弹钢琴"钓"高中小妹妹，有的在画室画画准备考湖北美院，有的在舞蹈室跳舞准备考武汉音乐学院，有的在教室听收音机，有的看电视，有的看书，有的写字。大家在玩中过着刚开始的最后一年学生生涯！我还是做着自己该做的事情，当作业被满教室的传抄时，我为我们这样一群同学感到悲哀，曾经我们都是中考的高分儿，很多同学分数都达到了重点高中甚至超了很多。

班主任开始查勤了，她怕我们出问题，但只是查勤，完了就在办公室，找同学谈心。于是我们很多同学又窝在一起听节目了，并且我发现3个班的收音机总会在同一个时刻响起，那是亚新的温情的声音。

投稿的同学还在继续。我突然听见有同学参加周日的节目，打电话在节目里念自己欣赏的文章，老天！那时学校只有一个商店只有一部电话，8毛钱一分钟，她们念一篇文章就要花掉她们一天的生活费啊！

肖在班上是节目的忠实听众，在看到她又准备寄文章时，我把暑假写的一篇关于土超的文章塞在了她的信封里，除了文字，还有那个铃雨的名字我什么也没有写，我希望和亚新同一个工作大楼的王超能听到，这是我的目的。

过了国庆，我听肖说有我们武汉三师的专题，我问还有谁的文章，她说981，982，983的都有！

我们终于等来了那一晚，而那晚也是我们所有三师98级听亚新的

第三篇 心"新"相印——听友和亚新的交流

节目最团结的时候，也是我们最后一次这么多的人聆听，我听见3个班的收音机声音都打到了最大，更有的同学自己的收音机也开着。

熟悉的版头过后，亚新就说了今天是武汉三师的专题，我看见每一个同学都很认真地听着，没有了往日那种喧闹和嬉戏。就在版头播的时候，几乎不到我们这里来的团委书记过来查勤，他的第一句话就是：你们班播的谁的文章？班长很大声的说肖！我们诧异他怎么一来就问这样的问题，我想他肯定进了其他2个班的。进981班肯定说：都上晚自习了你们还听收音机，关掉！哦，原来是你们的专题！进982班肯定说：你们班也在听！

第一个播出的就是我的文章。我突然就觉得自己不真实了，我在别人的节目里说着挚爱的王超。文章是在那首低沉的小提琴声中娓娓道来的，在文章的结尾他放了那首王超很喜欢我也很喜欢的齐秦的歌，就在歌声中我突然忍不住哭了，为了喜欢了好多年的王超，为了现在其实也迷茫的自己，也为了我那些同学，我没有在歌声完时去打电话，在听到文章的时候我就不知道该跟谁说些什么了。

我在听完自己的文章就离开了教室，去了对面的琴房，弹起了那首我常听却不常弹的，对于王超那是爱却不是爱情！我看见3个教室里仍有很多的同学在守着收音机，我也听见一个同学打进了电话说自己文章的感受，而肖的那篇文章却没有播，多少让我觉得有点对不起她，我借她的信封投稿，我的文章播了她的却没有！

在琴房里，我的泪如泉涌，我在那晚的日记里只写了几句话：感谢亚新在节目里播了我的文章。

后来我们仍窝在一起听节目，仍在每一首歌响起时跟着哼唱，仍有同学投稿。

后来我们没有了晚自习，我们要在每晚分小组集体备课，集体讲课，集体评课，我们开始为毕业做准备了，节目远去了，歌声远去了，我们也要彼此远去了。

再后来，我们要实习了，我没有跟学校老师集体实习，我回了家附近的中心小学实习，"五一"收到同学的信，其中就有这样的话语：此刻寝室里正播着亚新的节目，真的难忘那些我们在一起听节目的时光。放着那首"不要问我从哪里来，我的故乡在远方"。我们现在都在远方！我羡慕他们那么忙还有时间在一起听节目！

2个月的实习完后，我们都回了学校，谁都知道这是我们最后一次相聚了，我们要参加毕业考试，要评优秀毕业生，要参加毕业典礼。毕业考试我很顺利，甚至我不喜欢的高等数学都考了 80 分，优秀毕业生是中师 4 年的所有成绩表现的累计分优秀者，180 人 10 个名额，我很庆幸自己身居其中，而毕业典礼，我却是最失态的一个，我们说好微笑着分手的，但当最后 180 人集体合唱我们的校歌时，我的泪水就再也忍不住了，任周围的同学不断地递着他们的手巾。在班上我一直都是一个坚强的人，可是我的泪就是这样的不争气！

我们毕业了，挥挥手不带走一片云彩！

后来我们还联系，但只是彼此问问：在干什么？工资多少？心情怎样？没有谁再提起亚新和他的节目了！

后来王超离开了电台，我的收音机坏了。

再后来我们跟亚新失散在了武汉的滚滚红尘中！

文章写到这里也许该结束了，因为武汉三师跟亚新的缘分随着我们毕业慢慢的远去了，但我想最后写点我的感受：

我上班后，有了一部收音机。《星星点灯》不在了，我知道他去了另外一个节目。那时这个节目在时我就在另一个时间段听到过他的声音，王小勤老师的一档节目，只是当时除了我没有一个同学知道。那时他主持 2 个节目，主播，和红柳次播，那时喜欢王小勤的成熟女人的味道。但当一个节目里出现三个主持时我知道有一天王老师会下来，他们中的一个会接班，所以我很少听王老师的节目，因为我认为 2 个接班人之间会有场看不见的战争！

王老师不在了。

亚新出现在节目中。

一年过后我在亚新面前冒了出来，我给他写了一封长达近 10 页的信，说着离开后的生活，说着分开的同学，说着曾经的武汉三师，他给我回了邮件。

2003 年 12 月我第一次参加了亚新的节目！

2004 年 8 月亚新给了我他的手机号！

2004 年 12 月我第二次参加了亚新的节目！

2005 年 3 月，我见到了亚新，他是我见的第二个主持人也将是最后一个，而第一个是王超。

我一直在校友录里说着我跟亚新间的联系，我也一直跟和我还有联系的同学说着亚新！

后来，我跟曾经武汉三师的大部分同学联系上了。并且有机会就聚在一起！

再后来，我在亚新节目里看到了生活的勇气和梦想的追求！

感谢曾经的黑夜7点，那样一段有文字有音符的黑夜7点！

感谢亚新曾经用他那成熟稳重的嗓音陪伴了一个又一个迷茫的学生，让他们在节目里看到了自己的灵魂！

最后想说的是，武汉曾经有一个很优秀的文字加音符的节目《星星点灯》！它的主持人就叫亚新！尽管现在节目早就不在了，但它曾经温暖过武汉三师三个班的180名同学！温暖过很多很多的听友！

亚新，2年前就跟您说过我在写文章，当时还说好写好了给您看。那时就写好了7篇文章，后面的三篇一篇是写您，一篇是写王超的，一篇是写王小勤和您。这2年里我发生了太多的事情，所以一直都没有写。今天凌晨零点我突然醒来，大脑里就是这样一篇文章，于是我再也等不住了，早早的就来写它。希望还没有让您失望！

请您相信：曾经我们大家真的很爱很爱您！

5. 静水深流的回帖

看到论坛上的文字，一下子想到1999年的那个夏天，那年第一次听到王超和亚新的声音，听广播这么多年，他们两个是我记忆最深的，也是最优秀的！看到楼主文章中段的几个"后来"，我的眼泪就在眼眶中打转，武汉夜边缘——潮流新速度——墨水和纸的故事——最后一首歌——我们都是离家的孩子，在家的时候想离开家，离开了家又想回家——看了这些把我思绪又带回那个美丽的仲夏夜——和楼主一样我也是非常喜欢王超，现在回想起来，就像是刚刚发生在昨天的事！在听7点的《星星点灯》时就经常听亚新提起武汉三师，多年以后，斗转星移，物是人非，今天看到武汉三师同学的文字，心里涌起对过往岁月的些许怀念！

还记得——那次王超送一位DJ走时，他们在电台里一起大声唱着那首臧天朔的《朋友》，他们的声音很大，他们说下节目要去喝酒！他们说着彼此的故事！还记得王超在一个寒冷的冬夜主持的一期，叫——她们曾经来过——。

亚新回馈：

肖，你在节目的论坛上，写了最近你在工作、感情、未来等的痛苦和迷茫，我很能理解你的无助、彷徨和愤怒不平。

人有三个混乱期：逆反的青春期、初入社会的茫然期、结婚前后的磨合期。肖，你是第二个时期，我知道你在事业在爱情上的一些曲曲折折，你还真是处在由小毛毛虫转变为蝴蝶的过程中，我的这个过程从毕业开始，经过了六七年，才在事业上拼到自己的小小空间，所以，埋头做真实的最好的自己，一有机会，就别放过！你的文字，让我轻叹：为过去的自己，和现在的你！

《箴言》第二十三章第十九节："我儿，你当听，当存智慧，好在正道上引导你的心。"虽然自古正道就沧桑，就不易，可是还要这样走。

我依然会祈祷老天爷：有权有势有钱的人家，在红尘里，有呼风唤雨的能力，你要看得见平凡人家孩子的努力和挣扎，请在你内心为你我这般的草芥，开一朵绚烂的花！

世上有两类人：活得轻松的，活得不轻松的。不用讳言，出生得好的，有背景的，有靠山的，日子要好过得多，而没有背景靠山，父母都很平凡的，就像我和你，还有那么多的"我们"，是后者，活得很不轻松，困难时，抬眼望，没有一个可以依傍的人，你就只有你自己，没有别人可以真正帮你，因为别人没有义务来帮你啊！

没有路子也没有关系的孩子，只能是自己惦记着自己的现实和未来，没有资本可以胡来和挥霍，每走一步，都要掂量和谨慎，都必须对自己负责，丝毫都不能松懈。

我一直遗憾和怜惜自己的是：在我学着承担责任的时候，就很少像小时候那样大笑过，一个很青涩的生命必须自己摇摇晃晃地往前走，父母只能把你养大成人，剩下的路，你要自己走，不是他们不愿意，不是他们不想。我到现在都还记得我来武汉工作不久，有次妈妈打电话给我说：亚新，你自己要照顾好自己，爸爸妈妈没有能力帮你什么，一切要小心，别太老实。妈妈说得很平常，可我知道这几句话的分量和祝愿，老人的歉疚和交代，还有疼惜和爱。我在放下电话后，没有心疼自己，只是流着泪很心疼自己的爸爸妈妈：他们已经很伟大很了不起了，养大了我们几个儿女，已经是那么的不易，还在我参加工作时来表达他们不能给予更多的歉疚。在这里，我要向我的父母，还有那么多爱自己的子女的父母说，你们已经给了太多，用一辈子都无法报答，你们就不要有歉疚，要为自己骄傲才对！是的，不是他们懒惰，也不是他们不努力，起点的高低注定了很多的东西，力有所不逮，他们确实是没有能力来帮到你什么，那就只有自己来。遇山翻山，遇水涉水，即使山上有猛虎，水里有鳄鱼，你再害怕和无助，也要咬牙往前走。

我在有限的可以自己把握的机会里，谨小慎微地活着，默默苦干着，很多时候也会寄希望于权力人士的良心发现和公平处事。我从农村一步步走出来，经历过的和看到的，让我对生活又爱又怕，爱的是，我懂得了生命是一场盛宴，那样的丰富多彩，那样的万般滋味，是上苍给我那么长时间可以享受的奢侈。怕的是自己走得不轻松，生命有太多的褶皱，没有完全舒展开，如同没有完全开放的花儿，会对不住在人世里这几十年的花样年华。

我感受到的贫穷及其带来的生活压力，让我过早地明白，这世界很多时候是没有绝对的公平，不是你以为事情应该怎样就是怎样。于是，不管你愿不愿意，你要选择的是低头耕耘，流着汗，或者流着泪踏踏实实去走每一步，可即使这样，很多时候也是不敢问回报地先付出，还不知道最终结果如何！

当然，我在一路走来，碰到几位真心诚意帮我的老师和领导，曾经工作过的单位有，现在的单位也有，给了我很多的支持和鼓励，我很感激，并深深感恩。我没有去刻意走近他们，我一向不想给别人增添任何额外的麻烦，只是在我觉得非去不可的时候，我就去沟通了，面对面把情况说清楚，然后转身，用辛苦的工作去报答！所以，剔除妄想和投机取巧，还是要走正道，即使很沧桑和辛苦，还是要这样走。回头看，吃了很多的亏，但心安，至少可以白天面对自己孩子清澈的眼睛，夜晚面对自己的灵魂，我没有依赖谁，没有害谁，没有巧取豪夺，没有挖陷阱让别人跳，哪怕别人把脏水泼在自己身上，我也不多言，除非有人搞得太离谱。因为，我知道，我们的路上，总会有机会，总会碰到好人，或者你生命的贵人，不要轻易放弃自己内心的希望！

很多时候我也在想：是你们给了我很多，而不是相反！说"谢"，分量太轻，我就说，我懂！《约伯记》第三十五章第十节："造我的神在哪里？他使人夜间歌唱。"所以，我总是固执地相信：即使在暗夜里，上苍也会照顾每一个卑微如草芥般你我的生命，让我们都有阳光雨露,我们就自己努力,好好活着,好吗?

"在黑夜里,我们都可以看到真实的自己,看到自己并没有堕落的灵魂!在倾听里,我们都可以看到自己的影子,看到自己的影子并不孤独!在诉说里,我们都可以看到内心的坚强,看到坚强背后的勇往直前!"这是你的帖子后的几句话,反送给你们!

6. 谈话节目主持人好像有过"自杀事件"

亚新老师:

您好!我是一名18岁的男生,今年读大一。我喜爱播音,以优异的成绩考校广播台,我对心理学也挺感兴趣的。这点算是自我介绍吧。

今天我写来这封信,不准备谈我的什么故事。

我想尽量做一个简单的人,却不容易。周围的人,了解我的人都认为我十分乐观,有人有不开心的事也会跟我说,我尽量去让他们开心。因为我坚信:任何事物都有两面,有时即使是一个很大的打击,如果能找到这件事好的一方面,可能会活得轻松些、舒服些。我发现我会经常安慰自己,我不敢后悔,因为发生的事已无法改变。

支撑我心灵的两条想法是:(1)人是自然界的生物之一,个体实在太渺小了,存在与不存在,不必刻意强求。(2)人总是会离开这个世界,生命会结束,任何人都逃不过,所以老天是公平的。

在这里,我想谈一下对您和您节目的看法。广播业好像是20世纪80年代兴起的,90年代有了调频,与之同时出现的当然有夜间谈话节目。可能我以前没有仔细地听,但心里却形成了定式:(1)夜间谈话节目好像都是女主持。(2)当有听众问某一主持人为什么心情总是那么好,那位主持人说,因为她是在工作,工作中的她必须保持好心情,好状态。而她希望尽量不要把工作中的问题带到生活中。所以,她没有与听众私下有很多交流。节目可能会显得干枯,没有真心的交流,只是工作只是模式。(3)谈话节目主持人好像压力都比较大,好像有过"自杀事件"。

但是,您和您节目的出现,改变了我所有的这些想法。您的声音听起来并不沉重,不压抑,很轻松、亲切,偶而在电波那边会传来您爽朗的笑声,很惬意,很舒心。您有一次在节目中说:您不敢说您能给大家多大的帮助,如果有收获,那也是听友自己的悟性和思考的结果!的确,很多事情需要听众自己解决,您只能提供一些建议,但更多时候,您用您那如涓涓细流般的话语，抚慰了多少郁闷的心灵，您有可能改变了他们的一生。16岁的女孩、李涛大哥等人的故事，给人的不仅仅是感动，应该是震撼，对心灵猛烈的撞击，16岁女孩的祝福，给人不仅是温暖，还有力量，一种对生命无限珍视的渴望，一种与病魔斗争的力量！

付

亚新回馈：

很长时间我都不接纳别人给我的肯定和赞美，因为我觉得我不配，我习惯把自己放低，谦卑本没错，可是我经常发现把自己安放得太低，那是自卑，反而不是真实的自己。

而且，我是如此用心地学习和劳作，我没有浪费韶华，我像无数的农民一样在弯腰匍匐耕种，我必然是有收获的，"汗水滴下的地方，会开放一朵向你微笑的花"，于是我开始站起身来，我不狂妄与自大，我依然谦卑，只是我不必有太多的防卫，也就不会有太多的伪装和自卑。我也不允许别人来侵犯我，我在坚守我的底线，尤其是有人有意无意在突破底线，我会反击，在必要的时候，可以不顾一切地，而不是以前无原则地忍让，这是对自己，也是对对方最大的尊重，因为听凭对方胡搅蛮缠，其实是一种纵容，纵容的结果是伤害，伤害自己，伤害对方。

我在了解我到底是谁，我在活着的时候，能为自己做什么，能为他人做什么的时候，真正的我开始发育长大。我清晰地听到骨节生长的声音，我看到那个我在欢笑，我很卑微平凡，同样我发现我是如此独一无二，我能给身边经过的人一些爱，一些悲悯，一些关注，一些陪伴，一些温暖，一些欢乐。虽然我也有恨，有冷漠，有嘲笑，有忧愁，有卑劣的念头，可我在接纳自己，连同你的赞美和欣赏！

《诗篇》第三十四篇第一节说："赞美他的话必常在我口中。"谢谢你，你是如此善良和有力量的人！

7. 今晚你的两个举动让我挺感动

亚新：

你好！

请允许我没有如诸多人一样称你"老师"，因为这样我会觉得没有太多的距离感。

听收音机很多的，却一直没有听到你的节目，居然一直未曾发现！近两个月为了备考，到了晚上才在收音机的陪伴下发现了《今晚我和你》。

听了这节目后，给我最强烈的感觉是震撼，深深地震撼！震撼之后感受到的是一种心灵的柔软、一种积极向上的力量！

本来一直在酝酿跟你写封信，很久，似乎都觉得还不是时机，只是今天的节目令我实在有一种抑制不住的冲动，于是放下书本，欣然地拿起了笔。今天的三位参与者（有着不同寻常的三位），似乎约好了在这一天令我们动容：听到那位勇敢说自己是一位心理障碍者的朋友的诉说，我也非常愤慨。我经历过的这种"就医"的经历也曾留下许许多多的不快，与其说是医生冷漠，不如说的确是今天许多人心真的冷漠，有时在我们脆弱的时候，这些冷漠真的有些无法承受。

其实有个看似奇怪的现象，似乎人人都在感叹人情冷暖，控诉这个社会的"物欲横流"，但在我们感受周围有许多共鸣的同时，又不断在客观世界里遭遇挫伤。是缺少光明，还是隔膜太深呢？或是如今人们都成为了"理性人"呢？只为最大限度的追求自身利益？也许在人性方面，还是不要把经济学应用得太好。当我们的理想被现实无情地击碎时，我们似乎就缺乏足够的勇气去坚持它，而努力去坚持的时候又很累。

今晚你的两个举动让我挺感动。一是那位朋友在说自己是一位心理障碍者时，你马上恰如其分地说了一句"没关系"；二是那位朋友的电话断了你马上要导播打了过去；也许这是两个很小的细节，但非常非常的关键，我很想对你说声"谢谢"！为了那两位朋友，也为了你这两个细节带给我的感动。

其实我是个很敏感的人，所以常常觉得很累，我自认为善解人意，但也许与我相处的人会感觉比较好吧，但我自己总是会在很多事上将就别人，若是我行我素让别人不舒服，我亦会很不安，很矛盾。

理想与现实总有诺大的差距，这种强烈反差一定带来不快。总是想，还该不该把理想弄得那么美好呢？有人说成熟就意味着将就和委屈，意味着个性的东西越来越少，真的吗？总是想呐喊却又总是选择了沉默，含蓄是一种美，也是一种负累。

我这几年也碰到一个很大的总也未摆平的麻烦，麻烦的是它不以个人的意志而改变。我再怎么努力也帮不上什么忙，最痛苦的是常常让人担心将来。听了节目中很多人的困难，开始觉得痛苦在生活中是司空见惯的，并不是看到有人比我不幸而找平衡，而是更觉生活的厚重，更能深刻地看待生活。很多人的困难你也无能为力，但更重要的是那个倾诉的机会。我是个不太爱向他人倾诉的人，反正说出来别人也帮不了什么，而我还够坚强，所以总在自我疏导。

我对你的节目的要求是：永远办下去，仅此而已！要保重自己，呵护好自己的心！

以前曾有许多我喜欢的节目总是在一段日子之后就消失了，似乎好的节目那么容易变。最后想对你说，你的节目也许只是一个浪头，但正因为千万浪头在一起，就会形成能改变的浪潮！

菁

亚新回馈：

"听了节目中很多人的困难，开始觉得痛苦在生活里是司空见惯的，并不是看到有人比我不幸而找平衡，而是更觉生活的厚重，更能深刻地看待生活。"这是你的原话，说的多好啊！相信你是透过别人的镜子，在反观自己！所以你是个很善于学习，很有悟性的朋友！

《提摩太后书》第二章第二十一节："人若自洁，脱离卑贱的事情，就必做贵重的器皿，成为圣洁，合乎主用，预备行各种的善事。"对于倾诉的听友，我也许是那器皿，但对于我而言，听友永远是我的器皿，我们都在黑夜里说善言，许善愿，做善事。真好！

在朋友给我的信件中，经常能看到朋友担心我做这节目时间一长，会积累很多的负面情绪，会对我不好，甚至在节目现场叮嘱我多喝水，在武汉广电局的传达室收到很多感冒药，或者喉片，很多是没有留下姓名的朋友，上面经常就是大大的四个字：亚新亲收。犹如大大的关爱，让我莫名的感动，所以很多时候我连想说声谢谢，都不知道对象，在这里一并感谢了！

其实做这节目，你要真的在用心做，会很累，因为你要把自己放进别人的内心，去感受悲喜，但同时，你要不失去自己，要有自己的存在；要有一个成为对方的我，要有一个成为自己的我；要有同理的我，要有思考的我；要有一个感受对方感受的我，还要有一个感受自己感受的我，失去一个，就很容易偏差，不得要领。所以，我曾听有人说，这节目还不好做啊？不就是陪别人聊天？谁都可以做好！这名牌节目谁做都会红！我一开始也觉得说得有道理，可一旦沉下心来，浸淫其中，才知道此言差矣！任何节目其实都牵扯到相关的领域，娱乐的，音乐的，新闻的，科教的，背后都和相对应的门类紧密相连，可以这么说，很多节目其实是某个领域的具体显现。所以，节目做得越久，越对每个节目都有敬畏感，有时候在听某些节目时，听到某个主持人完全不得要领的时候，我总是在心里感叹：可惜了嗓音，可惜了节目！这不是矫情，是一个主持了不少节目的主持人的感悟，所以，你要是和节目融为一体，你会不觉得苦，也不觉得累！

当然，这类节目的特性注定了主持人必须要有自我调整自我过滤的强大能力，我不够，所以五年来一直坚持学习心理学，虽然它不能包治百病，但确实给了我一个强身健心的不二法门。在我不开心的时候，我会静观自己、打坐，见我的督导老师、我的心理学同学，还有我的朋友，所以，我还好。

《何西阿书》第二章第十四节："我必劝导她，领她到旷野，对她说安慰的话。她从那里出来，我必赐她葡萄园，又赐她亚割谷作为指望的门，她必在那里歌唱，与幼年的日子一样。"在你们的文字里，看到了你们的心，在你们的心里，我看到了一个个挂着爱心的葡萄园！

8. 亚新你的发问，让我们清醒，甚至有点手足无措……

亚新：

你好！最近还好吗？生活还好吗？心情还好吗？身体也还好吗？

有挂念，有淡忘，有由衷的微笑，有淡淡的梦想。

耳边有很多声音，夜深了，心却未静。

你的声音又在这样一个夜里开始清晰，开始和着我的敏感，与内心贴和，产生了感动和宁静，不知为何，最近着迷地寻找着一种美，一种诗歌中才能容载的美，一种凝炼和自由的美。也许，是太久没有写下一点很美丽的文字了吧！也许，是在这种来自心灵的不安中，我开始有所迷失吧！

我害怕着自己，没有了成长，没有了思索，常常会面对天空，面对人生，说："也许，也许停留也是一种成长吧！"

夜，给了我们飞翔的翅膀，让心灵孤独，也让心灵被自己震撼。

感觉你解决问题的方式在改变，感受着你的真实和平凡，感染到我去一次次体会夜空独特的美，它有了一个绚烂的边，在伸展，在微笑。

亚新你的发问，一次一次地，让我们清醒，甚至有点手足无措。

我们在世事中纠缠，我们被太多的声音所束缚，我们迷惘。

我们小时候以为，只有在不了解外界的时候，我们才会迷失，而现在才明白，人只有在不了解自己的时候才会迷失。

我知道，我到底要的是什么，我知道夜空中有一颗闪亮的星星是为我而亮的，尽管，我知道，我并不拥有它，也不想拥有，只想静静地沐浴在它的温柔和纯洁中，看着天空，或微笑，或悲伤，或无语地静默，或空灵地迷失，这些都不重要，重要的是，我正存在，并正从这种种情绪的纠缠中抽身而出，生命的超越，伴着一次次生命的冲击，复杂和混乱，开始不再遥远，开始变得平淡而美丽。人，似乎总是在缺失时就踏上寻找的旅程，但有时，当我们并不缺失时，我们便该开始寻找，寻找在这拥有背后的满足和信赖。也许，拥有什么并非是你幸福的事，而面对它们的遗失，面对它们的变幻和改变，我们能平静地生活，能发现。原来，人生不是依靠在由这些琐事所筑的墙上的，人生，因为这些细节而丰富，却并不因此而过于纠缠，因为，人生的转角处便是又一片风景，我乐此不疲，享受着我的生活，如同一个读者，这种抽身而出的快乐，让我幸福。

可是，人是容易做思想的奴隶的。有人从不思考：现世中的拥有和情绪背后所隐藏的是什么，也就不知道自己真正在乎和值得"纠缠"的东西是什么，也就在一件件事情中不知所措，最后能留下的恐怕也只有满满混浊的一潭池水，因为缺少平静和沉淀，所以，会在声音和行走中混乱和遗忘，忘了只有自己学会思考才能真正清醒地为了自己而自由地生活，除了自己，谁能给你答案？别人，只能是一位读者，揭开你混乱背后的脆弱，自卑，或者是迷失等等。

而方向在哪儿？

不超越很多自身的习惯和懒惰，是无法成长的。而我，则更像是思想的奴仆，快乐地跟随着它，却也忘了，生活中除了跟随以外，还有融入生命的理性、坚持和行动，很多东西不变成内在的东西去流淌，是无法持久的。而生活，没有了自由，没有了发自内心的理解、宽容和微笑，只能是一种压抑的痛苦。我曾承受过那种压抑，但很多年来，只是成长的一个过程，它的存在，如同未来一样，给人留下的只是或深或浅的脚印，而脚印也有被淹没的一天，到有一天，找寻不到成长与挣扎的痕迹时，我会有多么悲伤和遗憾？我竟如此深切地挽留着我的青春，我成长的足迹，也许有一种情绪，它背后的是我无法面对的自己过分的在乎。

面对走走停停的人生，原来，我依旧没法释怀，依旧没法平静，但幸而我们便是如此反复地成长着，反复地体味着什么，最后真正的归于平静和释然。我依旧在期待着永恒，哪怕只是瞬间的永恒。

灰色的记忆，黑色的天空，模糊的面容，在这个夜晚，有了空气，有了生机，有了蓝色的忧郁和橙色的温暖，我依旧快乐地在思考和超越。

喜欢这种方式，像老朋友似的，倾诉着，而你，也在另一端，无声地倾听着，也许也会有感动或震撼的一刹那吧！人，毕竟是都在一个天空下生活的。今天，朋友说，在这个世上，真有那么一个角落是真正适合每个人的吗？看着天空，昏暗的灯光下，世界竟然不那么模糊，因为我知道，也许每个角落都是适合自己的吧！只看你在何处停留。

从未想过，会在哪儿停下，永远停下，也许，我是适合漂泊的吧！心，需要一个归宿，却也要偶尔出去看看天空，并重温那幸福而满足的微笑。

之所以很少给你打电话，是因为真的不知该从何说起，不知在哪一段时间里，我的思想是否能处于自由的状态，有时候，知道结局比不知道要残忍得多，所以，人是脆弱的，而我宁愿在某个转角处依旧期待，因为，我永远不知道，人生的结局会在何处，所以我是幸运的。说不清为何每次在遇到事情，并很混乱时都不诉说到底发生了什么，也许是习惯了吧！习惯了在情绪中抛开一切纠缠，直逼内心的快慰和那种确定存在的感觉吧！

走吧，朋友！我们互勉，共同快乐地追求吧。管他呢？生命背负太多，终是要以各种形式去终结，而问题是不可忽略的，解决不了心灵上的空洞，便会太过纠缠。

好了，朋友，晚安，祝福是我的呼唤。你听见了吗？但其实每天均如此，为何只是在这一天才感激呢？

刘

亚新：

其实，很早就想给你写信了，只是在世事中纠缠一阵，方知问题在哪儿，到现在，才能自由地随心而动，让心灵的声音在这个夜空再次奏响。

知道吗？不是每天都会听你的节目，却总会在混乱或迷失，不知所措时想到你和你的节目，因为，在你和你的节目那儿，我迟钝的心才会有一丝的感动和震撼，我能看见自身的本质和心灵闪动的光明。我相信，生命是可以自由地呼吸的，而人生也可删繁就简。

我不知，是我感觉错了，还是什么，发现你最近情绪有点急躁，解决问题的方式和从前似乎不太一样，短短的时间内留给人的启示，似乎因为什么东西而变少了，但也许感动只要一点也已很珍贵了吧！人生不能太过分的要求，值得去守候的，不是不死心的期待，而是真爱，是以心灵接触为前提的存在，哪怕它和生活有一段无法改变的地理上的距离。

夜越来越深，有一丝凉意，有一个朋友在节目中为你祝福，为你微笑。你不是我的崇拜偶像，只是一个"可有可无的影子"，却也是一颗唯一的星星。对于朋友，我常想它背后承载的到底是什么？也许是平淡吧！经营你的人生，自由地、善良地、也有遗憾地生活，会让你能更加快乐地飞翔吧！每个人背后的故事不是别人所能想象的，因为，成长让我们渐渐看不到自己的幸福。

这只是一个过程，人生终会是，守得云开见明月的吧！纠缠了，才会在回首时猛然发现，月正挂在天空，正如，路正在前方一样。

提起笔，却在矛盾边缘徘徊，不知该从哪儿进入。

习惯了，在夜晚，在音乐中，以熟悉的声音为伴，于是，有另一个声音从心底发出。试着将收音机的声音调大，却觉得有点让自己找不到自己。在喧闹中，我不再坚定。它并非洪流，却冲击着我混乱的思绪，于是，调小了声音，让那熟悉浓缩为一丝黑夜中的缥缈，可它并不虚无，反而让我变得清晰：在那个曼陀罗花开的季节，开始拥有自己的另一个春天。

趴在桌上给你写信，已经很久没给你写信了，可又有多久？人生因为有了一份牵挂与思念，时间才有了意义。有时，一觉醒来，看时间如流水般的消逝，竟不禁微笑！我设法去感知它的离去，因为注定的离开，如躲在这低鸣的音乐后面一般，注定给你熟悉的快感，因为似乎走了，也就无所牵挂，也就少一份不知是该调小，还是调大的矛盾，但也许矛盾真的不存在了，也就真的不再有什么东西能离去，那时，我们恐怕早已一无所有！

我不是一个什么都能按计划来的人，我是感性的，但也许每个人都是感性的，只是我比他们幸运。我隐藏在贝壳后面，不去抵抗，我在成长。不知从什么时候开始，有了不去擦拭需要涂改的字迹，我是记忆，我怜惜着自己，不去委屈自己要忘掉什么。既然，它总会在某一天淡淡忧伤的秋晨，在那个你曾坚信自己将永远无法释怀那些记忆的阳光明媚却带着眼泪的日子里，在你那不曾预想到的一天被遗忘在那个依旧笼罩着淡紫色的角落，那么，又何必要强迫自己忘记？觉得自己比别人幸运，是因为内心的苍白和丰盈，可以在一次次的感觉中升华，渐渐的，我竟不再背负那么多！人生没有草稿，人生短暂，充满变数，却是那样芳香怡人。

没法割舍的，总是那份时时在经历的酸甜苦辣。我如此眷念着一切的拥有，我幸福得意，只想沉默，看人来人往，看世事无常，看人生变化，看梦幻人生。做一个人生的旁观者，竟满心幸福！似乎别人的快乐也能在自己的微笑中荡漾。

不知道为何今天会给你写信，只是，好久没如此安静地听听你的声音了。

今天，终于安静了，也终于，开始在徘徊的岸边眺望天空的星辰。

我并非一个恋海者，虽然也会为它的平和、闲静和博大所深深震撼。我并不向往海，却相信，我总有一天会见到它。我不知这其中预示着什么，却清晰地感知着心灵在流动中的平衡与明亮。想了很多词：灿烂，闪亮？它们太耀眼，我喜欢平和的色彩，给人那种暖暖的，幸福的感觉。从不认为抓不住的就是缥缈的，甚至是虚无的。我坚信，灵魂是可以相通的。我不需要天堂，我只要一个灵魂相通的微笑。脑中会不时地浮现出生活中的我的笑容。

我像个什么呢？我不知谁会像我一样，在镜子中看自己微笑，一次次一遍遍，我搜寻着那微笑背后的满足，和满足背后的不在乎。是啊，我不在乎。我是个不在乎很多的人，可我也和很多人一样，深深地在乎着什么，默默地被在乎。

前几日，一个人呆在寝室，只一个人，本没觉得寂寞，后来寂寞隐匿在纷乱的背后。纷乱中没了出路，没了思考，也就没了寂寞。直到那一刻，那个黄昏，亲人、朋友，熟悉的、渐远的朋友们，问候在那个黄昏，掩映着七月独有的夕阳，幻化成记忆，记忆触痛了沉睡已久的寂寞。我又一次在真切地体味着有些伤感的落寞之后，品味着这份如泪水般晶莹的幸福。

其实，我们从不曾被谁遗忘，正如我们从不曾遗忘那些以为被遗忘的朋友们一样。那个黄昏燃烧了太多的记忆，我恪守着我的信任和永恒，如那蝴蝶般绚烂，那绚烂让我温暖，却不会伫立着不知所措。有时，人是该给自己一个角落，关了门，只留自己在心中，静静地感受这份复杂和迷乱，然后渐渐明亮，找寻到一条路，一条即便是关了门也能愈走愈远的路。

你像一位老朋友，偶尔翻阅便拾起了那份熟悉。可我真的不想说是相见恨晚的老朋友。因为，相遇已是一份恩赐，而相知是断不了线的风筝，即便相隔再久，依然心心相印。但我知道，有一种朋友是"相见恨晚"的，但晚与不晚，漫长等待后冥冥之中的相见，便已让晚有了一个尽头。至于，走与停，始点与终点，全是今天之外的礼物，我不是一个为过去惆怅的人，不是一个为未来而担忧的人，我只有今天，今天的真实已让人手舞足蹈，更何况我有一个昨天和一个明天！

常会觉得，自己，亦或是每个人有点儿可笑，我们真的像孩子，标榜着自己，却心存不安，不同的是，孩子们会用语言表达，而我们更多的是沉默，甚至是否定。没有好与不好，没有对与错。花儿在不同的季节会有不同的笑脸，无论它在生命的起点对自己微笑，还是在人生路上对每个人微笑，亦或是缤纷落叶的季节对生命的存在微笑，心存感激，面带微笑，总是好的。

别人和自己永远是两面镜子，它们面对面却彼此空无。因为在它们中间少了一个人，当一个人走入两面镜子之间时，它们才有了属于彼此的东西，不再空无。也许不将什么东西放在自己眼中与放在别人眼中对比一下，只有自己看自己，别人看别人，注定要空无。可是，当有一天，走入其间的是一张两面相同的扑克时，它们彼此拥有，却拥有了相同的东西，就和它们之间什么也没有时一样，那时它们会是空无的吗？我们都知道并非独一无二的才是真正值得拥有的，我们却常常会忘记，只有自己最需要的，才是最值得拥有的，哪怕它是如此平凡。然而，回首时，有多少人不是同悲同乐的呢？只是在大同小异中，人们在"小异"中就开始觉得彼此大大的不同罢了。

忽然想起一句话：当一个人懂得了什么叫人生时，他的人生已经过了一半。也许，我也是如此吧！思考的火花总能让我幸福，而幸福足以让我满足和快乐。

　　夜已深，人已静，亚新你说过，夜晚是我们需要沉淀的时候。您驱走了孤独，缓和了躁动，轻声道一声"谢谢"。

　　你的声音中透着花开的声音，因为你分明在笑，在满足，在幸福，在快乐。希望有一天，我们不是因为对比中得到的幸运而微笑，因为它会让另一个人不幸。但愿，我每天能透过树叶看朝阳，看天空，自言自语，但愿你依旧每天能成长，在听友的微笑中成长。

　　拥有便意味着失去，也许，它并不是残忍和无奈，只是，我们常会在拥有后忘了继续付出，于是，便在失去时哭泣，直到再次拥有。我也一样，你呢？朋友？

　　祝亚新身体好，心情好，生活好！

你的朋友：刘

亚新：

　　在这个有风的日子里，又听到了你的声音，那样熟悉，那样亲切，把我从寂寞的边缘唤住，我回头，早已泪眼迷离。常以为自己是没有什么不快乐的，可是，当真的要失去时，方知自己也会手足无措。

　　这个夏日发生了太多太多的事，人来人往，走走停停，行走有时并非真的是一种成长。落寞在心角，无奈地微笑着前行，生命在不知不觉中笼罩上了淡淡的忧伤和不忍掀开的脆弱。我不停地奔走，没有目标，没有方向，只是不想停留。有时，停留会让人直面孤独和伤痛，它太残忍，却又是给自己最大的仁慈。无论是什么，总有面对和释然的一天，背负太多，生命会开始疲乏，直到有一天，连麻木的微笑也开始陌生。我终于还是开始停留，开始成长，又一次成长。从不认为眼泪是一种脆弱，却在这个夏日，开始被眼泪折服。我有一种说不清的复杂，看着傍晚的天空，它不再是那样刺眼，它那样温柔、亲切。原来，我依旧可以对它微笑，会心地微笑。

　　几天的失落让我有点说不清的复杂。不想说话，不想笑，不想思考，不想写，只是想静静地一个人站着，听着歌，让悲伤包围自己，让眼睛开始疲惫，开始酸涩，开始泪如雨下，开始一个人泣不成声。我隐藏在空灵的泪水背后，只在晚上才开始苏醒，又开始模糊。从未像现在这样酸楚过，竟在某个瞬间，会生出一种快乐，尽管，我仍旧没法微笑，爱，让我像个小说的主角，感受着，清晰地感受着。其实，有时会像一朵云那样，飘泊在天际，做个人生的旁观者，像看一部小说那样，期待着一个结果，无论是悲是喜。可是真能如此，恐怕也就不再有如此这般清晰的体验了吧！不后悔，人生太让人迷恋，没法割舍。偶尔的伤感，放弃，堕落，或是青春中的莫名细腻与脆弱，只能让生命更加的丰盈。丰盈？素净？我喜欢这两个词，忽然记起你曾说过的一句话：人生并非是因为不幸而不完美，而是因为不幸才完美。于是，我也忽然有一种期待，像一个旁观者看一部小说那样，期待着我的人生。

习惯了在夜晚写下自己的心情，习惯了在想念，或是在迷惘和疲乏时听听你的声音。

对你并不了解，只是莫名地觉得亲切，有一种声音是只有在青春中才绽放的声音，也许，有一种信任是人生中将有的信任吧！喜欢把你当成一个朋友，一个似乎可有可无，却又时常想起要去寻找你的影子的朋友。

遗忘并非不真实，在即将遗忘自己时，开始寻找，开始寂寞，开始在乎曾不在乎的东西，也许都是一种丰盈吧？我常会在遗忘的边缘将自己拉回，不在快乐中贪婪和放纵，却又会在疲乏之时寻思着放肆，甚至是堕落的路。一次次的涤荡，让我完整，让我幸福。有时，我真的像是个旁观者，在痛苦中也竟有如此清晰的时刻。

一直以来，总找不到什么问题可以拿来说说，甚至曾一味地寻找过生活中能拿来把玩的东西，可是，我屈服了，即便是现在，在经历过一次真实的痛苦和失落之后，我依旧不知道该从何说起。也许，我仍旧没放下，因为隔得太近，往往只能看见局部，时间会给我们答案。也许，我真的已经开始解脱，但也许我从来就不曾迷惘。其实，有时，在醒时，我是醉的，而有时，在醉时，我却是醒的，在模糊过多少次以后，方知醉后人生更豁然啊！

喜欢听你的背景音乐，尽管是那样的熟悉，却不腻烦。你像个朋友，像个旁观者，又像个主角。亚新你说自己懒散，说水到渠成才去做，其实，你是快乐的，仅仅就因为你是懒散的。其实，刻意的寻找只会迷失吧！常想，也许期待和未来一样充满了变数和迷惘。其实，同和异常会让我们彼此分离，没有了平等。在对比中，我们开始夸大彼此的不同，我们开始区别高与低，好与坏，我们开始暗暗反感，却又微笑着接受。我们微笑是因为别人，因为别人没自己成功，没自己有思想，没自己宽容……但真正的宽容，包含着平等与尊重。人与人的不同，让彼此吸引，却又让彼此脆弱，不同会在对比中清晰、夸大，甚至是开始异化！我警醒着自己，重复着同样的游戏，却乐此不疲。也许，人生便是如此，重复着悲欢离合，上演着醉与醒的梦。在以为是句号时，却写下了逗号，在以为还有继续的时候，却已是没有结局的结局，太多的变数，太多的不同，让彼此怜惜。也许，互见彼此内心的如此相近的错位和孤寂时，我们会彼此怜惜，彼此相互微笑吧！

你的声音中也会偶尔透着疲乏，在没有音乐的背景中显得如此的苍白，却又不失几分的温暖和安详。你平实的言语像个大师，没有太多的迷离和梦幻，也没有青春时代所青睐的莫名其妙，可我，却依然依恋，像个可有可无、却又不忍忘却的朋友。一直说"可有可无"，其实，透着无力的苍白和无奈。生活依然要维持，天空不会因为落花、流水而淡然和迷惘，它总是那样充满着宽广和想象。

多少次，我开始怀疑，有什么是真的会永远没法忘记的？有什么是真的必须要拥有的？似乎一切都是可有可无吧？

走了，会有新的来，伤了，总会忘记伤痛，尽管它依旧存在。以为没法割舍的回忆，也终有一天会沦落到偶尔才会被翻出的命运，它散发着霉气，在某个有雨的日子开始隐隐作痛。

今天的文字有点伤感，这并没有什么。我喜欢那种旁观者的快慰，尽管快慰过后又增添几分感叹。我说过，人生的足迹没法淹没，更无需淹没。

没有什么对与错，没有什么好与坏，没有人说在别人的故事中流下自己的眼泪，便不是一种幸福。因为我们分不清，谁是自己，谁又是别人，但也许自己也就是别人。

有时，不敢回视自己的文字，因为它太近，让我麻木，似乎太清晰的触摸着自己反而会不知所措。也许，时间会让我们找到一个位置吧？有时却又在自己文字中对自己微笑，也许有几分自傲和平淡吧？那又如何？

不知今天怎么会有如此多的伤感。忽然想到，一次一个朋友说的一句话，你要跟别人单纯，别人可不一定会跟你单纯，改变不了别人，只能改变自己。也许，反复便是不可少的过程吧！

喜欢在你的声音中，去寻找并收获着文字的美感。你的言语如此贴切和沉重，也许不能用沉重这个词吧！不去管它用得是否贴切，只是听着你总是朝着心的方向去表达。想对你说，有你的声音真的很不错！透过电波，似乎能看见你的笑容，曾试图摸索着你的思路，竟愈真切地发现你的可爱，你的平等，你的宽容，你的耐心，你的平静，你的智慧，无不透着你的真实与平凡。

其实，也想象过你的模样。也许，人便是如此吧！很多的期待和幻想，其实是可有可无的。不再说什么，只想说，我会很好地生活，朋友，希望你也一样。

最后，有个小小的建议。在《今晚我和你》节目的交流中，能放点背景音乐吗？那样会让节奏比较轻柔缓和一点。

请代我向啸天、馨歌问好，《二人传》中的一群家伙都挺可爱的，老拿一个"三十岁的男人"开涮，总有点想笑。在那里，啸天、馨歌好像也和我们一样年轻，因为有爱，有梦，有激情。激情不需时刻存在，却是不可少的。亚新你也会到《二人传》中做客吗？哈哈，到时候就有"好戏"看喽！

刘

亚新回馈：

"我并非一个恋海者，虽然也会为它的平和、宽容和博大所深深震撼。我并不向往海，却相信，我总有一天会见到它。我不知这其中预示着什么，却清晰地感知着心灵在流动中的平衡与明亮。"这是你给我的一段话，我一直都记得，并记住了你的希冀和对将来的笃定，那么我在等待，在想起来的时候等待，也在遗忘的时候等待，所以这样的等待就成了生活的原始状态，和顺其自然毫无二致，我喜欢这样的状态，不需刻意，因为刻意有时候就易迷失，这同样是你的一句话，我非常赞同！

一开始读你的文字，以为你是中文系或者和哲学专业沾边的学生，后来看你的落款，竟然是化学系，这让我知道自己的狭隘和成见，在为自己的狭隘自惭时，却又多了份惊喜和好奇：要么是你爸爸妈妈强迫你读了理科，要么你是文理兼修的好学生！（读理科的朋友别抛砖头过来啊！）你的细腻和敏感的触觉，并及时和准确把握变幻莫测的能力，让我感叹：男女真的不一样啊！若是男人这样的笔触，我是不喜欢的，可女生要是没有你这样的感觉，我也是不喜欢的，所以，我喜欢看你的文字！

虽然你已经很久没给我写信了，我也不知道你是否毕业？是否在武汉？是否已经在另一个城市过着自己很自我的生活？一切都是谜，很想尽快揭开这些谜底，就看老天的安排和心灵的转换是否依然在固定的频道？

《腓立比书》第二章第十七、十八节："我以你们的信心为供献的祭物，我若被浇奠在其上，也是喜乐，并且与你们众人一同喜乐，你们也要照样喜乐，并且与我一同喜乐。"所以不管今后我们各自的境遇怎样，我们都要喜乐，我们都是汪洋大海中一只上下颠簸的小船，能够相遇，哪怕只是在声音和文字里，我们还有什么理由不喜乐呢？

9. 你的声音，是我一直很在乎的

亚新：

关于自己到武大甘×那里来玩就来看看您的失约，很觉冒昧和失礼，希望你能原谅韶华。

寒假因为实在是时间上不够充裕，所以没有离京，自然也没能回家。对父母的歉疚，我想也只有跟你坦言了。关于"做一个像您这样的主持人"这样的想法，我思来想去，估计很难走得通的，所以，虽然也许以后我仍然无法割舍对于声音和语调的喜欢和在意，但我会安静地选择做一个听众的。记得《小王子》的作者说过，世俗的大人们往往凭一个人拥有的钱财和美貌来衡量一个人，却不会从一个人的眼神和声音来认识一个人。你的声音，是我在武大以及现在在北京，一直很在乎的。希望你不会把这番话当作单纯的"仰慕"，你应该能体会，你的心路经历过的忧伤哀愁，我能感知，因为我知道你一路走来的艰辛和努力！

祝福你，羊年吉祥。（微笑）

韶华于北京

亚新：

承你对我的信心，考试结果还差强人意。不过导师说，如果要去好一些的学校，论文也是很大的因素，所以现在重心就是"听导师的话，把实验做好，把论文写好了。"（微笑）

你要知道，温暖是相互的，你能从我的文字中得到多大的慰藉，那我从你那儿得到的是绝对要多得多的呀。

有一首小诗，"天上的星星呀，为何如地上的人群一般地拥挤呢？

地上的人儿呀，为何如天上的星星一般的疏远呢？"能跟你如此心灵贴近心灵地彼此倾诉，本来就是一种缘分啊，你说呢？

有时候一个人感到寂寞袭来时，喜欢在校园里散步，每次走在校园主干道上，看着擦肩而过的彼此，如此相似却又彼此淡漠的面容，心里总是不自禁地涌起一阵悲凉和无奈。偶尔就会想到你，希望当孤寂袭来的时候，你不要如我这般地难过。

这段时间工作想必很忙，保重身体的话儿就回赠给您了（微笑）。我这几日的学业还是比较轻松的，于是在随便翻阅陈寅恪先生的《柳如是别传》。

祝好！

韶华于北京

亚新：

很抱歉这么久没有开信箱，你是什么时候来北京呢？现在已经在北京么？今天北京下了雪，很美……

虽然我那么想看看你，但我是不适合跟你晤面的，因为我其实只是个丑陋粗鄙愚笨的乡下丫头，即使读了研，也未曾多大改变我的"丫头"气质（微笑）。你若坚持要在北京跟我电话联系或者晤面，那我也只有无可奈何地接纳了。

父母为了能在第一时间找到我，给我买了个手机，号码是1352157＊＊＊＊，你若要寻我，可以随时打电话给我。

倘你还未动身，祝你一路顺风！

韶华于北京

亚新回馈：

很意外，在武汉没有看到你的文字，而是从遥远的北京，你说，你是在武大读书时，一直关注我和这节目的！谢谢你到了异地，还能记得我和这节目。

后来，利用去北京的机会，在北大见到了你，很淳朴、很素洁的你，也很羞涩。我很开心：做大学问的人，是要内心简单单纯，而你正是如此！见到你，很亲近，也许我们都有相同的成长背景，只是你很聪慧，比我有出息得多！你送我回北广，谢谢你给我的水果，让我在干燥的北京得以滋润!

后来,你出国留学前,到武汉我的家,那天我的话比平常多,我知道,你这一走,可能就很难再见面,不知道你在德国是否一切都好,我不担心你的学业,反而担心你的婚恋大事,不知道你这样内心纯净的人,是否有佳偶相伴?你爸爸妈妈是否也去了异国?他们习惯吗?我也在等待你的好消息传来。

特蕾莎修女说:"爱源自家庭。"我祝福你拥有爸爸妈妈的家之外,有一个被爱环绕的自己的家!

10. 有时甚至是羡慕你的

亚新:

夜已阑珊,"帘外雨潺潺","罗衾不耐五更寒"。又是一个雨夜,淅沥的雨声,断断续续,一种寂寥,一种颓废,一种无名的沮丧与无奈!今天是元宵节,今晚却不见月上柳梢头。幸福是一种可遇不可求的体验,那日广播中不论是你杜撰还是真实的关于寂寞心境的理解,你说那是一种痛苦,我却觉得那是一种人性深处自我的释放,难得独处,特别是在纷繁的世俗里,心情的真实与自我似乎成了一种奢侈品!

今晚的你应是伴着窗外的雨进入遐想之中,眼光应是朦胧而幽远的。有时我可以想象坐在话筒前的你主持节目的心情,那时恐怕也是幸福与宁静的,偶尔还有一种天马行空的自由,或者陶醉于其中,也多了一份生活中少有的淡如,不是吗?所以你是爱这个节目的,它给予你心灵的短暂歇息!有时甚至是羡慕你的,可以有那么一小时去做梦,那时你会成为故事中的主人公,因了他们而喜,而悲,而痛,而有了梦,甚至有人去与你分享那些梦!人,一天当中有一小时去做自己的梦,也是一种快乐了!

你说想读我的信,写来写去无非是 种心情,对世事,对人心。

记得曾经向你说起过,我是一个喜欢自然的人,对于大都市的灯红酒绿始终不能融于其中,所以我喜欢旅游,喜欢自然的味道,喜欢人文的景观,喜欢一切不是为了媚俗而本质美丽的事物。记得中学时在"人物传记"中看到了一篇关于余纯顺徒步穿越罗布泊而遇难的事迹,当时既感动又佩服,甚而有一些羡慕。我想余纯顺穿越罗布泊不仅是为了证明自己,征服自然,也应想感受戈壁沙漠的异域风光,感受有着无穷魅力的雅丹地貌以及在彭佳木的墓上献上一束花。一个人如果因此而终了一生也未尝不是一件幸事！听了这话也许你会愕然，人各有不同的活法，有人为了平凡而活，有人为了享乐而活，有人为了追求的信仰抑或梦想而活，不论何种生存理念都无可厚非。你明白我所写的这许多吗？它们是我的心情，一只牢笼中的困兽。可能余纯顺这位探险者的一生被许多人不理解，有梦的人很多，但敢于也能够将梦想变为现实的却少之又少，他便是其中之一，那么即便不被人理解，为此而献出生命也是值得的！

每次给你写信似乎太过沉重，但是我仍然喜欢写它们，因为只有在信中，内心的感受才更真实些，斟酌过后那些句子更能表达此时的思想。虽然我可以在电脑上将信打印出来寄给你，可是我讨厌铅字给人的冷漠，想必你也是讨厌的。记得在某一期《读者》上有篇关于声讯时代快餐文化与经典著作之间的冲突的文章，这篇文章我很喜欢，所以遣词造句的能力我不想被削弱。

知道你是一个喜欢自由的人。不论是思想还是身体，双重的自由总是难能可贵的！我常想鸟儿飞翔时的感觉是怎样的呢！是"会当凌绝顶，一览众山小"吗？若真有杜甫的这种气概倒也好！难免自嘲罢了！

雨还下着，点点滴滴，你的节目在耳边响着。你的梦？还是他们的梦？开始了！

节日快乐！

伊

亚新：

夜深了，又是一个孤寂的周末。静静地躺在床上，不能入寐。"无言独上西楼，月如钩，寂寞梧桐深院锁清秋"，说不清，道不明的愁肠百般。一丝丝，一缕缕，便"剪不断，理还乱"了！

如此看来，我是一个较为失败的人，不善于经营自己的生活，对于未来不敢有半点奢望。倘若人生如此的循环下去，只怕终会令我发疯。可悲的是即便有惊世骇俗、大胆不羁的思想，却无论如何也不能、也无法实施的！有时真想舍了这凡尘的牵绊，云游四方，做一个虽潦倒却自由的傻瓜。你曾对我说，桃源仙境只是陶渊明的梦，他的心已达到止水的境界。可是心终归是心，如何能满足人性中的贪念。我终不能画饼充饥，靠做梦过活的！

曾经想过去援藏，父亲说："你一天苦都吃不了，会哭着鼻子回来！"他哪里知道，这只不过是逃避现实的无奈之举。或许它会让我的灵魂在困境与贫穷中苏醒！却只怕它不是桃源，而是重复着的又一个被玷污了的梦！亚新，当你提及陶渊明的仙境是他心境的折射时，你便在证明自己已然存在了一个乌托邦的世界。但它有那么深重而坚韧的根基，承担得起你无边悠游着的灵魂吗？！

近日来迷恋韩剧，要说我媚俗而笑话了吧！只是剧情里的"长相思，摧心肝"的痛苦与悲情，总让我不忍而潸然落泪。父母也好，同事也罢，笑我的痴与呆，如此讪笑我依然无动于衷。想起"红楼梦"中别人赏花、赞花；黛玉则葬花，真正是"侬今葬花人笑痴，他年葬侬知是谁"了！迷恋于此，也是一种期望与寄托吧！人性中的至情至纯，于今日却所剩无几！当人们大肆歌颂、宣扬这种矢志不渝的爱情时，是否也代表着爱情在人性中的沉沦了？！

过去的一个月遭遇太多。自信、勇气、毅力就如同受热的冰川，正一点点消融！于是不可自拔地跌入了黑暗。真想就这样了，随风而去。可是生活还得继续！我并不喜欢存在于身边的那些，在纸醉金迷、利欲熏心的世界里，我又扮演了什么呢？乞丐、傻瓜、还是无能、卑微的趋炎附势之人？亚新，我已无可救药的麻木，在冷酷，在失去自我了！记得三年前刚到这儿校长对我说："不要被同化掉了！""同化"做梦都不曾想过，可是如今？我已不是四年前刚走出校门的那个单纯、稚嫩、勇敢的我了。成长、成熟是必然的，可是为了它们我又失去了什么？连梦都没了，生活还有颜色吗？

那天，你说我又回复到了原来，会笑了！其实在对自己的愚蠢无尽地指责时，对这个世界也愈发绝望了！那些黑暗的、势形的、欲盖弥彰的丑恶，我却无力改变！从前，我作茧自缚地编了这个网，如今想摆脱它的桎梏却又太难了，罢了……

亚新，对不起，又说了这许多恼人的话，惹你嫌了！只是别怨我，别怪我，好吗？

你听，风起了，雨在继续下着，一滴，一滴……它要到大明吗？点点滴滴，怎一个愁字了得？！

伊

亚新：

天寒了，"但见那寒云惨雾和愁织，受不尽雨凄风带怨长"。又要忧怨一番，又要哀叹一次，却是道不尽"戚戚惨惨与凄凄"的无望，诉不完"残漏声催烟雨急"的悲凉！让你见笑了，哪里又有如此多的伤感与悲怆！

　　许久未与你联系，知你是困倦了这份似烟似雾的友情；知你是不甚喜欢我这并不矫情、也不想说谎的性格；知你是讨厌我的看似词不搭意，其实是本质的话语，或一针见血，或尖酸刻薄，或愤世嫉俗，或玩世不恭，或自惭形秽，或"惶恐滩头说惶恐"，或"零丁洋里叹零丁"；知你是嫌我高傲与自卑的强烈混合，想拥有伽西莫多的善，难免有孚罗洛的伪善。对吗？亚新。

　　生命中会遇到许多人，他们如流星般划过，照亮人生中的一段短暂的旅程。我是那颗流星，你又何尝不会成为另一颗？

　　二十五这个数字悠晃着到来，如此空洞，如此虚无。我的生命的黄金光阴，就这样无声无息而来，在不经意间流过。而我还没感受到它的热烈与执著，却已悄然双手奉上了，让它从眼前飘逝，来不急抓住一丝半点，惋惜吗？失落吗？却无能为力！命运啊，我无力感叹！人生啊，我无处遁形！

　　回头看十四五岁时写的文章，既幼稚，又有"为赋新词强说愁"的可笑！其实真实的快乐不是在那儿，又是在哪里？抑或憧憬与想往都遗失在了五年前的某一天！现实毕竟是实在的，社会毕竟是冷漠的，哪容得小女子半点的奢望！

　　你是敏感之人，那天说笑中提及了拉尔夫神甫，你定是明白了所指所喻。其实在《荆棘鸟》开篇有一段话"有那么一只鸟儿，它一生只唱一次。它把自己的身体扎进最长、最尖的棘刺上，便在那荒蛮的枝条之间放开了歌喉。在奄奄一息的时刻，它超脱了自身的痛苦，而那歌声竟然使云雀和夜莺都黯淡失色。""因为最美好的东西，只能用深痛巨创来换取！"我不知道人们活在马斯洛需求层次金字塔的哪一端，物质或精神？当然它们都是不可或缺的。拉尔夫自有他的活法，无可厚非，甚至会被灵与肉的痛苦挣扎所吸引。毕竟他演绎出了一首缱绻凄婉的人生绝唱，足亦！所以君大可不必气于心，释然些吧！我不是你的一个好的崇拜者，但我一直想成为你的一个好的精神朋友，过高的仰视会忽略了自己，不是吗？

　　这封信断断续续地写了一个星期。天也由晴而阴而泣了！总想找一些能诠释自己思想，但又委婉的词句。只是终是直白的人，很是费力！原谅我的表达，因为我知道多多少少它们会让你感觉阴暗，想来我不是一个会带给人快乐的人，从前快乐的定义是精神的，如今快乐的定义是什么？

特蕾萨修女，老而弱，却有其巨大的人格魅力，而你通过你的表达和语气，展现自己，你很善于在怜惜时哀叹；在赞许时欢笑；在不满时急促；在认可时沉默。你瞧，你的节目因你丰富的感性，敏锐的洞察力，富于磁性的嗓音而精彩、可爱、可听了！

在对网友的信件里，最后我总会写上："你瞧，天上的仙女看着你，为你祝福！"所以真诚地祝你幸福，真如特蕾萨修女一样，因善而善，因爱而爱！

晚安！

伊

亚新回馈：

现在没有联系了，可是，我会和你再联系的，这似乎是个愿望，也是个承诺。对你，我是祝福的，虽然，不知道你现在过得怎样。在中断联系了一两年后，我收到了你的信笺，告诉我你的婚后生活，我想，都是平凡人家，红尘中的选择和挣扎都会碰到，只是看是在哪个命运的拐角处！

其实，一开始吸引我的是你独特的信纸，那是很多年轻朋友只看到没写过的老式的信笺格式，我读书练书法时很喜欢的样式，你的字显然练过，虽然和我一样没练到家；你是老师，曾经我做过的职业；文字里宋词的出现，这些都是我很愿意和你交往的原因，至于你说到的情绪上的东西，是你独有的，也是普遍的，对于一个以聆听别人心事和情绪为职业的我，其实并不是我太在意的地方。

看到你走着绝大多数人走的路，想必快有了你们的孩子吧！我是为你开心的，虽然你还会有你的苦恼，这是避免不了的，喜怒哀乐，反而是红尘中每一个生命诠释自我的方式，看到了这一点，也许会减轻我们对烦恼的烦恼，多了个抽身出来欣赏生命和品味生命的角度。对于生活，我始终觉得，要有入有出，这样，既避免了投入过深而容易失去自我的贪和痴，同时，也避免了投入过浅而不知其味的漂浮！所以，为你的感慨而高兴，为你的烦恼而开心，为你的结婚而祝福，为你的选择而快乐，我想，对于朋友，对于在精神心灵很看重的你，我的这些，是你能接受的吧！

《以赛亚书》第四十章第三十一节:"他们必如鹰展翅上腾。"上苍给了我们谋生的本事,给了我们自由的思想,给了我们自由的灵魂,都是我们在红尘,在精神的世界里,可以飞翔的翅膀,人,无论什么样的人生景况,还是要保留这些翅膀,好让我们飞翔,你说呢?

希望能够再次看到你的信笺,那种老式的信笺!

11. 我说听您的节目有三大理由

亚新:

您好!昨天收到您用短信平台的回复,一时颇为感动,当然不是因为您的回复内容,而是您对工作认真的态度感染了我,这也催生了我给您发 E-mail 的愿望,是对您工作和为人的肯定和回应!

上次在短信里面我说听您的节目有三大理由,这是我今天给您要说的主要内容。首先说明的是我的想法和观点仅仅是个人的东西,希望可以对您有些许益处。

首先,点和点群的关系。

这个是我总结的你的节目和听众的关系,您的节目里面有三个主体——打电话的节目参与者(以下称倾诉者)、主持人及听众。倾诉者和您的关系是点和点的关系,您和听众是点和群的关系。听您的节目时间不很长,可我在节目中的感受是由于各种原因的限制,您是没办法完全或者是部分的解决点的问题,原因当然很多,比如说时间,倾诉者的表达能力,倾诉者的个性和说话的方式,以及他遇到问题的自我性,都很大程度地限制了您解决问题。就点对点的解决上我认为您是没有也不可能很好地解决问题。但对于听众来说——也就是我说的群来说,群的收益是最大的,真正的受益者是群(听众)而不是那个具体的倾诉者,收益的源泉当然是您——当中包括您在遇到问题后表现的成熟个性,个人素质,和体现出来的处理问题的方式、方法和技巧。

试着说两例:就我个人在听节目的同时,时时地感受到您在解决问题中体现的诚实,我认为这是一个人做人的基本品质,也是做好一个人的基本要件,这点在现在纷繁复杂的社会,是很容易被人忽略和抛弃掉的好东西。

再者昨天收到您的短信后我不由颇为佩服您的工作态度,也许您给所有的人都回了消息,您的话也基本是客套话,但这个不重要,重要的是您的态度，的确值得我学习，窥一斑见全豹，我就不再赘述了。您做得已经很好了。

其次，换位思考。

也许您知道，人都有好为人师的毛病，在收听节目的过程中，每当一个倾诉者的故事出来后，摆在您和听众面前的都是一个 Case，大家都在最短的时间里想好了自己的解决方法，也就是说换位到了您的角色。其中也有一小部分人是由于存在和倾诉者一样的心理问题，所以他们换位到倾诉者一方，等待您的答案。换位者在拿自己的解决方法和您的方法比较后受益，如认同也好，反对也罢，在这一过程中都得到了您的指导和帮助。

听说您以前是老师，所以我认为您的节目基于以上说的两点，总结为您还是在充当老师的角色，只是点的问题被这样特殊的收听关系群体化了，您是否也认识到这种较广泛的教育模式？听众都是很聪明的，在节目中我听很多人叫您老师，也许是对您这种教育方式的认同吧，只是大家没时间如我般有闲工夫多想。呵呵！

第 3 条理由真的很简单。因为在您的节目时间段其他的台都是保健节目，很多人不大爱听，我就是其中之一！呵呵！没的选择！我并没有说您节目不好之意，恰恰如您说的"授渔说"是我给您写信的初衷，也是我认同您节目的 3 个理由主旨，希望您可以明白我的意思，不要误解的好！

亚新：

呵呵！您的问题我很乐意回答，上回您在点歌节目里面我发过短信，"洒家考研夜读之暇听汝节目，颇爱，无边丝雨细如秋，宝帘闲挂小银钩。"呵呵！我以前是个律师，现在在家准备明年的考试，年方二八，呵呵！见笑了。去年秋给一位素未谋面的北方网上好友（山西雁）胡诌的几句，格律颇差，借此献丑，还望不吝赐教，以此您也可借诗了解洒家，献丑献丑！

登黄鹤楼赠友人山西雁

独上空楼日沉阁，
啾啾北雁疑为鹤。
嘘寒万千托此间，
待到春回渡黄河。

虽同处一地而未谋面，君寥寥数语，言透挚诚，惺惺之情由生。君愿与吾为友，不胜荣幸，诚惶诚恐，待他日相见，吾心自当拳拳。

我是中南政法学院毕业的（现在和中南财大合并了），所以现在还是报考本校的宪法专业研究生。虽说我是这个专业的，但我的兴趣和爱好并不在这里。由于喜欢电影，加上1995年庆祝抗日战争胜利50周年里面播的反映日本侵华纪录片对我影响很大，可称震撼，所以我一生的目标就定于此——希望可以到日本去住几年，得以了解日本人。然后回来拍部电影或者写部书，从一个较深的角度剖析日本人发动战争后不自醒的原因，同时也警醒年轻的国人。

也许做这件事情需要10年、20年、30年。或者一辈子，即便我不能，我也会要我的后代去延续，如果有一天我的心愿达成，我会叫您来看片或者看书的！呵呵！也许是个梦想，可我有一个梦想，我有一个梦想。

亚新回复：

人生中有一佳日可以期待，快哉！看惯了风起尘落，忽有一未曾谋面的朋友飘然出现，是惊喜吧！清晨阅信，微笑读你，知你有那梦想，我都有些神往，文字中的你乐观自信，感染了我！

夜半惊梦大江阔，

芦苇独坐蛙声落。

冷月瘦水细端详，

根根须发皆寂寞。

是我昨晚所写，火热的夏季，竟有如此的凄清，有些无大志了，忧郁也多，不好，该调整了，谢谢你的阳光般的文字！

亚新：

其实我觉得人有时候有点伤感是很正常的事情，何必调整，更何况是寂寞清秋夜，其实第一次送您的句子是秦官的词，原句是"无边丝雨细如愁，宝帘闲挂小银钩。"我当时把愁改了秋，呵呵！人生之不如意十之八九，我看这也是一种情怀。

不过读您的诗，感觉有点壮志未酬，叹岁月蹉跎之意。呵呵，世间皆凡人，无欲则刚，你我也不过沧海一粟，何必尘埃浮起，平淡亦是一生，我看您清静世人，也可谓功德无量之举！

不知老哥志在何方，很想知道。岁月蹉跎，得一如你般互相勉励之人，幸甚。呵呵，昨天因为我的电话质量，没及时认出您的声音，让您失望了，不过说到公平，我也应当把自己的名字告诉你。

其实想打你电话的，可是我想你的工作真的很忙，不忍打扰。你把电话告诉我也是对小弟我的信任。

刚知道你以前是主持文学节目的，见笑了。我家人有75%是老师，呵呵！也算和您有缘。

时忆水浒，英雄情义颇深，可惜难展青云志，造物弄人。

丈夫按剑居蓬蒿，
夕云秋月逼人老，
常叹英雄两钵土，
古来几人笑黄巢？

亚新回复：

谢谢宽慰，深夜读你的文字，似与一老友煮月光为茶，疏影下闲聊，总有暗香盈心之感，你是懂我的，纵有大志，可能力尚小，故苦闷，得踏实磨已才行啊，要做的事真多，要看的书亦多，承担的责任不能撂下，而时间倏忽便过！努力吧！

亚新回馈：

回头整理自己和你的联系，有些恍惚，因为已经和你没有继续联系，虽然后来和你联系过，手机号已易人，很是惊诧和失落，因不知你现在身处何地，记忆中，似乎你考完研后，是去了上海你姐姐家，再后来，就断了联系，几个寒暑更迭，不知你是否离理想更迩？你是有大志，活得也很明白的人，知道自己要什么，也知道如何去要，光明磊落，志向清晰，即使我们已经失散在红尘里，我依然还记得你的梦想，我在等待你梦想实现的那一天，就算是你忘记了你曾经承诺过，我作为普通观众或者读者，我都会观看或者阅读的。

一直很遗憾和你失去了联系，因为我知道梦想追寻的路上，多一个支持鼓励的朋友，总是让人很开心的事情。所以，我把书稿整理完了，能喘口气了，我就会在众多的邮件中找出你的邮件，尝试再和你联系，但愿你那邮箱还在使用！

《约翰福音》第十六章第三十二节："其实我不是独自一人，因为有父与我同在。"从你选择的学校和专业，我知道你是心中装着公平、公正、道义和责任的人，所以，我相信你不是个蝇营狗苟的人，也格外对你有信心，即使我们现在没有联系，你看到了这些给你的文字，还有那么多爱你喜欢你欣赏你的人，你就会明白，你真的不是孤独一人在走。

好运，朋友！

12. 武汉上空的电波

如果说，声音的世界是有颜色的，那么那些曾感动过我的好声音又是什么颜色呢？

《哈啦音乐网》燕子主持，播出时间：21：00～22：00FM105.8（代表颜色：红色）。

电台里的燕子，很喜欢这样称呼她。还记得"2006年楚天音乐台特别节目"里，燕子唱了一首《爱我久一些》的歌曲，很好听，也同时让我感受到那是燕子对听众的心声。是啊！一个DJ最需要什么？是听众的支持和理解，那是DJ做节目的动力和源泉。很欣赏燕子，是因为听到一位热爱广播的朋友说过，"燕子主持广播节目已经十多年了，从未间断过，而且每种风格的节目差不多都主持过，她很爱广播"。

红色，代表着热情，代表着执着，代表着爱。满腔的热情和对广播的执着，让燕子在我眼中成了爱的使者。

《疯狂不打折》阿风、阿喆主持，播出时间：11：00～13：00 FM105.8（代表颜色：黄色）。

说句老实话，刚开始我很不喜欢这个节目的，我不喜欢阿喆的耍酷和怪笑，但有一次，我心情很不好的时候听到了他们的节目，听完后，觉得整个人都轻松了许多，所以从那时候让我明白了，每一档节目都有适合它的收听人群，只要它能给人轻松自在，又何必总是束缚于一个固定的思想模式里呢？像他们的"无厘头的主持风格"也渐渐深入听众的心里。

黄色，一种代表着阳光，青春，积极向上的生活态度。我希望他们的节目会给听众带去更多的阳光和快乐。

《爱上收音机》许韬主持，播出时间：18：30～19：30FM91.6（代表颜色：海蓝色）。

海蓝色，总给人一种轻松又带有些许忧郁的颜色。海是宽广的，但它也有深沉的一面。在每个落日的黄昏，它用声音抚慰那些在音乐里流浪的心灵。在每个黎明清晨，它拍打礁石，带给创作者无穷的灵感和遐想。在每个微风的午后，它像母亲的手，让每个漂泊在外的游子得到片刻的平静和温暖。（我想我是海，冬天的大海，心情随风轻摆；潮起的期待，潮落的无奈，眉头就皱了起来；我想我是海，宁静的深海，不是谁都明白；胸怀被敲开，一颗小石块，都可以让我澎湃……）。

《流动的清泉》吕泉主持，播出时间：16：30～18：00FM105.8（代表颜色：淡绿色）。

这是一档以轻音乐为主的广播节目，每次听到那些美妙的音乐，就会让我不禁联想到一位白衣少女在湖边舞蹈的情景，总能给听者纯静自然的美感。前些天，在吕泉的节目里有位听友发来了短信，说她的声音太矫情，破坏了节目的美好感觉。吕泉很认真地说，自己的声音是真实的，在广播以外的时候也是这么说话的（听得出她觉得很委屈）。她一直把节目当作自己的孩子，真实的表达着自己对音乐的热爱和对广播的执着，每期节目从节目内容的安排，到幕后的策划、选歌等等，都是她一个人完成的。那一刻，我的心沉了一下，是啊！我们总是在说DJ以及他（她）的节目如何如何，却从未真正知道在那些节目背后，凝聚着广播人的多少的努力和汗水？我突然觉得，DJ好像一块水晶，美丽却易碎，它们更需要我们的支持和鼓励，请多些宽容，多些理解吧，你会发现你眼中的风景原来很美丽！即使你对广播节目的质量有所置疑，也希望你能以"委婉"的方式告诉他（她）们。用那些攻击性的文字，不但不能表达你真正的想法，反而会让DJ和其他的听众感到不快。

《恋旧品味》程丹主持，播出时间：14：30～16：00FM105.8（代表颜色：咖啡色）。

从《罗丹音乐剧场》到《吉普赛的家》，再到《23度午后时光》，然后到现在的《恋旧品味》，程丹这个名字带给我太多对过去美好时光的遐想。当香浓的咖啡香味，伴随着怀旧的老歌向你扑来时，你是否早已沉醉在回忆之中……咖啡色，适合她的颜色。她是怀旧的代名词，是开启回忆的钥匙，带着你我一起穿越那片时间海洋。

《老式汽车》玩多拉主持，播出时间：12:00~13:30FM92.7（代表颜色：橙色）。

　　这是一档汇聚流行和经典的音乐类广播节目，在每个午后带给你轻松快乐。

　　它像音乐维他命C，给每个渴望音乐的听者，补充所需的营养，让你的心灵得到片刻宁静。

　　《今晚我和你》亚新主持，播出时间：22:00~23:00FM101.8（代表颜色：白色）。

　　这是一档谈话类的广播节目。它让你在别人的故事里得到启发，让你学会独立思考，让你在不知不觉中变得成熟，让你在今后的困难面前无所畏惧或是早已有面对困难的勇气和解决方法。它是一位心灵导师，带你走向光明和希望。白色，纯洁的颜色，神圣的颜色。

　　《财富星空》安然主持，播出时间：23:00~24:00FM97.8（代表颜色：深蓝色）。

　　一档以哲理故事和音乐为主的励志广播节目。它通过简短的故事，向听者讲述着一系列的人生道理。让你得到很多很多有益的启发，把你所领悟的运用到今后的生活中、学习中、工作中去，你会发现有着意想不到的效果。

　　深夜是寂静的，是深蓝色的。它会让你感觉到自己好像置身于海与天之间，空旷、空灵。在寂静的夜色里，与自己对视，与自己说话，告诉自己你想要的，真实的表达自己内心的想法和感受……

　　其实还有好多好多的好声音想和你们一起分享，希望听友们能一起支持武汉的广播，让它在未来的旅程里陪伴我们共同成长。

摘自《中国博客网》

亚新回馈：

　　还记得收到你邮件时，感觉很特别，因为你把自己负责的一个论坛域名告诉我，我很好奇，于是我看到了你写的关于这节目还有我的一些文字。

　　你发现自己在变，变得清醒，变得渐渐强大，都是因为你自己，所以要感谢的是你自己。

　　这世界越来越富裕，可心灵的东西呢？我们习惯了竞争，不习惯共同成长；我们习惯了冷漠，不习惯关爱；我们习惯了嘲笑，不习惯悲悯；我们习惯了袖手旁观，不习惯伸出温暖的手；我们习惯了尔虞我诈，不习惯友善；我们习惯了两面三刀，不习惯真实；我们习惯了趁火打劫，不习惯雪中送炭……我们还要怎样的习惯和不习惯？我们要留一个什么样的世界给我们的孩子？

在我结婚后不算短的一段时间里，我不想要孩子，因为活着，很多时候是很艰难的事情，我尝过那滋味的，就不想让我的孩子去尝，那滋味不好受，我知道。包括现在，有时候凌晨一点下了班，我看熟睡中的女儿，天使般纯净可爱的女儿，我都不自觉为她、还有很多幼小稚嫩的生命祈祷，希望她渐渐长大的时候，能碰到更多善的人、好的事情和简单纯粹真实的世界。

如果我们继续往这染缸里增加坏的东西，增加不好的东西，倒霉的不仅是我们自己，还有我们的后代。所以，继续往里增加好的东西，碰到坏的，有力量的时候，要反抗，没力量的时候，至少不要参与，不要助纣为虐。

《彼得前书》第四章第十二节和第十三节："亲爱的弟兄啊，有火炼的试验临到你们，不要以为奇怪……倒要欢喜……"我不知道你现在在哪里工作，是否走得顺利，但愿你能看到这些文字。

八面来风篇

做了这么多年的夜谈节目,唯一被听友斥责的一次,是很久以前,一个女性朋友说她的心事,她言辞激烈,情绪激动,我陪伴她了很长时间,她没有平静下来,我也很急躁,不自觉和她对着干,她一气之下,在撂下电话时说:"跟你说没有用的,浪费我的时间。"不能怪她,是因为当时我没有好好同理她,她有了负向移情,把我当成了她那可恶的丈夫。

直播的节目,总是充满遗憾的节目,无论你怎样努力,无论你怎样的反应敏捷,无论你做了多少知识准备,你都会面临各种复杂的情况,从听友,到导播,到主持人,从话题到情绪,从身体状况到语言,等等,都会在不动声色中影响节目的质量,你只能接受,然后去吸取教训,去增加自己的分量。

很多朋友是包容的,包容这节目出现的大大小小的瑕疵,包容节目中出现的遗憾,所以,这是我的福气。

很多时候,我感觉自己和节目是一体的,像一棵树,长在深夜十点的路旁,路过的,出于包容,出于爱护,一些朋友会来栽剪它可能旁逸斜出的枝桠,不会觉得疼痛,再说,疼痛,在很多时候,是关爱的结果。所以,我看到朋友提出建议或者批评的时候,我是开心的,因为最大的轻视,是对你毫不关心,熟视无睹!虽然不是所有的建议都可行,但从这些文字里,你触摸到的是滚烫的心、宽厚的爱和思考的结果,于是,那思考的结果都有了轻而易举穿透狭隘和固执的力量。

小时候,跟随妈妈到棉花地,或者红薯地,拿着剪刀去剪枝,于是,一个春季或者夏季过去,那棉花秆高举的就是那大朵大朵洁白如云彩的棉花,刨开地,红薯藤根旁就是那沉甸甸的红薯。

我愿我的生命如棉花,如藤蔓,您拿出心之剪……

1. 想给你写信不是一天两天的事了

亚新老师：

你好！想给你写信不是一天两天的事了。

我从你的《星星点灯》一直听到今天的《今晚我和你》。一直以来，你似乎都是能够给人正确指导的朋友。

今年3月底，你说你要出去一个月，当时，似乎有世界末日的感觉。但是，在4月1日，愚人节，您却又意外地坐在了直播间（把我们愚弄了一个月啊），可是，听说5月1日这个节目又要改版，心里又犯了嘀咕：改什么版？不是挺好的吗？因为以前的《星星点灯》似乎也是在改版后不久就停播了。

不过，自不量力，提以下几点建议：

一、采取"苏格拉底式"的谈话方法，让我们自己暴露自己的不足，虽然有点残忍，也会落得如苏格拉底一样非常好的谈话效果。因为我们把自己伪装得太好，有时连自己也骗了。

二、不请专家。也许是我从未听过专家的谈话，但我认为，《今晚我和你》之所以受到我们的欢迎，是因为我们把你——亚新当作了倾吐心事的朋友，朋友是不会要求你，或命令你去做什么，只会指点你这迷途的羔羊走回羊群。而专家则不同，首先给你冷冰冰的感觉，继而理性战胜性感性，拿出条条款款的强压给你。我讨厌这些。

三、不分什么版块，像以前的"声声入耳"，刚开始还行，但后来，不是很少有人参加吗？我们每天都会遇到许多事情，不可能恰巧在那天发生，若等到那天再讲，也许长时间的思考会带来一些东西，分版好像不是上策。

很抱歉，亚新老师，我是个不会说话的人，语言功底不是很好，所以写得有点乱，希望不要介意。

也许该搁笔了，似乎没什么好说了，因为我怕太长了你看得累。

至于落款，我不知道是用"学生"，还是"友"好，因为，我很想有你这种朋友，所以，我想还是只写名字吧！"AA制"，不伤感情。

张

亚新回馈：

《罗马书》第十二章第二节："不要效法这个世界，只要心意更新而变化，叫你们察验何谓善良、纯全、可喜悦的旨意。"节目的性质和交流的形式，决定有时候电话的质量不一定很好，但我们如果抛开肤浅的判断和好恶的本能趋向，依然会在每一次的交流中触摸到那么真实的心，惶惑的、焦虑的、忧郁的、烦乱的、开心的、喜悦的、平静的……我们就用心去听，去体察吧，虽然我有时候也同样的焦躁不安和不耐烦！

节目中广告的事情，很多时候，都不是听友能控制的，也不是亚新能掌控的，我能做的只是在节目中尽量发挥出自己的能量，把自己做好就好！《诗篇》第三十七篇第五节："他就必成全。"我想，尽心尽力去做，上苍看得到，他就会成全我的，哪怕是带着镣铐跳舞！有位领导和长辈和我说过一句话："人在做，天在看！"我记住了这句话，我也深信它！

2. 这个节目的电话，是私人电话

亚新老师：

你好！辛苦了！

我听这个节目几年了，想谈谈对节目的几点感悟：

一、对节目的一点建议

节目应该每天有话题，比如：星期一是感情，星期二是工作（成功的或失败的），星期三是教育，星期四是家庭，星期五是社会形势（结合当前的主要形势），这样避免了熊老先生说的两类话题。这样接触面也广一些，没打进电话的朋友，在下星期的话题里可以再打。不属于当天的话题的朋友，导播就不要接进直播间。（除特殊人，如像那一无所有的年轻人，他没有收音机在身旁，不知道话题，但很需要帮助的人。）

二、对节目的一点要求

参与节目的朋友，事先在思想上要有准备，明确自己的观点。有的朋友打进电话来，半天也说不出什么，你亚新老师有时像猜谜语似的，这样耽误时间，影响下一位朋友的参与。再就是请参与的朋友说话要有思想性。因为这个节目成千上万的人（包括各界人士）都在听，不是私人电话。比如，有的朋友打进电话来，第一句话就是"你还记得我吗？"这是很难为人的，成千上万的电话，仅一次就记得，脑袋是肉做的，不是超凡的电脑。

三、对亚新老师的一点看法

首先评价你主持的这个节目，确实很好。有些朋友提出的问题，是一点就通，我从中也受到了一些启发和教育。你做节目，可以说是做到了：尽心、尽职、尽力。不是像有的人说的那样，你做的节目思想没打开。你不要总是指责自己，人上一百，种种色色，众口难调嘛！年轻人他就是不懂别人的难处。

亚新老师，我是一位中老年朋友，水平有限，啰嗦地谈了这一些，请指教。本来二月份就写了的，打几次电话打不进去，就搁下来了。这几天正好又是讨论节目的问题，激发了我的兴趣，所以就把信寄来了。

祝你天天快乐！节目越办越好！

听友：又佳

亚新回馈：

人坐在话筒前就容易端起来，跟神似的，不自觉就把自己最好的一面显露出来，甚至把神话的自己也显现出来，真诚、善良、聪明、正直、公正得一塌糊涂，而实际生活中呢？却是虚伪、卑劣、愚蠢得不可救药，还以为自己是话筒前的样子！时间一长，虚伪得可怕却浑然不觉！

我无来由地相信崔永元说某主持人在一个节目结束后就说嘉宾是傻*，因为见过不少话筒前后不一致的人，老实说我曾经也把自己弄得不像自己。但这几年开始变了，我努力让自己不分裂，尽量做真实的自己。把自己真实的感受直接告诉交流对象，也让收音机旁的听友知道此时此刻真实的亚新是什么样子！真实是真诚的基础，否则，想不虚伪都难！所以我宁可让大家知道真实的我，有时平和，有时急躁，有时开心，有时烦躁……亲手打破那个在话筒前营造的比较完美的亚新，然后花力气、花时间、花金钱去提升内在的自己，只有内在的我成长了，外在的我才能做到心平气和，才能保证自己是开放豁达，而不是压抑自己,虚假地表达自己!所以,要开心听到那个不完美的亚新,因为他至少没有那么虚伪!没有有意无意地欺骗!有的人,尝到了虚伪的甜头,必将虚伪下去;有的则尝到苦头,必将慢慢修正。

《箴言》第十六章第二十八节:"不在背后批评别人的是非。"《提多书》第三章第二节:"所说的话若不造就人,宁可保持沉默。"所以,我把它在这里说出来了。

3. 它是我拿起收音机的唯一理由

亚新老师:

您好!

很喜欢听您主持的《今晚我和你》,它是我拿起收音机的唯一理由,昨天听您真心剖析了关于这个节目今后的改版问题及几个朋友提出的观点,可以说您的思想高度和思维深度,都是我们平常人所不及的。您能够面对广大听众,提出这个置疑,是您的一种投入和对个人的一种超越。

作为一名旁听者,可我觉得这个问题完全不是您充当的这个角色,也不是您所曾想的事情和所能够解决的问题,就拿以前的节目来说,您可知道为什么有那么多相对于其他的旁听者来说完全没有必要提的情感问题?目前,出事最多、最难解决的问题就是情感问题啊。许多人愿意和您谈论这个敏感的话题,如果不是对您的充分了解和信任,是绝对做不到的!"当局者迷,旁观者清",可能对他们,一个最简单的问题都引申成了最复杂的问题。您的一个提示,一种回答,一个倾听,甚至不动声色,可能就已经不经意地让很多朋友一路走好,您说这不重要吗?还是真的无关紧要?我认为"服务于听众,做一个倾听的朋友"就是《今晚我和你》中您这个角色的宗旨。

而现在,如果像您提到的那样,都得要上一点"档次"的,我认为不管您的这个节目结果怎样,却绝不再是"我和你",也绝不会再有这样的听众,这是一种变质的局限。

确实,在您的角度,听同一个话题,做同样的事情,日积月累,对您是一种无味,是一种煎熬。可没有办法啊!您既然充当了这个媒介,就得静心地做好这份职责,您要真正的融入到这个大杂烩,您就得把所有人当成朋友,没有分别,要用耐心去倾听,去商讨。人,谁能无过,您的一次失误，或者一次做得不够好，这不是什么大不了的事情，要相信大家听这个节目都是持理解的态度，正如您这次，如有什么问题，同样可以作为话题，让我们共同去探讨，去体验一下您的工作、身心，这不是很好吗？

目前，这个节目所参与的对象及问题的多元化，难道不是顶级吗？不管哪个层次的朋友，都能够为所欲为地畅谈愁与乐，把个人隐私公开化，不都是积极参与节目和为更多人提供参考、借鉴吗？还不都是对你的信任与支持，对这个节目的肯定？您说形式一体化了，我认为这只是暂时的，也是符合逻辑的，因为这都是听众自己的走向，而这走向也正是随着听众朋友的需求而自我变化的啊！正如您所说，由于多方面原因，这是完全不可能满足所有听众的。还有，我认为这不是节目不能吸引其他听众参与进来的原因。在我看来，这些听众不但热心参与了，而且也正在启动思维试图解决和汲取其精华，只是他们还没有必要付诸实践，把机会都留给了更需要帮助和参与的朋友，这才是真正的听众，我认为这也是这个节目取得成功的必不可少的重要因素，这才真正做到了为听众做好事、办实事，服务好听众朋友。

当然，对我们听众，也不能要求别人给予的太多，能够处理好的事情，把机会留给别人，接受了帮助。过得好的朋友，就不要把痛苦抛给别人，快乐自己留下，学会分享快乐，不更好吗？也可以把过程或者结果再反馈，让更多的朋友能够借鉴、吸收，这样节目内容可能更丰富。还有，对于亚新老师，在节目中可能会有些失误，何不提出自己的观点，共同探讨，让我们来培养出这种美德。这可能会使你更快乐，也会让《今晚我和你》举办得更好，服务于更多人。

最后，作为听众的一员，我想向贵台提一点意见：很感谢贵台能够做这样一档节目，让听众受益很多，贵台的这种行为，在当今追求经济效益的社会已不多见，我们很感谢贵台的义举！但对于这样一档谈话类的品牌节目，仅有45分钟，无论在哪个方面，确实显得有点过少，希望贵台能够考虑在不影响经济效益的情况下，多延长节目的时间，这如果能合理利用，可能更有一种深远的经济、社会效益！

祝节目越办越好！

忠实听友：彭

亚新回馈：

事情总是两面的，很感激你让我看到了另一面！说实在的，这节目历经多次改版，尤其是这几次，有惊无险地保留下来。我想，主张保留的领导和同事是了解这节目的市场需求，是真的知道这节目所承载的社会功能，它不是尽善尽美，但至少非常贴近大众，贴近生活，贴近实际，它是你我实际生活的原生态！

抛开个人感情，无论我今后做不做这节目，这节目还存不存在，我都要说，随着生活压力的增大，节奏的加快，这类型的节目，不是多了，而是少了！所以，作为当班的主持人，我十分感激那些主张保留节目的领导和同事！

同时，这种类型的节目，也面临很多的发展瓶颈，需要主持人自己去提升的，我在努力；我无法掌控的，留给时间去解决；需要我坚持的，我将坚持到底！《使徒行传》第二十七章第二十五节："我信上苍他怎样对我说，事情也要怎样成就。"很多事情就是这样的。

4. 很少有电视或广播节目能让我这样

亚新老师：

您好！不知道是不是把您的名字写错了？不过我很喜欢这样称呼您，因为我听您的节目有很长时间了，所以我知道做这档节目是非常具有挑战的，不过现在看来您的节目很受大家的欢迎，这足以说明在话筒前面的亚新老师是成功的。

我还曾经听您说过，有一位听众把您比喻成武林高手，每个打进电话的听众都会给您发招，的确是这样的。也许在他们发过招之后，你的一言一语可能都会让他们自己做出一个很大的决定，或者改变他们的一些东西。所以，我觉得，你真的很不容易。另外，我觉得您在对待事情的态度，面对问题和处理问题的思维方式都很令人钦佩，也很值得我去琢磨和学习的。也许这都和一个人的经历和积累有关吧！

周五的节目我听了，而且很受感动，特别是那篇文章《智慧的美丽》，那篇文章所叙述的事情我在电视上看到了，我还记得当时我很感动，不争气的眼泪差点从眼眶里钻出来。我走上工作岗位已有三年了，其中也经历过感情、失业、家庭带来的压力，我也曾茫然过，失去斗志、失去信心过，对现实生活不满、抱怨过，但我还是一步一步扎实地走过来了。说来也有点好笑，每当我遇到问题时我都会想，如果换成是亚新老师，他会如何去解决，虽说每次处理之后的效果都不尽相同。但这个过程不正是一个人成长的过程吗？我虽说是这个节目的忠实听众，但我在遇到问题时，从没参与到节目中，因为我觉得在听节目的同时，我们应该吸收些什么，学到些什么，这也是我想跟听众朋友说的，如果一遇到什么困惑就想着参与节目给亚新老师发招的话，那我们听这个节目的意义就不大了。有很多的听众都具备了处理事情的能力了，为什么不尝试着去解决呢？

我写这封信并不想谈个人问题，因为我相信有《今晚我和你》这个节目的陪伴，我会处理好我的事情的，我想说的还有很多，都是一些自己不成熟的想法，这些想法当然不是想着给亚新老师发招了（呵呵），只是觉得再往下写的话可能没精力工作了，最后我想向节目提几点自己不成熟的建议：

（1）节目的时间能否再长一些；

（2）能否将大学（尤其是大一、大二）是否应该谈恋爱，放在周三，作为一个固定的话题来谈；

（3）亚新老师在遇到一些没多大价值或者很气恼的话题时表现得很情绪化，其实某些时候您表现出来的那种不稳定的情绪没什么不好的，我想收音机前的听众可能更喜欢那个有性格的亚新；

（4）向亚新老师推荐两首赵传的歌，也希望大家在遇到问题时都能《勇敢一点》，并且《努力活着》；

（5）向其他主持人提个建议：在做节目时要听出听众到底想要说什么，必要时可以直接地去问，给他们讲解时尽量说到他们的要害。

说真的，这档节目办的很棒，它不仅给了我们一个倾诉内心困惑的平台，而且通过节目，使很多的人得到了帮助，引起社会的广泛关注，更重要的是在很多时候它都能使得心灵得到启发和升华，真的，感谢亚新老师，感谢《今晚我和你》这个节目，衷心的祝你们能永远快乐！

祝好人一生平安！

忠实的听友：云飞

亚新回馈：

《启示录》第二章第十三节："我知道你的居所，就是有撒旦座位之处……你还坚守我的名，没有弃绝我的道。"我们所居住的世界并不是绝对的好，所以我们经常会受伤，会痛苦。在很多不快乐的时候，我们都是那么渴望倾诉，即使是可以孤独终老的修身养性的高人，都是在通过和大自然、宇宙、书籍等在交流，我们凡夫俗子更离不开交流，在交流中寻找真善美，寻找温暖的支持。在干燥的撒哈拉沙漠中，有几块绿洲；在白雪皑皑的阿尔卑斯山上，有一座美丽的花园……我想，在我们时常悲观的时候，有很多美好的东西在陪伴着彼此，如果你们愿意，这节目都会在你身边！

5. 电台设立这个栏目，我认为创意很好

亚新：

你好！

我是武汉大学的一名退休教师，今年65岁，大半辈子从事教书育人工作，所以深知这项工作的重要和难度。我和你从事的工作虽形式不同，但实质是类同的。我十分敬佩你的敬业精神，欣赏你的驾驭能力和熟练的应对技巧。

听你这个节目纯属偶然，不过也有一段时间了。电台设立这个栏目，我认为创意很好，想帮助一些无助的人选择正确的人生道路，指点一个正确的方向，因此这个节目若能办好，确实有益于个人，有益于社会，能给人鼓励，给他们积极向上的动力。

目前这个节目有某些不足之处，而这些不足之处又有碍这个节目的深化和提高。我想这点你可能也已经注意到了。举例：①这个节目中听到欢快、愉悦的信息很少，而伤感的事却比比皆是。现在有一部分年轻人感情十分脆弱，对待生活的态度又不严肃，遇事埋怨、逃避。因为长得丑就不愿再继续读大学，因为失恋就不想活，等等，不胜枚举。其实，生活本身就是一杯五味俱全的酒，有人能把它调制成"鸡尾酒"，而有人却把它调成"苦艾酒"。更有甚者，有人能把它熬成一锅"黄莲汤"。我们要通过这个节目介绍调"鸡尾酒"的办法和技巧。这就是这

个节目的任务,让听众从中受益,给予他们去直面人生的勇气。②参与节目的人几乎都把你当成救世主,恨不得你马上拿出灵丹妙药,使他们能摆脱困扰和苦难。说实话,亚新,真难为你了。我想,世上谁也做不到这一点。靠一个人的力量是不可能的。灵丹妙药蕴藏在社会之中,要我们去挖掘。6月11日晚的节目中,一位残疾女孩由于社会的歧视而痛苦不堪,想寻短见,求助于你。那天我真为你捏把汗。你沉默良久,无言以对。我想:亚新一定很同情这个女孩,但他没有这个体验,也不会有什么好办法,这个谈话怎么继续下去呢?但你毕竟是个聪明、灵活的小伙子,给了她一个交待,可是,看得出,节目做得很苍白。那天晚上我没睡好觉。

鉴于以上几点,我考虑良久,提出以下几条建议,供你参考。

(1) 定期做专题讨论节目,邀请嘉宾(人数不限)与你共同主持节目。他们可协助你回答听众的问题,也可用现身说法,这样就能使节目内容深化,更具说服力。平时的谈话节目仍可照常进行,从中筛选出具有共性的问题,再来讨论。我觉得上次讨论"孩子教育"的这档节目不错。

(2) 最好能成立一个"爱心小组"帮助你做做幕后工作。社会上好人还是多数。借助他们的力量能解决许多问题,同时也能减轻你的压力。"吴天祥小组"就是一例。

(3) 应考虑对不同层次的听众使用不同风格的语言。参与节目的人由于生活阅历、文化层次的差异不一定都能接受寓意深刻、含蓄、文雅的语言。6月15日晚的节目中,一位女孩语无伦次地叙述了她的男友的两面派作风。从她的表达能力来看,此人文化程度不高。你劝她:要找回自我,不要做浮萍,等等。她最后也没弄明白你的意思。所以使用何种风格的语言要"看菜吃饭"。

以上意见仅供参考。这封信我写了整整一个星期,因为眼力不济(青光眼加上眼底黄斑变性)。本想放弃的,但又觉得心里有话不吐不快。每个人的生活都有缺憾,但对生活不能失去信心。年轻时用"健康换取一切",现在真想用"一切换取健康"。这就是我的现状!

你很忙,不用给我复信,只要你知道,还有一个关心这个节目的人存在就行了。咱们每天晚上节目中见。

祝工作顺利。

喻

亚新：

你好！

昨天，即9月23日的节目你主持得很辛苦，交谈双方各唱各的调，我真替你着急！

你的节目参与者，多半都有不幸的经历和遭遇，因而产生厌世、悲观的情绪，但是他们有没有认真地想过，原因何在？

其实，人生就是一条弯弯曲曲、坑坑洼洼的道路，稍不留神就会跌跤，甚至摔得鼻青脸肿。如何才能少摔跤，走得顺畅呢？说起来很简单。就八个字"总结经验，吸取教训"。这个道理连小孩都懂。我们每个人都是从幼年过来的。刚学走路时，哪个不摔跤，但没有一个小孩因为摔疼了而拒绝走路的，他们会爬起来，找到新的平衡点，继续往下走，而且是越走越稳当。这是一条颠扑不破的真理，也可以说是人类特有的本性，怎么到长大了就把它给忘了呢？所以我想对有不幸遭遇的年轻人说，失败和挫折不可怕，从某种意义上来说它也是财富，它能使我们长大、成熟。但是有个前提，那就是要及时地总结和盘点。领悟出其中有益的东西。然后再去开始新的尝试。这种盘点必须是毫无保留地和盘托出，正面直视，有时会弄得你心力交瘁。

我不否认，这个世上确实有人过得很顺当，但我相信，这并非是上苍对他特别关照，只不过是他善于及时总结经验，吸取教训，抓住机遇罢了！

最近我在学电脑，有一件事对我很有启发。当电脑里的文件太多，排列顺序太乱时，它就会运转不畅。这时我们就要整理碎片，把它们归拢，排列整齐，这样电脑又会运转自如了。难道生活不就是这样吗？

喻

亚新回馈：

有的听友永远都只是听友，而您却成为了我生活中的一个支柱。

虽然一直没见着面，虽然我现在写这些文字的时候，您和丈夫可能正在大洋彼岸享受天伦之乐，但是，一想到您，我的心是温暖的、是温润的、是微笑的！

很多时候，只要我心里不舒服，心里有委屈，会没有顾忌地说给您听，在您面前流泪，在您面前，我是放松的，是自在的。一想到您，觉得您是慈爱的，是看到了生活真相的，是内心有力量的！您总是在谈笑中，把生活的领悟，自己的经历，分享给我听，给我安慰、支持和陪伴，所有这一切，是一个苍老的生命对一个不再年轻的生命的鼓励和关注，不带任何世俗的东西，是那么纯粹。您的声音从电话的那一端传来的时候，总是微笑的、欢快的，像无数次流经我梦中故乡那清澈的潺潺的溪水，让我的内心有安定感觉，不自觉中，把您看做一位特殊的人，亦师亦友，可是比老师或者朋友更亲近！

我忙碌的时候，不会给您电话，可心里总是有牵挂，一旦自己处理不了，我会想到您。从这个角度讲，我似乎是个很自私很自我的小孩子，没事的时候，我会在我的世界里忙碌，也没有给您带来什么欢乐，可是一旦遇到低谷中的自己，那时脆弱的自己就会毫无顾忌地向您靠拢，把自己的心事一股脑地倾倒给您。今年三月份一次午后，心情郁闷到极点的我，在话筒前肆无忌惮地流泪，为自己从小到大走过那么多不平坦的路，为自己吃过的苦，所付出的辛劳，所遇到的挫折，为自己，也为那么多不快乐的人而痛快地哭泣，想必是吓坏了您，以为我生活中出现了很大的麻烦，您在那里静静地听我说，安慰我，给了我很大的支持，那是您第一次看到另一个真实的亚新，一个脆弱的亚新，您像母亲一样宽容地接纳我，娇纵着我的情绪，陪着我把心情理顺！我总在想，一个人想要大笑时，能够放声大笑，是快乐，想哭泣时，能够有一颗懂你的心在陪伴你，是最幸福的事情之一。所以，生命中有您，非亲非故的您，那是我多么大的福气！

我一向认为我有三个优点：一个是自知之明，它来自我的自卑；一个是善良，它来自家庭教育；一个是慢慢懂得感恩，在心里真正的感恩，它来自像您这样懂得生活真谛的人们给我的滋养。

《腓立比书》第四章第十八节："我样样都有，并且有余。"每次想到您，即使忙碌时没有给您打电话，我都感激、感恩，并知足，您心脏不太好，我希望上苍继续温柔地爱您，赐予您平安，衷心希望您和家人身体安康！

6. 这是目前唯一一个让我从怀疑到坚持到参与的节目

亚新：

您好！祝您周末愉快！

不知道您是否还能听到昨天晚上的《祈祷》，如果不能的话，真觉得是个损失。相信有很多人一定是在泪光中听完那女孩子的歌。

知道节目是由您和周璟分别主持的，可是出现昨天那样的状况真的让人很意外。节目可以以情感人，但是当主持人失去了对节目的主控能力，得求助于她的听众告诉她在节目中究竟发生过什么事，以您的专业，您认为该如何评价？

无可否认，在主持风格上，二位有着极大差异，这已经在节目里形成了分割，退而求次，至少在内容上连贯起来。否则，您认为使用同一个节目名称的意义又在哪里呢？我总觉得，虽然这一天只是七分之一，但是如果不能在它的位置上发挥出应有的作用，那所形成的负面影响可能不仅仅是在这七分之一的范围内起作用，尤其以后，周璟会更多的开通热线。所以很希望您能做好主持人之间的沟通，至少是在节目上有必要的交接。

要说的就这些，显得草率了些，我不会拐着弯说话，但是绝对真诚！毕竟这是目前唯一一个让我从怀疑到坚持到参与的节目，情不自禁的就希望它能成为最优秀的。

仔细想想，这其实不是您一方的责任，而且不知道是不是有涉及电台内部的运作过程（我对此一无所知）。之所以只对您提出来，是因为我认为您在节目中的发挥空间是要大得多的，所负的责任当然也就要重一些了，而且您可能也要年长一些吧！

海纳百川，有容乃大！您说呢？

我想对你节目某个环节提点建议，比如，每次给你打电话的那个残疾女孩，我觉得你在请进她电话之前，应该让导播先了解一下她打电话要谈的一些基本情况，做一点记录，在你接这样类似电话时，既清晰，又让大家明白到底是怎么一回事，要不然，我们听众真的只能在那宝贵的时间内一头雾水。当然我没有歧视或其他意思，我只是在维护我们大多数听众的利益，当然也是希望你的节目质量更高！

上封邮件里我提到的一点建议，非常高兴还能收到你的回邮！

我遗漏了一点，就是希望你能继续坚持你特有的性格及其他同档节目所奇缺的这类宝贵经验，再接再厉，为湖北人的王牌电台节目再坚实地向前迈一步！

还有一点很重要很重要！我非常欣赏你每次讲话结束，或一段结尾的神来之笔，也就是画龙点睛之话。真的，既不书生气，又恰到好处，每当这个时候我都会顿足而起，像打了胜仗一样，真想和你击掌相庆，因为我的确和你想到一块，但我缺乏你最后那临门一脚的精湛技艺！虽然有些话，别人都听过，但你的一句话，及时而独到，真的！这是较同档节目赘述略显生搬硬套更高明的地方！

再聊吧，说话可能唐突了点，不敬之处，多原谅！

但我极为尊敬您，您的为人，您的节目，也希望你每天都幸福美满。

江

亚新回馈：

这封信件说到的问题，一是主持人之间的，一是主持人和听众之间的。

虽然现在是我一个人在主持，但第一个问题，确实是很早就存在。同时我们也要注意到，直播的谈话节目很难形成几天连续的热点，除非话题重大或者能引起大家的关注，否则就不可能像章回小说，只能是独立成篇的东西，十几分钟的交流，随着参与者的再见就消散得无影无踪，所以很多时候，让主持人就交流的内容进行交接和沟通，不是太有必要。

倒是第二个问题是很重要的，它在客观上虽然有类似悬念的效果，吸引听众去探究，但如果主持人不及时进行必要的交代，听者往往会比较急躁，尤其是对脾气普遍比较急躁的武汉人来说，往往会等不急就关掉收音机，这对节目，对主持人的形象，还有收听效果，都不利。于是适时的必要的交代就非常重要，这个我已经在节目中有所改变，而且当听友一开口就说：我参与过节目，我还想接着说上次的事情，我即使能回忆起事情的经过和内容，我也会说，上次说的是什么事情？让参与者交代一下，让听者明白事情的来龙去脉，这样便于更好地沟通和收听。

《列王记》第十九章第七节："当走的路甚远。"是的，我们互相体谅、互相提醒、互相鼓励、互相陪伴，还有那么远的路要走。

三 挥手告别篇

每天写东西写累了的时候，我总会看窗外的鸟筑巢，小麻雀忙碌着，衔来长长短短的枯枝或者草，在树枝间搭建它们的巢穴，聪明如人类，灵巧如它们，都需要自己的家，安身的地方好找，安心的地方呢？

传说二祖慧可见达摩时请达摩安心，达摩让他把心拿出来。慧可良久才说："觅心了不可得。"达摩却说："我与汝安心竟。"体证到无心，即可安心。

我们不是习禅之人，不能做到无心，能一心一意活在当下，就了不起了。可如慧可所言，觅心不可得，因为心不可捉摸，无从寻觅。但是，我们又时时刻刻感知得到心的存在、心的力量、心的疲惫、心的快乐、心的烦忧，我有时候也想：既然如此难以捉摸，干吗费那么大的劲去琢磨它？是不是有点像拿着长矛的堂吉诃德？

然而，分明我的内心是希望每个本质孤独的心，都有一个相对稳定的家，一个可以安心的地方，比如情感、比如事业、比如家庭、比如人际关系，这节目不是，它承载不了这个功能，但它可以是一个梳理心灵烦乱的地方。无论情感还是事业，无论婚姻还是人际互动，在节目中，不能一顺百顺，但可以聆听和陪伴、可以支持和鼓励、可以当头棒喝、可以提出建议、可以直言不讳、可以矫正、可以搀扶、可以哭泣、可以大笑，梳理清楚了，才好安放，所以，这节目是可以做这么些工作的。

于是，您在电波覆盖的地方，这节目可以暂时是您歇脚的地方，是可以让心平静的场所。这节目就有点像蒲松龄老先生的茶摊，一盏茶的工夫，一段人生故事，就可以让我们听闻，说完了的人，喝完茶，欠起屁股，走人，每个人都有自己的路要赶啊！听的人回头记下，第二天接着等五湖四海的人，带来不同的人生故事。

虽然习惯了迎来送往，在每个夜晚的22：00点。可是，当我在邮箱里，在节目中，在信笺上，看到或者听到和我来道别的文字、声音的时候,尤其是一大批学生要毕业,离开武汉的四、五、六月份最为集中,内心总还是有些伤感。尤其是朋友无一例外地来感谢和祝福我的时候,我总是会让心神发会儿呆,来体验聚散独有的味道,伤感是有的,因为不知他们前路如何,更不知在节目之外,哪里可以有让他(她)们可以停靠的驿站?所以,祝愿总是会很浓很多,希望他(她)们会有好的归宿,能碰到好的人、好的事。

《马太福音》第六章第二十八节:"你想,野地里的百合花怎么长起来的……"是的,我总是和朋友说,我相信上苍总在慈悲地爱着我们,快乐的、不快乐的、顺利的、不顺利的、健康的、不健康的,即使是哭泣的时候,也要相信这一点。所以,对于很多要离开或者已经离开这节目的朋友,我内心又是祝福和开心的。

于是,我在节目中,只要记得,我都会告知我的邮箱yaxin2277@yahoo.com.cn,也鼓励大家登录论坛 www.tonightyouandme.com,人可以四海为家,但心要安定才好!很多朋友离开武汉,依然在和我用邮件联系,在论坛中和大家相聚,挺好,因为这也是我的需要。

1. 写这封信,是在无比想念它的北京的夜里

亚新老师:

您好!第二次铺开纸张给您写信感觉很亲切也很真实。

今天上完课(晚上6:00~8:00),接着上了一会儿晚自习,大概9:30回到寝室,迅速忙完一切又习惯性地拿起听了两年多的收音机,将波段调到FM101.8,很自然,很习惯的动作,这个动作都快持续两年了。

令我感到万分高兴的是,能在电波中听到自己的文字,真的非常感谢您,感谢您真实的想法,并把这些想法与宝贵的人生感触传递给我及收音机旁的听众朋友,让我们受益匪浅。

一直都觉得您是一个很有深度,很有内涵的人,并且很真实,就像我求学路上遇到的许多优秀的老师,给您写信就像是和初中或高中的老师写信。其实,在我的心目中您早已是我的老师了。那是两年前我念大一时开始的,那是听《星星点灯》和《今晚我和你》开始的,就像一位朋友曾经对我说的:在每个人的人生路上,都有一些我们未曾谋面抑或永远不可能见面的人,对我们的人生产生了举足轻重的影响。是啊,

我们可以通过他们的作品，他们的经历来启发自己的人生。我想，您就是这样一个人，或许，我永远都只可能和您通过书信交流，或许，当有一天我离开这座城市以后，再也听不到您的声音，感受不到您的思想，但是，您对我人生意义的启发式教育却是我永远不能忘记的。

　　一直都非常喜欢的"海燕"这个名字，这也是我高中的一位老师送给我的，老师在我的周记本上写道："高飞的海燕，愿你永远英姿勃发。"五年过去了，我依然非常感谢这位老师，就因这句话，帮我度过了高中三年艰辛的生活，让我有足够的勇气与信心去面对现实生活。

　　记得，您在节目中说，我是怀着一颗感恩的心去生活的。真的谢谢您，您让我知道我从未忘记去感谢那些在人生路上给过我许多精神食粮的人，有时候在想，要是一个人丢掉了一颗感恩的心，那该多么可怕呀。我害怕自己对人世间的真情实感变得麻木，就像以前看到过的一篇文章中写到那样：在这座茫茫人海的都市中，无数的男女在公共场所擦肩而过，甚至在公交车上两张脸，挨得只有几公分的距离，但人们却绷着脸，或者扭着脸，相互戒备着对方。其实，我们只要坐下来，坦诚地交谈片刻，也许就会成为情同生死的朋友。可是，我们却没有这样的机会，也没有这样的勇气。我不希望自己这样，所以我不断地提醒着自己，一直都希望自己能宽容、平和地去生活。

　　今天，听了一个关于考研的讲座，感慨颇多，每个考研的人背后都有一个故事。我佩服那些考研人的意志。亚新老师，说句真心话，作出考研这个决定，我没有告诉父母及亲戚朋友，我只跟我的一位大学老师把我的想法谈了一下，我不希望父母为我担心，我不想让他们失望。如果一年后（大四）万一我考上了，我会让他们分享我的喜悦，如果我考不上，失败的苦果我一个人咽下，爸妈已经为我付出得够多了，他们都是我的"奴隶"，终日在为我"卖命"。或许，在未来的人生路上，我有幸能给父母带来欣慰，但这些东西终究是我的，是无法真正送给父母的，他们也从未渴望过这种荣耀，但我清楚，我的不努力、不自立、不自强却会给他们一生带来深入骨髓的伤痛。有时候，坐在考研自习室里，面对厚厚的书本，我也有过胆怯的时候，但我只要看看大四的那些考研的师哥师姐们，我就会又重新鼓起勇气。毕竟，我现在还只大三，我还来得及，只要我不放弃。每天既要上课，又要为考研做准备，确实有时感觉很累，但是，我仍然感觉很充实，很快乐。也许，一年后，我没能考上研究生，但我不会后悔，我知道，即使我什么都没有了，我还有父母、老师、同学和朋友,还有那么多未曾谋面的老师——您一定是其中一个。我一定还有坚持与信心!我会满怀希望地走下去的,有那么多的财富陪伴着我,我永远都不会孤独!

好了,亚新老师,就此搁笔,很抱歉,打扰您宝贵时间了!

很抱歉,因为寝室已经熄灯了,是趴在台灯上写的,所以字迹也许很潦草,希望你见谅,谢谢!

最后,寄给你一首诗,一首我非常喜欢的诗,是自己摘抄的,但愿您能喜欢!也希望收音机幸福的听众朋友能喜欢!

将《美丽》献给天下最伟大的父母们!

祝:工作顺利!事事顺心!

武汉科技大学 海燕

亚新老师:

您好!近来是否一切无恙!

提笔给你写这封信,是在听不到《今晚我和你》却又无比想念它的北京的夜里。

离开武汉已经有一个月的时间,这些天一直辗转于各种招聘会,各大人才市场,为找工作忙得焦头烂额,每天穿行在北京的大街小巷,给别人的都是波澜不惊的微笑,只有自己最清楚,内心是怎样的一种波涛汹涌,不能自己。每天拿着简历和清华、北大、人大等学校毕业生一起进出人才招聘现场,我总会安慰自己:你一定能行!其实,自己也清楚,是内心的那股韧性在做最后的坚持。最后,一家杂志决定录用我,没有多少犹豫就答应了,虽然工作内容以及工作环境跟自己想象的有差距,但是,还是很感谢她,在我近乎绝望时,重新给了我哪怕是微弱的希望。

白天我必须以十二分的热情投入到工作中去,只有晚上当我一个人留守在办公室,打开日记本,翻看过去生活的点点滴滴,写着许多关于《今晚我和你》的故事。每当这个时候,我就会想,现在的亚新老师又在说些什么呢?这时思绪就会飘得很远,就会想起大学四年不曾间断的坚持,想起那些躺在床上听节目时的心情,想起那些让我泪流满面的人生故事。

四年前,我来到武汉,带着一张大学录取通知书和少不更事的情怀。四年后,离开武汉,带着茫茫不可知的未来和郁愤悲挫的心情。有时候想，这是一个怎样让人难以了解的城市啊——火炉似的夏季，湿冷入骨的冬季，暧昧不明的天气，嘈杂市侩的饮食男女，朋友曾对我说："这是座苍老得只剩下旧日华丽袍子的市井城市。"我不置可否，在这座城市生活了四年，从此知晓了这座城市的一些东西。我知道那些七弯八拐的巷子里住着的是怎样的一些有故事的人，我知道那些晚上在节目里喃喃自语的人，也许就是白昼里扬着脸匆匆赶路的人，那些晚上热泪潸然的脸，或许就是白天大路上和我擦肩而过的笑脸，在这海水样浮沉激荡的人生中，都难以此情处处悠然吧！人世就是这样，让人想念的是极平淡极熟悉的场景。所谓的死生契阔，悲欢离合，这些大的字眼在不舍昼夜的时间面前，只是恍惚的如梦寐的一刹那。

多少个夜晚，听《今晚我和你》，为节目中的人生故事而夜不能眠。我总在想，生命使人平等，人的一生最重要的也只是生老病死，谁跟谁没有什么不同，可是我们为什么都这样孤独，无法为对方分担一份对生命的忧愁与无助的负担。生命惧怕人生中不可解的死神胁迫，太多太多的影子总在某一时刻在我心中重现。

一位朋友曾对我说："我们其实是别人活在这个世上的倒影，别人通过我们更好地关照自己。"今天想来是如此的贴切。

在没有了《今晚我和你》的异乡的夜里，我总会重温那些让我流过很多次泪的人生故事。尽管现在想来，还是会很痛很痛，真的很想轻松的问一声："亚新老师，您累吗？此时此地的您，是否还是一如昨日那样，以一颗宽厚仁慈的心对另一个生命给予那么多无私的陪伴与牵挂呢？"

四年时光，用了整个大学时代，如果用它来培养一种收听习惯，应该不算短吧！

留恋《今晚我和你》，我知道，留恋的其实是一种用时间和心灵建立起来的那种亲如知己的感觉，是别人无法替代的信任，眷恋的其实是那样一种彼此默默陪伴，默默牵挂的温情。从此，我知道广播是有体温的，我们在漆黑寒冷的人生之夜里依靠它来互相取暖，来照亮彼此的人生。

一直觉得在一个人的一生中一定有一些经历与体验是只属于自己一人的，是不会被剥夺，也无法与人分享的，是被埋藏在内心最深处的；那些经历的瞬间的意义被拉得很长很长，长到了整整一生。

我想，我很幸运，在《今晚我和你》中，我得到了这样的瞬间。

亚新老师，现在的我，边给《今晚我和你》打电话，边给你写这封信，电话始终没有打通。此刻想和您聊聊的想法是如此的强烈，信也写得很辛苦，好多好多的话想说给您听。但提起笔却感觉不知说什么好。两部电话：027-85799906，027-85806262，四年了，虽然没有打过一回，但一直记得，因为这是和《今晚我和你》联系的桥梁，我知道，通过它，我就能听到亚新老师的声音，感受到那种温情。

我知道年华会让每个人老去，岁月也许会消融久远的记忆，但是在彼此唯一的生命历程中共同走过，就是幸运。

好了，亚新老师，夜已经很深了，今天就和您聊到这儿吧！希望未来有机会能听到您久违的声音。希望有那样一种幸运，在彼此的生命都还来得及的时候！

祝：健康平安！幸福快乐！

海燕

亚新老师：

您好！我是海燕（您曾经叫的燕子），昨天刚从北京回到武汉，因为要进行毕业论文答辩，要办离校手续。当火车在汉口停下的时候，我不知道自己是一种怎样的感觉，但心里很清楚也许这是我最后一次这么长时间地呆在这个我生活了四年的城市，心里其实是很舍不得的。

这次回学校要呆一个星期，又可以听《今晚我和你》了，想起都觉得很温暖。在北京已经呆了快三个月了，也渐渐地对她不再像当初感到那么陌生以及由此而产生的敬畏。身在那个城市中有时候感觉可望其项背，而有时候又感觉是如此的难以融入进去，心有时会飞得很高，有时又会跌入低谷。渐渐的我开始习惯每天等公交，挤地铁去上班。渐渐的我开始习惯不吃早餐的生活，其实不只是我，我身边的很多朋友也很少吃早餐的，他们说没时间。

我现在在一家报社上班，虽然做的事情和我当初想做的文字工作还是有差距，但我还是比较满意的。我可以从我身边的很多人身上学到很多东西。一个人在异乡的夜晚，想得最多的还是武汉，还是曾经那些场景，留在记忆里的片段都是很温暖的。报社里大多数都是学新闻、学中文的，有时候我也和同事聊起我们各自喜欢的广播节目，我总不忘《今晚我和你》，我不再是单纯的把她看成一个节目，而是把她看成我心里的一个家园，也许我不再有机会听到她，从我此次回北京起。但是，放在心里我总认为是一种最好的纪念方式。节目陪伴了我四年大学生活,我的大学生活结束了,但是给我的意义是长达一生的,相信节目也是一样。

其实,一直都挺感谢武汉,感谢大学,感谢很多很多的人,从一个农村家庭走出来,上了大学,让我看到了另外一个世界,告诉了我原来我心中还可以有如此绚烂的梦,而所有这一切在没来大学前我是不敢想的。

听《今晚我和你》让我知道世间的我们其实都是相连的,渐渐地给我一颗宽厚、仁慈和平和的心。记得当我去报社面试时,主编问我:"为什么想到来北京?"我对他说:"我渴望寻找生命的多种可能性。"这真的是我当时的真实想法。当无数次的辗转于人才市场,投出去的简历没有回音的时候,面对渺茫的未来,我也一个人哭过,那个时候真的很想武汉,想《今晚我和你》。

其实一直觉得自己是一个很内敛的人,很多东西宁愿埋在心里,自己去承受,而不太愿意去和别人讲。那一个月没有给家里打过一个电话,怕父母担心,父母永远都是懂我的。亚新老师,您收到的那封信,就是我在那个时期写的。现在的我已度过了那个阶段,现在回过头去看,真的挺感谢这一个月的,它让我看到了自己身上的那种韧性,前天和主编聊天,主编突然问我:"你知道为什么面试那天,我留下了你?"我说我不知道。主编跟我讲:"因为我觉得你是一个很朴素、很大方的女孩,是能够踏踏实实做事的那种。"听到这句话,我心生感恩!

亚新老师,听了您四年的节目,从没有打过一个电话,但是在异乡的夜里,想的最多的却是这档节目,以及当时听节目时的那种心情。我知道有些东西,有些心情是无法复制的,就像每天都会流走的生活一样,但是在彼此仅有的一次生命中共同有过,那就是幸运。

亚新老师,多保重!不管在哪里,相信我们都会很幸福,对于相信生活的人来说一定是的!

祝福您的人:燕子

亚新回馈:

我总相信,人与人投缘,是很神秘的,你和有些人天天见面,中间都会隔着太平洋,可是有的人,你没见过他(她),看他(她)的文字,或者听他(她)的声音,你就有天然的亲近感!每次看到燕子的文字,我的心会很纯净,很轻易就触摸到她的心,很感恩的是,我们成了兄妹！为有你这样美丽心灵的女子做我的妹妹，心总在微笑！远在北京的你，远在武汉的我，每个用心在生活的善良的人，抬头看天，有颗星就是对应的自己，在默默陪伴！生命真的是一场盛宴，悲也好，喜也罢，要保留正常的味觉，边走边尝！

2. 关于张妮以及张妮的遗书

A. 她临终前给您打过电话，可您不在

亚新老师：

您好，您近来工作忙吗？身体好吗？由于最近工作忙，抽不出时间来收听您的节目，向您说声对不起，对了，6月15号也就是父亲节那天，张妮在临离开人世时要求我代表她送给那位残疾朋友的礼物，不知她是否收到了。怎么她还没与我联系？但愿她有一天和我们正常人一样，健健康康的，有一个健康完美的身体，忘记告诉她，那份礼物是张妮亲手为她叠的二十几颗幸运星，她每叠一颗心都许了一个心愿，希望她在以后的人生道路上若遇到困难和挫折时，都要勇敢地走下去，用微笑征服一切，请你帮我转告那位残疾姐姐在每周的星期日下午8:00~9:00这段时间打电话过来，最好是在8:00我会准时等候她的电话的。

亚新老师，有件事情本来不想提起，但又不知为什么，心里总是不安。今天我不得不说出来，我原本不想打扰大家的好心情，也不想提起这件令人伤心的事，原谅我，我不能那样做，还是告诉您吧！张妮不是3月13号走的，而是3月31号中午12点左右走的，她临走前给您打过电话，可您不在，我知道她有好多好多的话对您说。可是时间不等人，她拿着您的照片，默默地注视了很久，最后，她留下一句话，她会在另一个世界为每一个好心人祈祷、祝福！算了，不提这件伤心事了。

在武汉打工，我觉得武汉的朋友是很热情，但是他们总喜欢让别人随着自己的意愿走，说句不客气的话，就是总喜欢让别人听从自己的命令，你若不听从他的，他会像做广告似的，到处说你的是非，我真的弄不懂他们为什么会这样，我这个人不怎么爱发脾气，有时弄得我忍无可忍，真想大发一顿脾气，但又怕伤害了他们，我很看重友情，我做事都要想想，我这样做会不会伤害他们，会不会破坏我们的友情，我真的很苦恼，不知怎样与他们沟通。

就写到这里吧，不打扰工作了。

最后祝您工作顺利、每天都有一份好心情。

捷

B. 十六岁女孩的信笺

亚新：

您好！

此时此刻我非常难过，也很伤心，尽管窗外是美丽的景色，灯火通明，但我的心情不好受。夜深人静，周围的一切都那么寂静，一切都在熟睡，两个小妹妹也都睡得那么香，可我却怎么也睡不着，我的病一天天严重。我被疾病折磨得骨瘦如柴，两个手腕布满密密麻麻的针眼，手腕上的肌肉全变成可怕的鼓胀的肉疱。见到母亲我挣扎着想坐起来，但全身没一丝力气，重重地摔在床上，两行泪顺着我的脸颊流下来，我知道她的心里一定不好受，但她拼命忍住泪、强颜欢笑与我说话："你要坚强好好治疗，你要知道有亚新叔叔以及收音机前所有朋友在为你祝福为你祈祷，你一定要康复。"听到母亲这番话，看到她那充满希望的眼神，我不想让她知道，不愿让她为我操心，况且家庭生活非常拮据。

父母一天到晚在外面打短工，为了给我治病。我真的很想对母亲说："妈，你们不要为我操心，你们对我越好，我的心里越难受。"可是我又想起母亲的话："天无绝人之路，我一定会给你治病的，一定要给你治好。"

如今，母亲带我踏上了求医之路，那一天在医院里，令我最担心的事发生了，医生把母亲叫出病房，不一会儿，母亲回来了她突然把我的头抱在怀里，摸着我的头"妮妮你不会的，不会的，不会这样的……"母亲的泪滚落在我的脸上，我也哭了，母女俩的泪珠交织在一起，冰凉的泪水从我脸上滑下，我也不知道是母亲的泪，还是我的泪。我看着母亲显得更苍老，更憔悴了，泪水浸湿了她的两鬓的白发，我心如刀绞，我不知道该怎么办。

在医院里，护士不忍看下去，曾劝我："你不要太痛苦了，你就叫吧！"我努力挤出一丝微笑对护士说："人的声音是用来唱歌的，岂是用来喊疼的啊！"

我的病情又一次恶化，疼得额头上布满黄豆大的汗珠，虚汗把衣领都湿透了，母亲看着我痛苦的样子，她的心都碎了，伏在我身上痛哭不已:"妮妮啊,让我陪你死了吧……"在一旁的护士听了都扭头偷偷抹泪,我当时很平静、强忍着病痛抚摸着她那挂满泪珠的脸坦然地说:"妈妈,人生在世如同白马过隙,没事的!"妈妈听了心酸不已,泪眼模糊,一时间,屋子静得像黄昏的旷野,似乎每缕阳光洒落在地上都能很清楚地听到声音。

我躺在病床上,也不知为什么,我总是回想起童年时和小妹妹一起玩耍时的快乐时光,我们在一起玩丢沙包、荡秋千、捉迷藏,我们还时常到离家不远的一个小山上唱着自己编的歌,跳着自己编的舞,真是快乐无比。而如今,我重病在身,病卧在床,不能再与她们一起玩耍了,而两个妹妹的脸上再也找不到那可爱的笑颜了,心里也不知道是什么滋味,只是想哭,但我不可这样、我应该用微笑、用洒脱来影响他们,我不愿意家人因为我而悲伤。

不过此时,我又想起了远方的您,我知道不管事情如何,远方有一个熟悉的声音在为我祝福,应该还有千万颗如火似的心在为我燃烧,对,还有他们在支持我,我决不会让自己被病痛击倒的,只要我的心还在跳动,我会跟病魔战斗到底的,好了不能多写了,我的病又……

最后衷心祝愿所有的朋友,愿你们好好珍惜生命,人生难免会遇到一些困难和挫折,但愿遇到困难和挫折时,勇敢坚强地去面对,"没有岩石的阻挡,哪能激起美丽的浪花"。况且人生短暂,望你们好好把握每一个机遇,前途是光明的。亚新叔叔对不起,写信时我是流着泪写的,有些字被浸湿了,请您原谅。

最后祝愿您:
新年快乐、羊年大吉、工作顺利、合家欢乐!

张妮

亚新叔叔:

当您看到这封信的时候,我也许已经永远的走了,谢谢您对我的关怀,当初说好让我们五个人有一个美好的约会,但对于现在的我来说,已经是一个可望不可及的梦了,原谅我,因为我等不到了,我的生命就要在最近几天结束了,也许这一切的一切都是上天安排好的,我不会怨谁,因为上天在我弥留之际认识了您,让我知道了世间还有温存和关怀。

好想回到从前,回到关心爱护我的人身边去,站在美丽的桃花下,这是我最后一次看桃花了,不免有些伤感,迷恋桃花,喜欢它的娇媚,也许我还是幸运的，因为我的弥留之际看到了娇美的桃花和美丽的春色。

有的时候，好想一个人到一个山清水秀的地方独自居住下来，因为那里没有恐惧，也没有危险，只有青山绿水，幻想一下那里有一条弯弯的小河，偶尔也有几条小鱼游过来，遍地都是野花，那是上天送给我的花园。春天的时候，可以去踏春画画，下午的时分去追赶夕阳……唉！算了吧，少做白日梦了，想想看，我本来就是在白天写这封信，也许称不上是做白日梦，对吧？您笑一个吧！

一列火车呼啸而过，不知道火车上载着多少的梦想，也不知火车要到哪里去，也许火车上载有失望而归的人吧，不知为什么泪水不由自主地流了下来，苦苦涩涩的，正好是我现在的心情。

我是您最忠诚的听众，也许您还在怪我，为什么不去见您，也不让您来见我，去年是你们让我度过了一个令我终生难忘的生日。因为我的生命就快要结束了，现在的我彻彻底底的绝望了，虽然我很想见您，但是种种原因使我放弃了这种想法，也许人生就是一场戏吧，当戏结束的时候，戏中的人物也刻画完了。而我呢？只是其中一个悲哀的主角，永远也不能回到戏剧中了。

虽然有过憧憬，也有过向往，但都被无情的现实打乱了，现在的我只想平平静静地走剩下不多的路，这都很难。小的时候，只想开开心心的过一生，长大以后，又想拥有一个幸福的家庭，而现在呢？却只能称作奢望了，是不是上天也无情，医生已经下了判决书，我的日子不多了，虽然我很想活，但也是无济于事。人们常常说折一千只纸鹤，可以满足一个愿望，我的母亲和所有的亲人朋友已经折了好几千只纸鹤，他们的关心，让我感动，他们的苦心让我不得不忍受了，但怕看到亲人的眼睛，看到他们疲惫的身影，我的心都碎了。好想去安慰他们，可话到嘴边又说不出口了，欠他们的情只好等到来生再还给他们了。

您知道我的今天，很大程度是我爸爸一手造成的，他是一个十分封建的人，也就是人们常说的重男轻女吧，在我很小的时候，他就要我出去打工。在漫漫的打工路上，我患上了不治之症，现在我就要走了，也没有什么恨不恨了，为了不想他过度地惭愧，我决定回去见他一面，这也许就是命运？不知道人的一生究竟是怎样的，忙东忙西，人的一生就这样完了，懵懵懂懂中，人的一生就这样在幻想与现实中结束了。

不知道明天的世界会怎样？从前不知抱了多大的希望啊！而现在却

满怀失望，这也许就是人生吧，老天成全了那么多的人，为什么不算我一个呢，诸多的无奈来源于人生，而诸多的痛苦来源于生活，也许这就是命运吧。

忘了告诉您，我出了车祸，骨折了，没有痛哭，没有流泪，只是无奈和失望，也许我的生命就快要在这几天结束了，写这封信的时候我已经昏迷了二天二夜（听妈妈说的），去年我庆幸，因为有您和众多的朋友让我度过了一个难忘的生日，也是我最后一个生日。我庆幸是因为还有许多人关心我，我难过是因为别人不相信我，为什么我相信别人，别人却不相信我呢？这是为什么？写到这里泪水再也止不住地流下来，浸湿了信纸。

我不会再埋怨上天，这也许就是我的命吧，我认了，我请大家不要轻生，前几天从报纸上看到许多人因为觉得活得无意义而轻生，我替他们感到悲哀，也替他们的亲人感到难过，到了生命的终点，一生的尾声我只想说一声：请大家善待生命。

祝：如您一样的好人一生幸福快乐，我会在天堂保佑您的！

十六岁的小妹妹张妮

亚新回馈：

生命中有一个或几个人，和你非亲非故，可是他（她）会在相遇的一段时间，在你的生命中留下很多东西，张妮是一个，还有患了三种癌症的吴大哥，还有很多不知道名字的朋友，可惜，我没有张妮及吴大哥的电话录音，遗憾！

我有一个很深的感悟：我们对生命的理解是在和别人的互动中慢慢加深的。所以，那段时间，我觉得现实好无奈，也很无力去面对生老病死的四个大主题。可是现在回头看，是节目中直指人心的人和事，加速了我内心的成熟，一直在节目中听到很多朋友都说谢谢我，可是，回头看我自己，该说"谢谢"的，是我啊！

张妮和吴大哥走的时候，我不在武汉，正在北广学习，回来后，就听说了，不知怎么的，除了伤心，我更多的是一种解脱感。对于他们，疾病是摧残；对于家人，疾病太猛太恶，他们无能为力，亲人都很伤心，这也是折磨！所以我很理解嵇康在母亲死后，他又唱歌又跳舞，又吃肉，又喝酒，别人不懂他的举动，嘲笑他的疯狂和放浪，可是他会在母亲墓前痛哭，笑是为解脱而开心，哭是为不舍而流泪！

我想，生命是一段或长或短的时光，好好过每一秒，就好！

台湾的证严法师说："生命在一呼一吸之间。"是啊！离开的，先走了一步，还在红尘的，要好好用心，活在当下，就格外的有深意，谁懂了，谁的生活会接近生命的本原，张妮想必是知道的！所以，我总希望有天堂和地狱，总希望有在天之灵，让我们最终尘归尘，土归土，因为，我是多么希望那些用心生活的人最终都有好的归宿啊！

《约翰福音》第十二章第二十四节："一粒麦子不落在地里死了，仍旧是一粒。若是死了，就结出许多子粒来。"生命的来去，自有其玄妙的意义，而张妮在节目中展现出来的乐观积极，我相信，像极了那数不清的子粒，散落在每个听过她声音的朋友心里。这些文字是和在天堂的他们一起分享的！希望他们都还好！

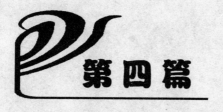

第四篇

报刊掠影

第四章

地下放影

 与情感节目主持人谈情感

女人想做到情感独立,就要像男人一样生活。女人应该向男人学习,把工作和情感的层次分开,对自己的期望值要高。对男人和外界的期望值则不要太高,更不要把情感当成惟一。

亚新是武汉电台夜间谈话节目《今晚我和你》的主持人。我是偶然听到这档情感节目的,主持人对打进电话的人当场进行深层次交流,真诚聆听和陪伴,收听率一直很高。

我发现打进电话的人十之八九都是女性,有的是做第三者的茫然,有的是对自身情感有疑惑,还有对婚姻中一些问题的追问,诸如对方的外遇、有情无性的现状等。于是,我们便有了以下的访谈。

记者:在你的节目里,我听到很多女人说到自己的婚姻状态,性、爱、情,这三种要素里,有情无性,有性无爱,到底哪种状态可以继续以后的日子呢?

亚新:生活就是遇到了问题,然后想办法解决问题的过程,也是一个理清矛盾的过程。这三者,有情有爱有性是最好的。有情有爱无性,这是亲情,可以过下去。无情无爱有性,是需要型的婚姻,也可以过下去。最差的是无情无爱无性,离婚是早晚的事儿。前三种都可以找一找原因,缺少的那个要素,看能不能通过理清矛盾,得到解决。婚姻里的问题,没有标准答案,要靠女人和男人的沟通。不能因为怕对方不舒服,就闷在心里不说。你说出来,对方也许一时不舒服,但当时的不舒服是为了以后两个人都舒服,所以要沟通。对方要是想维持这个婚姻的话,肯定会有回应。女人光赌气是没有用的,那会让婚姻越来越冷。

记者:现在,还是男人的外遇比女人多。你能谈一下男人的外遇吗?你觉得在什么情况下日子可以过下去?

亚新:我发现你的问题总是想要一个标准答案。其实很多男人的外

遇发生了、过去了，妻子并不知道。我记得有一个打进热线的男人，他和妻子感情很好。他去外地出差，本来要一个星期办完的事，可是没想到那么顺利，两天就办完了。他想再待几天就回家，给家人一个惊喜。那天晚上，他去咖啡厅了，碰到一个女的，长得当然很有味道。两个人就聊天，聊得很投机。第二天，两个人不约而同地又到了那里。这一次，他们终于没有控制住自己。那个女人把他带到了宾馆，发生了那种关系，两个人感觉特别好，但是相约不再见面。回家的路上，他想那是一个美好的体验，他永远不会让妻子知道。他对我说，他妻子很不错，也是很好很漂亮的女人。他偶尔有内疚感，他说他不会再玩了。这是一种能够控制的出轨。还有一种是，有的男人看别人出去带着小蜜，自己要是不带就显得格格不入。有一个听友发邮件说自己是个小官，他第一次与朋友出去玩，别人都带了女人，就他是一个人，他感到很尴尬。他的一个哥们儿当时就给他介绍了一个女孩子，这个女孩后来成了他固定的性伴。这是显摆自己、虚荣心很强的男人容易犯的错误。他们也容易改正错误，之后可能再犯。四五十岁的男人出轨会很彻底，因为年轻时没有更多的机会选择，所以出了轨后，会发现原来还有这样一种生活可以过，感到失去的太多。有一个教授和自己的妻子生活了20多年，有一天忽然和一个小姐私奔了。这是极端的例子。女人碰到老公有了外遇，如果还想维持这个婚姻，首先一定要接受事实，看"我们的婚姻到底出了什么问题？"消化这些东西，如同得了病要治疗一样。

记者：外遇会过去，日子可以照常过，但是，所说的"和好如初"是不存在的，男人的外遇会给女人留下很多后遗症，比如，以前他看漂亮女人一眼，你可能会一笑了之，现在他只要一看，你就可能认为他又出了问题。这对过日子是具有毁灭性的。

亚新：如果出现了这种状况，说明这个问题还没有处理完。在出现问题前，你看男人，看山是山，看水是水，但他出了问题后再回来，也许他一个发呆的瞬间，一个飘忽的眼神，都让女人感到不安。女人这时候不要害怕，要就事论事。女人可以告诉男人，他的哪些做法让她不舒服。不要总是埋怨指责他，这样会把男人又一次推远。重建信任是一个很长的过程，在这个过程中，你和他都要有耐心。

记者：我听到你的节目中，有很多做了第三者的女孩问你该怎么办。你的回答好像都是让她们退出来，这是否有失偏激？

亚新：在我的节目中，我是不给标准答案的。那些做了第三者的女孩，我首先告诉她，她的第一步棋是错的。她可能会反思。还有的说对方对她如何如何好，让她等着他离婚娶她，我对她们说这都是一个变数。很多女孩子以为自己有能力让那个男人从婚姻中走出来，我想说的是，你不知道他在妻子面前是怎么表现的，如果表现不好，那个当妻子的一定会发现的。很多男人能拖多久就拖多久，而且妻子发现之后，能不能离也是一个变数。不是当妻子的不想离，而是那个男人自己也许根本就不想离婚。有的女孩子纠缠于男人对她是如何如何好，但再好这也是一种见不得阳光的感情，而且对当事者的妻子是一种伤害。我建议她们先把自己放在一个与男人有距离的位置上。如果男人真想与你相守，那么离了婚来找你好了。

记者：我听你主持的节目，发现向你请教的多数是女性。是不是女人更关注自身的情感问题？也对对方有更高的期望呢？

亚新：其实女人不该过多地关注男人，让自己做一个情感上独立的人才是最重要的。有一个打进电话的女人，她受过很好的教育，嫁到一个有地位的人家里，当然是做了全职太太。她在电话里说自己很幸福，之后轻轻地叹了一口气。我说，其实你并不幸福。外在的那些让人羡慕的东西，可能无法让你的内心有幸福感。她这才说自己其实想出去，就是不继续工作，也想读书，提高一下自己。再问，她说她有危机感，看到自己的老公每天回到家，给人的感觉是活得特别新鲜，她内心感到特别失落。虽然吃穿都是最好的，但自己没有成长，男人在成长，他的分量和面对的诱惑，会越来越大。她怕有一天她的男人是站在山顶上了，而她还在山脚发呆。那两个人可就真的要完蛋了。所以她想出去，但怕先生不同意。我对她说，读书是解决问题的方式之一，可以把自己内心的感受和先生讲出来，也许自己出去了，成长了，内心的压力就会没有了。后来她又打进电话，说自己在读书，感觉很好。一些不再回到社会的全职太太常去美容院，或者结伴买衣服，以此来吸引老公的视线。其实，这类女人应该在丰富自己的内涵上下工夫，发展自己的兴趣。女人不到万不得已，千万别丢掉自己的职业。女人想做到情感独立，就要像男人一样生活。女人应该向男人学习，把工作和情感的层次分开，对自己的期望值要高，对男人和外界的期望值则不要太高，更不要把情感当成惟一。此外，学习心理学也是女人情感独立的一种途径。

记者：你认为现在有好男人吗？有责任感的男人其实也可能不忠诚于妻子。这两者并不冲突。

亚新：好男人是没有标准的。答案就在妻子那里，如果妻子感到幸福，这个男人就是好男人。至于责任感与忠诚，我认为很多男人也并不想内心分裂地活着。不忠诚是暂时的，总会有责任和忠诚合二为一的一天。

《家庭主妇报》，http://www.jlsina.com. 2005-06-24

 用你的声音温暖我的夜

晚上 10 点

晚上 10 点，是夫妻间最温暖的时间。厨房里，锅碗静静躺在散尽水汽的橱柜中；阳台上，衣服被吹得悠然自得；房间里，孩子已经熟睡了，可爱的呼吸声衬得夜色宁静如水。为孩子为事业忙碌了一天的两个人，终于可以依偎在一起，看看电视，撒撒小娇，说说小话。然而，对于王敏来说，老公的温柔时分却不是属于她的。

此时，亚新正坐在武汉音乐台 FM101.8《今晚我和你》的直播间里，接听情感热线，安抚都市里一颗颗受伤的心。每个夜晚，王敏都以听众的身份，和爱人相处。收音机里的声音略微停顿了一下，她知道他现在肯定皱了一下眉；今天他有些感冒，当音乐出来时，她知道他一定在咳嗽；当听众打进电话，在节目中哭泣时，她知道他的眼中一定盛满温柔，因为他的声音放得那样轻，那样低……亚新所有的情绪和动作，她都听得出来。因为他们爱上对方，是从彼此的声音开始的。

似是故人来

1993 年，孝感师专。身为校广播台台长的亚新，每天住在台里，播着会议通知、电影消息和不同的校园节目。大一女生王敏跟着同学到台里玩，迎面碰见了趿拉着拖鞋的亚新。同学说，这就是亚新，王敏歪着脑袋轻轻说了声"哦"，心想，原来这就是每天在广播里带来好听节目的人啊。这一声"哦"，让亚新心动了一下，好一把温柔动听的女声。亚新找来一篇外国散文让王敏念。当那一个个灿烂的句子，在王敏的唇齿间莲花般盛开时，亚新对眼前这个第一次见面的女孩，突然涌出

一种非常熟悉的感觉，好像已经认识了她许多年。

　　亚新展开了追求攻势，一封封情书执著地出现在王敏桌前。那些情感是如此真诚热烈，拿在手里的信，烫红了她的脸庞。少女的心，却仍在犹豫。对于18岁的她来说，感情是一件遥远的事，而且，他并不是她童话里高大的白马王子。也许老天爷都想助亚新一臂之力，一个意外的发生，让他因祸得福，赢得美人心。亚新在操场踢球时，右腿撞到一块水泥板，一整块肉血淋淋地掉了下来。善良的王敏主动照顾起亚新，身为独生女的她，每天给他打饭，陪他说话解闷。掉了肉的亚新，心里喜滋滋的，这肉还掉的真值啊。感情就这样细水长流地滋长着。亚新毕业了，留在孝感教书。王敏也毕业了，回到武汉教书。两个相爱的人，第一次尝到了分离的滋味。

雪地里的暖流

　　那段日子如此艰辛，却又那么甜蜜。每个周末，亚新都站在长征路口等王敏。王敏永远记得鹅毛大雪里那个蹦跳着取暖的身影。雪地里，两人拥抱成一只大熊，双份的寒冷靠在一起就变成了一股暖流。经过艰难的努力，亚新终于调到了武汉，继续老本行的教书工作。两人挤在亲戚家的一间由仓库改造的小房子里，大白天灯必须开着，不然就是漆黑一片。1997年，他们咬咬牙，举债买下常青花园的房子，终于在武汉有了自己的窝。每对夫妻在新婚的甜蜜期过后，都会面临着个性和生活习惯的磨合期，亚新和王敏也不例外。那时两人的工作都在变动之中，情绪很容易变得躁动不安。

今晚我和你

　　亚新改换了人生跑道，调入武汉广播电视局，不久便开始主持夜间谈话节目《今晚我和你》。正是这份工作，支持着亚新顺利度过了磨合期。也因为他自己五六年坚持不懈地利用难得的休息时间，师从两位美籍华人心理学家学习心理学，从改变自身开始，从自己的内心入手，来面对并正视自己。从每一个打进热线的听众身上，亚新都会反省自己：我是否也会犯这样的错？怎样做才可以避免少走弯路？我有一天也会忽略妻子的情感需要吗？在众多听众的人生经验上，亚新越来越成熟，越来越宽容,他不断调试着自己的情绪,学会化解夫妻间的种种矛盾。王敏感受着爱人的这种变化。婚后的日子,不仅没有变得平淡无味,反而有了一种酝酿后的甜蜜,两人之间的爱变得踏实而深沉。

原本没有太多情趣的亚新,在从事这份工作后甚至还变得浪漫起来。情人节,他会匿名送花到家里,然后酸溜溜地对王敏说:"谁送的花呀?有追求者了吧!"王敏生日,他会把礼物藏在家中一角,让王敏像个孩子似的,兴奋地翻箱倒柜。

女儿出生后,这个宝贝成为两人间最温馨的情感纽带。

女儿继承了他们两人动听的声音,在清脆的童音中,他能听出她的甜美。

亚新的声音温暖了无数人寂寞的夜。

当他下班回家后,无论多晚,王敏都会等他,然后说上一句"今天辛苦了"。亚新的夜就这样——因她的声音而温暖。

《楚天都市报》"我们"周刊
2005-06-20

三 亚新：午夜陪伴者

声音背后的故事

如果说声音贯穿着某种情绪，那么，电台主持人就是一群最能影响这个城市情绪的人，每天他们在电波中和熟悉或者陌生的听众交流着，一起倾听这个城市的声音。新生活周刊推出的"声音背后的故事"系列专题，将走近那些你也许从未谋面的电台主持人，告诉你他们的故事。

亚新在节目的开头说起了他3岁的女儿，说他来上班之前，在家里给女儿准备晚餐，很仔细地刷洗扇贝……他的声音温柔而沉静，很亲切地就敲开了听众的心门，不到一分钟，就有听众打电话进来，他说"我是小王"。小王是亚新的一个普通听众，几个星期之前，小王打来电话，他在北京的医院检查被怀疑得了白血病，但是没有确诊，几天前，他到武汉的医院做了一次全面检查，在确诊结果出来的头一天，他给亚新打来电话，说自己才20岁，还有很多事情都没有做，但是即使得了白血病，他也希望给这个世界留下一点快乐。这个电话引起了很多人的关注，当天就有40多个人打电话去鼓励他。第二天，亚新在和朋友吃饭的时候就接到小王的电话，说他不是白血病，只是很严重的贫血，当他在当天晚上的节目里把这个消息播出去的时候，好多人都放下了心。

亚新主持的节目叫《今晚我和你》，这是一档午夜谈话节目。他做这个节目已经6年了，接到过无数这样的电话，很多的人其实都是像小王这样，只是打电话进来说说自己心里最深的秘密，而倾听，也是这个节目的主要宗旨。

亚新的前任王晓勤也是一个非常优秀的谈话节目主持人，曾经有一段时间，亚新很迷茫，在大家的观念里，好像只有女人才能主持这种类型的节目，因为女人更加感性，也更容易进入别人的内心世界，他甚至担心做这个节目久了，会有人说他像个娘们。但渐渐地，亚新在节目中得到乐趣的同时，也渐渐发现了自己的优势，作为男性，他的思维更加理性和严密，条理也更加清晰。刚开始的时候，他因为害怕打击听众而比较含蓄，而现在他总是能够一针见血地指出对方的问题。他说，害怕伤害听众实际上是对听众的不信任，不相信听众有能力自己解决问题，如果可以在一开始就不和听众兜圈子，而是和他一起勇敢面对问题，可以少走许多弯路。

有听众给他发来短信留言：天天听你的节目，发现你的节目中有很多指引人向善求真的东西，告诉我们要爱自己，爱周围的一切。

亚新说，几年以前，在心理治疗没有出现的时候，电台的谈话节目几乎就承载了心理医生的功能，所以做这种节目最重要的就是主持人心理要健康，听多了听众的烦恼和困惑，自己就像一个污水塘，如果不装上一个"污水净化系统"，很难把工作进行下去。在北京、上海和湖南都曾经有电台谈话节目主持人自杀的事情发生，所以他自己掏钱学习了很多心理学的知识，经常和心理督导老师进行督导，他说，只有自己的容量大了，才能容纳更多的东西。

有一段时间，亚新不知道为什么对大学生恋爱问题特别反感，基本上拒绝接这类电话，即使打进来了，也要在节目里把他们教训一番。当他意识到自己的这个问题之后，开始自我反省，甚至还找了心理督导老师，后来他才明白，原因是他看了一本关于贫困大学生的书，认为有很多大学生的生存状态十分艰难，可还有些人不珍惜学习机会，对恋爱不负责任。后来他发现，不应该把对一群人关注的情绪带到另一群人中，这就是一种纠缠，而作为一个电台主持人，这种分不清楚的纠缠是非常影响工作的。在之后的节目中，他越来越平和，后来，在节目中他也解释了自己这段时间失常的原因。亚新认为，对听众真诚，是一个优秀主持人的道德准则。

亚新承认，有的听众听谈话节目是为了满足好奇心，同时从别人的烦恼中照一照自己的真实状态，但更多的人会从帮助别人中找到乐趣。很多时候，这类节目的听众会变成主持人的一部分，他们打进电话来分担倾诉者的忧愁，为别人解决问题都是没有任何回报的。但亚新相信，喜欢听谈话节目的人都是善良、敏感和唯美的人,主持这个节目久了,他发现这个世界上还是好人多。

武汉的三档谈话节目:《今晚我和你》、《今夜不寂寞》和《楚天夜话》在栏目名称里都不约而同地提到了夜晚。亚新说,这是因为晚上的人容易揭去面纱,敞开心扉,也比白天更加真实。

每晚10点,只要您锁定FM101.8,你听到的那个温和好听的声音,就是亚新。

《武汉晨报》"新生活周刊"
2004-03-20

 **广播电台夜间谈心节目受欢迎**

陪听众走过长夜

从上世纪 90 年代初开始，江城一些广播电台纷纷推出夜间谈心节目，迅速受到听众欢迎。人们在这里倾诉烦恼、分享快乐、交流情感，夜间的无线电波，为都市生活增添了一份别样的色彩。

听众"夜猫子"打来电话

11 月 19 日，午夜 2 点半，楚天交通体育台直播间。

DJ 蓝欣和着音乐，读完了几段心情故事，开通了直播间的热线电话。

"你猜我是谁？"一个中年男子抑扬顿挫的新洲腔传了出来。

"我听出来了，你是'夜猫子'。"蓝欣微笑着回答。"夜猫子"是新洲一个渔民给自己起的外号。他晚上要看守鱼塘，每天都会打进电话聊上几句。

"你的麻烦解决了吗？"蓝欣接着问他。前几天的一个晚上，"夜猫子"在电话里和一个熟悉的女子聊天，被他妻子听见了。他妻子一怒之下，把他的电话给砸了。"夜猫子"头天晚上在蓝欣的节目里"诉过苦"。

"云开雾散。""夜猫子"乐呵呵地说，"我在这里送个祝福，祝你和导播小姑娘天天开心。"

蓝欣和听众继续着或温馨或感伤的话题，电波把他们的声音传送到荆楚大地的各个角落。

结缘听众互赠收音机

电台晚间节目的听众包括上夜班的人（如的士司机、保安、医生等），还有大学生、军人、残疾人（特别是盲人），以及因种种原因失眠的人。

一次，一个中年男人把电话打进《今夜不寂寞》直播室，诉说自己的不幸遭遇。他本来是个老板，自己亲手创办的工厂被一把大火烧了，妻子也跟他离了婚。在讲述这一切时，他的语气非常悲伤。主持人宇娟鼓励他重新树起生活的信心。

就在他把电话挂掉不久，一名女士把电话打进来，询问刚才那名男子的电话。偏偏宇娟没有留号码，这名女士当即在广播里公开了自己的电话号码，并希望那男子听到广播后和她联系。原来，这名女士也有段不幸经历：她的丈夫另结新欢将她抛弃。她很同情那名男子，希望可以给他些鼓励。

后来发生的事情有点像小说。那男子真的和这名女士取得联系，并在交往中逐渐产生了感情。一年多后，他们结婚了，彼此赠给对方的定情物，都是收音机。当然，他们没忘记送给宇娟一张合影，上面除了一对新人的笑脸，还写着5个字：今夜不寂寞。

电话点歌祝福汉川女

亚新是武汉电台《今晚我和你》节目的主持人。在众多打进电话的听众里，他印象最深的是一个"懂事得让人心疼"的汉川小姑娘张妮。

2002年，张妮第一次打进电话的时候，还不满16岁。张妮家在农村，她的父亲性情十分粗暴，经常殴打她的母亲。13岁那年，张妮从家里跑到武汉，在一家裁缝店打工，她希望能够学门手艺，以后自食其力。而这家裁缝店的老板夫妇对她却极为苛刻，经常恶语相向。2年后，张妮被迫离开裁缝店，在一个好心人的帮助下，进入一家服装厂打工。

张妮第一次打进电话讲述了上述不幸遭遇，不少听众为之动容，可小姑娘却显得十分乐观。她在电话里对其他听众说："我现在每天努力工作，有时间就回老家去看我妈妈，过得很充实。有时候，我在节目里听到一些大学生打进电话显得很消沉，就觉得不理解。我想告诉他们，我是多么羡慕你们呀。"

这个坚强的小姑娘受到了很多听众的尊敬。在那以后，她经常打进电话，或唱歌，或和大家分享她遇到的开心事。但这个女孩却再遭不幸。16岁刚过，张妮被确诊患上了不治之症，生命只剩下最后几个月的时间了。她再一次打进电话，表示要和《今晚我和你》节目的听众一起度过生命的最后时光，并奉劝大家，要善待生命。

没过多久，张妮永远地走了。数不清的听众流着泪打电话到直播间，为她点歌，寄托哀思。亚新说，张妮是不幸的，同时也是幸运的。她以自己的乐观和善良，感染了听众；在她生命的最后时刻，那么多素不相识的人在关注她，祝福她。

"铁杆听众"中有服刑人员

当前，许多人因为各种原因，产生了情感上的困惑，而电台里的谈心类节目，给他们带来了心灵的慰藉。

有一天，宇娟上班时，门卫递给她一束花，说是一个小伙子送的。听众送花，对宇娟来说是常事。然而花里插着的一封信，却让宇娟非常意外。原来，这个小伙子因为事业、生活都不大顺利，产生了轻生的念头。而在头天晚上，宇娟在节目里的一段话，让他打消了这个念头，决定从头做起。为了感谢宇娟，他特意送来了这束鲜花。可从始至终，宇娟都没见过这个小伙子，甚至也没接过他的电话。

还有一次，宇娟收到蔡甸区玻璃厂一个劳改人员的来信，信中说，他们许多劳改人员都是《今夜不寂寞》的忠实听众，并从中得到了重新做人的勇气。借着这个机会，宇娟来到玻璃厂和劳改人员座谈，并专门做了一期特别节目。政府有关部门对此举非常支持，要求全省监狱系统的服刑人员集体收听。

随着节目影响的扩大，这些节目主持人都有了自己的"铁杆听众"。亚新的听友为他建了一个节目论坛（www.tonightyouandme.com），有好几个QQ聊天群，喜欢蓝欣的听友为她建了好几个QQ聊天群，宇娟的听友们则组建了一个"听友团"，成员有100多人。

陪听众走过漫漫长夜

武汉的几位知名电台主持人宇娟、看虹、亚新、蓝欣,都以不同形式学过心理学。

"学习心理学,不仅让我自己解除了烦恼,更让我对节目的把握产生了一个飞跃。"亚新感慨,"以前,我老觉得自己作为主持人,就该为听众指点迷津。这样一来,听众形成了依赖心理,什么事都来问,而我搜肠刮肚也得给个主意。这样下去大家都痛苦。现在我摆正了位置,我不是心理医生,不能给每个听众'开药方',我只是听众的一个倾听者、支持者,一个陪听众走一段'夜路'的人。"

如今,宇娟和亚新依然在学习心理学,他们还组建了一个心理学沙龙,定期聚会,互相探讨。

在节目中,宇娟感到现代人最普遍的情感危机,是担心别人不喜欢自己,比如:孩子觉得父母不喜欢自己,夫妻怀疑对方不喜欢自己,职员怀疑领导不喜欢自己,等等。造成这种情况的原因,与部分人看不到自己的长处,自我价值感很弱有关,他们需要通过别人对自己的认同,来感受自己的价值。现在遇到这样的听众,学过心理学的宇娟会给对方一个建议:为自己制作一个"优点表",每天写一项自己的优点或者自己做得比较满意的事情。"你必须先学会爱自己,才能去爱别人,并且让别人爱你。"宇娟说。

《楚天金报》2005-12-06

五 今晚我和你

——访武汉音乐台夜间谈话节目《今晚我和你》著名主持人蒋亚新

编者按：经与亚新老师预约，我们"荆楚网"一行二人于2004年11月23日晚7时30分在武汉市广播电视局对武汉音乐台《今晚我和你》主持人蒋亚新进行了采访。

"我"是指主持人，"你"是节目听众；

"我"是主持人和所有倾听这位听友的听众，"你"是指打进电话的听友；

"我"是指正在聆听的我们，"你"是指代表这一类问题的你们。

对《今晚我和你》可以有不同的解读，犹如每晚节目里不同的故事，不同的心情。

每晚10时准时拧开收音机，调频至FM101.8MHz就能从空中收听到《今晚我和你》这档夜间谈话节目，该节目在武汉音乐台，已开播快10年了。

《今晚我和你》的定位是：讲述人生的悲欢离合、爱情、事业及家庭体验，讲述异乡人的喜怒哀乐、酸甜苦辣，领悟人生真谛，道尽都市单身男女的无尽心事，感慨霓虹灯下的孤单背影。

它已不仅仅是一个节目，越来越像是一个有爱心的家、一个有心灵的家园。《今晚我和你》最大特色在于，通过交流来缓解这个都市不同阶层、不同人群的心理压力，是陪伴他们在人生道路当中走过对他们来说可能是最痛苦、也可能是最欢乐时光的节目。

月朗星稀，在武汉广电大厦的十一楼的办公室里，亚新仔细地反复阅读听众来信，而此时，所有人都离开了，蜂拥般来自武汉各城区的同事，来做节目的广告商……仿佛在一夜之间被瀑布全部冲走，而亚新还要留下来读信，写信，在办公室里静悄悄地思索着，他不知道自己还要干这一行多久，自从他踏进武汉音乐台《今晚我和你》栏目的播音室那天开始,他的夜间自由就没有了。

对待自己的家庭,亚新讲他欠家庭的实在是太多了!特别是当老婆和孩子休息时,想和他在一起,需要他陪伴的时候,他都得上班去。

有时女儿会问:"爸爸,今晚能不能不去上班啊?"他都只能淡淡一笑,用亲吻来表达歉疚。

亚新大学毕业后到孝感市直楚环中学任教,1997年到武汉市西马路中学当语文教师。

"每个人的人生道路都不是一帆风顺的,都会多少遇到一些挫折。"亚新对我们回忆起自己的经历时说。

亚新从中学教师到电台主持人经历了4~5年的曲折,大学毕业的那一年考湖北人民广播电台时,成绩非常优异的他却因种种原因而没有被录取,所以,在毕业后的2~3年时间里,他还是在专心致志地当中学语文教师。

"我大学毕业时就立志想做主持人。"所以,亚新为了实现自己的理想,他在一边工作的同时,一边着手准备参加湖北交通音乐台的考试,后来成绩优异的他,一路过关斩将,成为湖北交通音乐台的第一批主持人。亚新笑着对我们说,当时实行的是"两手抓,两手都要硬"的方针,即一手抓中学语文教学,一手抓电台节目主持。后来,经省台一位老师的引荐,才到武汉音乐台做《今晚我和你》的兼职主持人,最后顺利调到武汉市广播电视局来了。

读大学时,亚新为了参加电台主持人的考试,做了大量的前期准备工作。他每天坚持收听中央人民广播电台的新闻、访谈、散文诗歌等节目,在听的时候,还仔细揣摩各种不同类型节目主持人的表达、语速、语调等来苦练一些基本功,通过几年的空中收听,终于慢慢把普通话、语言表达等很多方面的东西都领悟出来了。

"当我考上主持人时的心情是非常难忘的,这毕竟离自己的愿望又走近了一步嘛!"在谈到他考上主持人时的心情时,亚新还满脸笑容。

干任何工作,开始时都要找到那种感觉,那种对本职工作的热爱和激情,在工作中的那种冲劲和闯劲。亚新是《今晚我和你》的第三任主持人,并且担任该栏目主持人快7年了。联想到第一次上节目时,亚新说,因为我热爱主持人这项职业,所以第一次上节目时,我找到了那种感觉,找到了那种热爱和激情、冲劲和闯劲;当电话接进指示灯不停闪烁时,我的心怦怦直跳,的确紧张极了,但正是出于我对这项职业的热爱，我又马上平静下来了，尽量将自己的水平发挥到了最佳状态。

当亚新做节目时，他是一位主持人；当接通电话，听众向他倾诉时，他又是一位热心的听众；当听众向他倾诉完后，他又是一位心理咨询师，一起去同对方探讨解决问题的方案，这样在节目中身兼三职，责任很重，也很辛苦。

在整档节目过程中主持人都必须动脑、动心、动口、动耳，谈话性节目是在不断掏空自己的一个工作，因为这不仅是身体上的累，更是心灵上的累。

亚新从2001年就开始系统地学习精神心理学派的心理咨询和心理辅导的技能及其基本理论知识，从开始到现在，亚新经历了初级一班、初级二班、中级一班、中级二班的学习，师从中美精神心理研究所张保蕊和李绍昆教授，并且是湖北省最早通过心理咨询师考试的一批人，拿到了中级咨询师的资格。在《都市心情》上有专栏"亚新性情"，《许愿草》上有专栏"亚新当班"。

通过节目中的交流，亚新发现，有心理学作支撑的交流是完全不一样的，通过学习心理学后，看问题就能更敏锐一些，能够知道从心理学的角度来解释很多社会现象和心理的动因，能比较容易地抓住问题的关键，由原来的自然状态进入到自觉状态。

做夜间谈话节目会经常听到一些负面的情绪、负面的人生经历、负面的人生故事，所以就得通过学习心理学在自己心里面装一个心灵的污水净化系统，如果长期得不到正确的处理，自身内部就很容易出现问题。如今夜间谈话性节目主持人自杀的事件时有发生。"只有保持自身的身心健康，才能保证节目的健康发展，也才能给听友一个真正健康的心灵和一个健康的陪伴。"

在谈到个人与集体的关系时，亚新说："这档节目的形成直到现在都是集体的结晶，并不是单纯哪一个人的功劳，它凝聚着从领导到每一位主持人的心血。"

一个栏目能够形成品牌，这与节目主持人，包括文艺台领导的支持是分不开的。据我们所知，文艺台的两任台长都非常支持这档节目，特别是前几任主持人工作的积累，这档节目历经多次改版都被保留下来了，因为它深受广大听友的喜爱，这档节目也是武汉市和湖北省广播节目中的品牌栏目。

夜间谈话性节目主持人是一项非常具有挑战性的工作，而要将一个栏目做成品牌就要下更大的功夫，它要求主持人找准定位，要加强自身的修养，还要对市场、听友的心理、受众群有一个比较清醒的认识和了解。

如今社会上有个观点，说广播电台的主持人只不过是动动嘴巴皮子，没有什么了不起的。但做主持人的亚新却不这样认为，他说，没有做过的人可能认为做电台节目主持人很容易，但是要把一个节目做成品牌，并让这个品牌在时间流逝当中赋予它新的内容、焕发出新的魅力就不是那么简单，它要求主持人不断提高自己、升华自己才能做到。

"现在教师和主持人重新摆在您面前，您会选择其中哪一行？为什么？"

"要是教师和主持人重新摆在我面前，我还是会选择做主持人，因为这是我的兴趣爱好，也是我最喜欢的一个职业。"

"怎么样让每一次交流都能够在听众心中成为一个经典，这是《今晚我和你》这个品牌栏目中面临的一大困难。"在谈到该品牌栏目发展中所面临着的困难和未来发展思路时，亚新说，这个困难目前解决起来有一定难度，因为它涉及三方面，即参与者素质的高低、导播筛选电话、主持人本身的综合素质和他们的临场发挥的状态。

面对这些困难，《今晚我和你》未来的发展思路是希望能够通过专题、请高素质的人到直播现场把这些内容做得更经典、交流更有启发性，能让每次节目在听友心中都成为经典。

荆楚网

 市委宣传部新闻阅评小组编发的新闻评点

倾听 ＊ ＊ ＊ ＊ 说服 ＊ ＊ ＊ ＊ 解忧

评武汉文艺台谈话节目《今晚我和你》

2004年第61期（总第728期） 2004-11-11

　　《今晚我和你》是武汉文艺广播电台（现在已改为武汉音乐台）每天晚上22：00～23：00（现在的播出时间是每晚23：00～00：00）推出的一档夜间热线谈心节目。

　　该节目的听众遍布武汉市及其周边地区,听众的年龄分布很广,有十几岁的中学生,也有七八十岁的老人,在整个武汉地区有着广泛的影响力。

　　《今晚我和你》是顺应广播节目谈话潮的兴起而产生的，经过几年的大浪淘沙，很大一部分广播谈心节目只是昙花一现，便黯然消失了，而《今晚我和你》却能够一直笑到现在，开办近10年，仍然保持着当年红火的局面，究其原因，除了节目的策划、导播等方面的促进作用以外，还有一个很重要的因素就是节目主持人的高素质。

　　一档广播谈心节目成功的关键就在于主持人，主持人素质的高低在一定程度上决定了节目谈话质量的好坏。《今晚我和你》的当家主持人亚新，主持节目六七年，他的名字早已经和节目融为一个有机的整体，互为支撑，相得益彰。2002年央视索瑞福的调查结果显示，亚新是武汉文艺广播电台最受听众喜爱的节目主持人。作为一名成功的广播谈心节目主持人，他除了具备一般意义上对主持人要求的素质以外，他还具备了"听"、"说"、"解"三方面的素质。

1. "听"，即倾听，表现出敏锐的洞察力和深刻的理解力

　　听众参与到谈心节目中来，大多是想把自己在生活中遇到的感情问

题、工作问题、家庭关系问题讲出来，与主持人进行交流，实现一种情感的满足。但是由于广播节目有严格的时间限定，不可能允许听众完全按照自己的思路来讲述故事，这就要求主持人要掌握"倾听"的艺术，要有敏锐的洞察力，善于捕捉听众叙述中的有用信息，同时又要有深刻的理解力，在短时间内领会对方的意图，并且对问题进行判断、分析，以便组织语言作出回答。

《今晚我和你》除去广告时间之后，整个节目只有40多分钟，要在如此短的时间内接听尽量多的热线电话，满足更多听众倾诉的欲望，需要主持人能够快速了解事情的真相，抓住事情的本质，才能帮助听众分析、解决问题。在这方面，亚新表现得游刃有余。有一次，一位女性听众打进电话说她已经结婚两三年了，家庭条件很不错，一直在家做全职太太，但现在想去读书，询问亚新读书究竟好不好。在节目中，亚新没有直接回答她读书好还是不好，而是首先问她为什么想读书。听众回答说因为太闷了，但从听众讲述的语气和流露出的情感来看，想读书的原因肯定不只是闷，在亚新追问她还有没有其他原因的时候，这位听众沉默了，凭借着丰富的人生经历和敏锐的洞察力，亚新从听众的沉默中找到了突破口，继续追问，果然最后听众告诉他想去读书其实是因为夫妻之间的感情出了问题。抓住问题的本质之后，亚新不是告诉听众选择读书还是不读书，而是建议她先要正视夫妻之间的感情问题，在解决了这个问题之后再考虑要不要读书，而不要因为逃避问题去选择读书。在节目中，像这样的事例很多，亚新很会用心聆听，不仅会仔细倾听听众的诉说，而且善于从听众讲述过程中流露出的点点滴滴的情绪来抓住问题实质。

2."说"，即说服，表现出高超的说服能力和语言驾驭能力

听众打进热线电话不仅仅是为了倾诉，更多的时候是想在主持人这里寻找到一种解决问题的方法。因此，谈心节目主持人就要在掌握了问题的核心以后，帮助听众分析问题，解除他们心中的疑惑。同时，对于错误的思想观念和消极的思想现象进行积极引导和疏通，达到说服效果。在整个说服过程中，需要主持人有快速的语言组织能力和清晰生动的口头表达能力，这样才能让说服更有效。

从传播学的角度来讲，说服效果跟传播主体、传播技巧及其传播对

象有关。亚新很善于将三个方面的情况综合起来，从而实现说服效果。作为一名传播者来讲，他的身份除了是电台的主持人以外，还是一名中级心理咨询师，是湖北省心理协会会员、武汉市心理健康协会会员和中美心理研究所会员。拥有专业的心理学知识，使他对心理问题的分析具有权威性，容易让听众对他产生信任感，打进电话的听众，一般都称呼他为亚新老师，足见他在听众心中的形象。另外，他也会针对不同的传播对象运用不同的传播技巧，或者"动之以情，晓之以理"，将情与理结合起来说服听众；或者运用"敲警钟"的方法，唤起听众的危机意识，从而促成他们态度的改变。在同听众进行交流时，亚新善于运用比喻、象征等修辞手法，将深奥的道理以简单的方式说出来，便于听众理解和接受。一次，一位听众打来电话，向他诉说了自己现在承受的种种压力，这些压力经常会压得自己喘不过气，不知道该怎么办？听完讲述之后，亚新给听众讲述了"最后一根草压死一头牛"的故事，教听众要学会减压，并且让听众自己从故事中找到解决问题的办法。

3."解"，即解忧，表现出良好的心理承受能力和自我解忧能力

谈心节目主持人每天接触到的通常是社会上负面的东西，听众像倒垃圾一样将自己的苦恼、不幸的遭遇讲述给主持人听，在听多了这样一些故事后，面对这样的消极情绪和不良心态，如果主持人没有良好的心理承受能力，不能够把受众转嫁给自己的压力慢慢消解掉，就很容易导致自己也深陷其中不能自拔，最后导致精神崩溃都有可能。在前几年，曾经发生过很多谈心节目主持人因无法解开自己的"心结"而自杀的事件。比如湖南经济广播电台《夜渡心河》谈心节目主持人尚能自缢身亡事件等。因此谈心节目主持人要保持积极向上的生活态度，并且找到一条适合自己的通道，宣泄自己的喜怒哀乐，放松自己那根绷得紧紧的神经。

在节目中，亚新多次谈到在对待解压问题上，有自己独特的一套方法。在2001年，他联合六个心理咨询师组成一个"共同成长的团体"，每两周聚一次，相互诉说自己的困惑，相互排解。同时，他还会将自己在节目中遇到的问题及时地跟自己的老师——两名华裔心理学家进行交流，减轻身上的压力。另外，他还主持了一档文学节目，这两个节目相互转换、补充，相互释放压力。

作为一名出色的广播谈心节目主持人，要找准自己的角色定位，一方面不能以教育者的姿态自居，强迫听众接受自己的观点，这就需要主持人要掌握好倾听的艺术，学会与听众平等交流，做听众的真心朋友；另一方面又要能够以理服人，开导听众，帮助听众找到解决问题的方法，这就需要主持人有深厚的理论基础和丰富的人生阅历，以此来练就高超的说服能力。同时，主持人当然还要有自我排解的能力，一名谈心主持人连自己的心理问题都无法解决，还怎么谈得上帮助听众解决问题呢？

而亚新在以上那些方面是做得很不错的夜谈节目主持人。

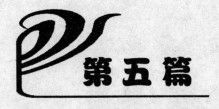

第五篇

朋友如是说

 无尽黑夜后的一米阳光

每次听到亚新的名字，总要想起那个心脏病医院，像是施了魔咒似的。

这两个"Yaxin"实在是殊途同归，都是安慰人的心灵。而且，在此之前，都需敞开胸怀。

认识亚新，是在武汉理工大学的一个讲座上。我是文字代表，他是声音代表。当时，亲眼目睹了很多女生和男生对亚新的崇拜和依赖。坐在教室的大讲台上，我不禁走了神，想起了自己的中学时代。

我很喜欢听收音机。那时的《今晚我和你》是管苇在主持。在漆黑的夜里，随着管苇的声音，我走进一个又一个陌生的场景，那是管苇的描述，我的想像。

在那段成长岁月里，管苇的轻笑声，给我的高中生活带来许多安慰。可惜，我一直没能见到他。过去，是没机会；现在，是没可能。

看着身边的亚新，我想现在的他一定也安慰着许多黑夜中的寂寞心灵。他的声音，一定也成为许多人年少岁月的一部分。这是一件多么奇妙的事，不知不觉参与到别人的人生，而自己却一无所知。

后来，我邀请亚新做我版面的男嘉宾，为情感困惑的读者出主意。他的稿子又快又好，原来，他不靠声音也可以有饭吃的。

再后来，他邀请我上节目，上那个我少女时代记忆中的《今晚我和你》。坐在直播间，心情平静又起伏。好像时光倒流，又好像一切注定会发生，我只不过顺着自己的年少记忆，沿着时光隧道走到了这里。

电波，其实是有形的。不然，它怎会勾勒出那么多人对一种声音的想像。

羡慕亚新的工作，深夜，这个城市的无数辆汽车载着他的声音在奔驰，还有那么多在床上独自享受，或者以寝室为单位来收听节目的学生朋友，在他轻点鼠标，播放音乐的间隙，那样的空白和宁静的几秒，让

城市的夜有了呼吸和节奏。

听亚新的节目,都是很偶然的。碰巧那个时间,碰巧我在车上,就撞上了。每次听到他的声音,无一例外的乐观平和。无论对方多么哀怨,多么细碎,他总是能笑着陪伴别人。

在挂断电话的空白时间里,我总在猜测,刚放下电话的人,会是怎样的表情,而亚新是会深呼吸,还是会叹一口气,他就没有情绪不好的时候吗?他的声音可以将自己的不良情绪,掩饰得干干净净吗?我很仔细地听,却总是没有答案。

后来,我邀请亚新和他的太太上《我们》周刊封面。走进了无尽黑夜后面的一米阳光。聪明的女儿,美丽的夫人,温暖的家。亚新的乐观,亚新的豁达,原来全部源自于此。

我们的声音说出来,很快便飘散在风中。然而,亚新不会。这座城市的许多大脑,作为无限量的存储器,把他的每句话都"ctrl+s"。

多么好,武汉这座城市,还有周边的城市,都记得你说过的话。

楚天都市报《讲述》主编、《我们》周刊主编、《体验》责编　张庆

二 提笔已是经年

写这些文字时,已经是在离开武汉,离开《今晚我和你》两年后的北方之城。

两年的时间里,那个城市我过年回家时匆匆路过两回,一年一回;而那档晚间谈话节目我却是再也没有听过,但却在心里一遍遍想过。

现在的一切都变了吧?来的来,走的走,去的去,留的留,人世大抵就是这样的。但我想,总有一些人和事会永恒存放在内心里,想起就觉得无限美好,比如那档老节目——《今晚我和你》。

是从什么时候开始贪恋电波里的温暖的呢?算一算,已经六年过去了吧。提起笔,顿觉一切恍如隔世,时光就是这样奇妙。

彼时的自己还是一个十七八岁的在校女大学生,从家乡的小镇求学来到繁华都市,跻身于陌生之城的校园一隅。不善言谈也不喜热闹,唯有校园那块方寸之地和同窗三两知己让人感觉熟悉,孤独和寂寞之感常常会不请自来,咬噬着年轻而敏感的内心。

学校给每个大一新生发了台收音机,为听英语之用。每个夜晚的守候就是从那个时候开始的吧。每个夜晚在别人的故事里找寻自己的影子,由此获得内心深处妥帖的安心和相知的慰藉。

无边的夜色将白天一切的喧嚣都吞噬进去了。我背着包从自习室出来回宿舍,穿过校园那片小树林时,不时能听到喃喃的人声还有几声清脆的鸟鸣从黑暗处传出,打破夜的寂静。

22点了,躺在床上,收音机放在枕边,红灯在亮着,无数悲喜哀乐的故事在小小的电波中次第上演,一晚又一晚。

是有这样的时刻吧。男孩子打电话了,读大一,碰到了感情上的麻烦:

"我喜欢上一个女孩儿,但不知道该不该向对方表达,您说我该怎么办?"语气焦急且激动。

"这还不好办？凉拌呀。"另一端的声音不急不缓。

电话两端的人一起大笑，空气中弥漫的都是信任与真实，我也跟着电话里的人笑。那样的夜晚，心情犹如夜色一样柔和。

当然也有无法欢笑的时候，是像那样的夜晚吧。重病缠身的16岁汉川小妹妹在节目中笑着说自己辛酸的过往：过早地离开校园，十二三岁一人出来打工，得了重病不想告诉父母怕他们担心……她在电波里笑着说着，我在电波外哭着听着。那样的夜晚空气似乎都凝固了，夜漆黑得可怕，像一个无底洞，要吞噬万物生灵。

是的，还有那些忘不了的俗世哀乐，都在那些夜晚里从不同的唇齿间划过，穿过暗夜，流进内心深处：70多岁的大妈，在电波里语气爽朗"没别的事，只是想找人聊聊"，我听着她的人生故事，在她的笑声里，努力想着自己几十年后的模样，时空无法穿越，想想，顿觉生命奇妙；30多岁的大姐说着自己的婚姻生活，暗夜里她的心情和她的声音一样低沉，说着说着泣不成声，是压抑太久了吗？哭出来会好受一些吧；20岁刚出头的大学生在电话里一遍遍询问"什么是爱情"，语气认真，要求电波那端的人给一个明确解答，我在这边猜那个学生的模样与表情，想想，忍不住笑，什么是爱情，原来自己也不知道；十几岁的中学生"不明白为什么父母总不能理解自己"，一赌气离家出走了，说话时还隐约能听到嘈杂的人流和车流声，是在大街上打的电话吧。想想自己16岁那年，也是这样倔强吧，不禁恍然大悟，原来生命都曾这样走过……

就是这样一些琐碎的情感与故事，一天天，一年年听下来，时间久了，就多了一些存身于世的参照，会不由自主多一些自省，也会多一份节目之外的挂念。平日生活里人和人之间无论有怎样的不同，心底那份情感都是共通的，人唯有在情感面前是最平等的吧。这样想想，人和人之间便有了一份朴素的知心：结婚生子、养家糊口、生老病死、微笑泪水、奋斗挣扎、得到付出大抵就是人世的所有吧。小小的节目，仿佛把宏大世间里的一切忧乐哀怨都装进去了。

近四年了，是的，四年的夜晚里我就这样听着，但一个电话也未打过。其实，在某个刹那也有想拨通那个熟悉的号码，和隐匿在电波那端那个话筒前的人聊聊的冲动，但那时的自己固执地认为，自己的经历连同认识都很浅薄，生活没有大喜也没有大悲足以与他人道。如此想想，伸出去拨电话的手就又缩回来了。也曾多次猜测声音背后的那个人，他长什么模样,有怎样的喜好,无限好奇。

是在离开那座城市的最后几夜,想打电话和那个人说说话的,只是想告诉他,感谢他的节目陪伴了我大学时代的每个夜晚22:00~23:00的时光,让我知道了那么多俗世生活里的真情实感。也想问问他,是什么让他如此迷恋夜晚,以至于多年深夜话筒前的守候不变?

最终,一字未能说出口。直到近四年后,我离开校园,离开那座城市。

如果没有那封信,那么后来所有的一切,也就随着时空的转换而顺理成章地结束了。

大学毕业前夕,只身来到北方陌生的城市里,游离于一场接一场的招聘会,未来茫茫不可知,而现实更是毫无头绪。就是在那一晚,我是那么想找个人倾诉,可是陌生之城,又能找谁呢?我想起那个城市的那档每个深夜陪伴自己的节目,于是我铺开信纸写了一封长长的信,寄给了千里之外的从未谋面的"亚新老师",我在信里说我的苦恼、我的无助,说我想念那个城市,想念那个节目……凭着四年里的每个夜晚聆听与守候建立起来的深深信任,我相信他是可以或多或少了解我的,又或者他是可以听我说说心里话的。

信寄出去了,我也快要忘了。生活里琐碎的事情很多,无法刻意去记一件事情。但生活就是这样离奇,大概是两个月之后吧,我收到了一封邮件,来自于"亚新大哥"。

6月份,我重返武汉,办毕业手续。和"亚新大哥"有了第一次见面,那天我终于将大学四年无数次想说,但终究没有说的话:"夜晚的声音已定格为记忆中永不更改的风景,曾经的给予与启迪已幻化为心中最温馨的珍藏,感谢有声音陪伴的夜晚,感谢您宽厚仁慈的心灵。"写在那本书的扉页里,当面送给了他。

写这些文字时,我翻看过去的日记,发现那天是6月11日,我在当天日记的头一段这样写道:"今天,在离开武汉前,我终于和自己欣赏的主持人见了一面,今天的阳光很好,和我的心情一样灿烂。我给他送了一本书,说出了我的感谢。"

后来,毕业手续办完了。我在北方城市里的工作也基本定下来了,于是,我开始了北方城市的工作和生活,这一开始,到现在已是两年。

生活的繁忙与角色的变换常常让我感到疲惫与力不从心,陌生的环境常常会使自己特别容易感怀。常常把心底的各种感受形成文字,写在自己的邮箱里，同时也给远方的"亚新大哥"寄一份，说给他听，更像是喃喃自语。

收到的回复邮件，大多时候只是短短几行话。有时文字中间会有长串的省略号或问号、感叹号，是有很多思绪无法用言语表达吧。但我能明白的，在我取得一点小小的进步并告诉他时，他仿佛在心里对我说"加油，你是最棒的"。在我沮丧的时候，他会告诉我，"别害怕，勇敢一点来面对这个世界"。

就像我所了解的"大哥"的为人：不多言、不辩解、不慕浮华、不喜张扬，但自有一种关怀的力量在，倾慕的已经不是华丽的光和耀眼的艳，而是浩瀚人世里人心深处隐匿的真、善、美的尽情释放，并形成一个强有力的爱的磁场。

……

现在的夜晚里不再有广播，"听广播"渐渐淡出了我现在的生活，成为了一种回忆，不再是一种习惯。

电脑音箱里卡朋特的那首经典之曲 Yesterday Once More 一遍遍放着：When I was young , I listened to the radio…我忍不住一遍遍跟着唱，泪水不知道什么时候漫过了脸颊，为什么这支曲子，在这么久之后，还来咬噬我原以为包裹得很好的内心，一遍又一遍……

一切的一切都已过去，终将过去，永恒的唯有记忆，似水流年一年又一年，但有些人，有些事在人生路上乍然相逢后，在心里就再也不会走散……

北京某杂志社编辑、记者　高艳

 我的同学亚新

接到亚新的电话，让我给他的新书写点什么。心情竟然变得十分复杂。一来为他写了那么长时间的书，终于如十月怀胎一朝分娩，十分的惊喜和期待。二来又有我的一段文字能变成铅字在他的书里的欣喜和不知怎么才能准确表达的惶恐。恍惚了一天，待坐在深夜的桌前，打开熟悉的收音机，往事竟然变得清晰起来，随手拾起了些许的记忆。

记得初见亚新是在2002年的精神心理辅导与临床技术初级班上，听到老师喊他的名字让我想到了"亚心"（医院），不由得多看了几眼：一身灰色的着装，大大的眼镜框在脸上，一个黑色的大包背在右肩，使原本不高的个子压得更没有了气势，灰头土脸的，俨然一肩负重担而不得喘息的辛苦男人形象。哦，原来还是一著名主持人啊！

也许是我对主持人有一种敬畏之情吧，那时候的我们见面是客气的。真正和亚新走近已是两年之后。

在中级学习班上，有一天老师让他读一本书中的片段，他字正腔圆而感情丰富的朗读，和那略有磁性的声音吸引了我。声音透着扎实稳重，一下子就觉得特别的亲近。

随后在一次成长团体活动中，我的内心被碰触着，有很深的哀伤，内心深处抑压很久的东西就想冒出来，但是我又有担心害怕。于是中午休息时我对亚新说：我希望你下午能坐在我身边。他一边说好的，一边给了我一个厚厚的拥抱。那是一种久违的温暖和支持。

于是在那天我哭得稀里哗啦一塌糊涂。

事后有同学对我说："你哭的时候，亚新不停地递纸巾，还从你手里把用过的纸巾拿掉呢。"当时我没注意到这细节。现在想起仍有很深的感动。

"这孩子以后眼泪会很多"他曾戏谑地说自己被算命先生这样说过。"你一脸菩萨相，一颗悲天悯人的心。"我说。在和他同学的时间

里，更多的是看到了他对家人，对同学，对听友的关爱。

有一次我们在老师家聚会，临到吃饭的时候，他匆忙请假，要到水果湖去看望一位老奶奶，说已好长时间没去了。

在一次学习班上，有天晚上同学一起去嗨歌，自然希望听到他主持人美妙的歌声，他答应了，临到开始的时间，还是赶着回家了。因为女儿不小心弄伤了脚，只有妻子一人在家，他担心照顾不过来。

近几年，在节目之外他开辟了一个论坛，也在节目中公开着自己的邮箱。我有次对他说："你能不能不公开邮箱啊？累不累啊？"他说："没关系，我尽量做吧。"

……

我后来也开始关注他的节目。听亚新的节目有时就如同听交响曲，谈话、美文、音乐和歌曲一同奏响着触动心灵的乐章。有时一段交流后他会找到与之相辉映的文字或歌曲，简直就是给交流的最佳注解，那时都会觉得语言已显得多余。

亚新喜欢读书众所周知，只是他头脑里装下如此多的东西而又能在适当的时候信手拈来，我已经多次诚恳地表达对他记忆力的钦佩。他说他有个愿望就是在闲暇的时候把一些好的文字分门别类输进电脑，用起来就更方便更贴切。期待着会有那一天。

近来也越来越多地读到他在各种杂志上的信件解答和文章，那是他三个专栏和特约文章，是另一片挥洒他自己的天地。细腻的文字，风趣的语言，准确的评点，给读者带去的是心灵的慰藉。

节目、杂志专栏、论坛、听众邮件回复，每一件事他都是如此尽心尽力在做着。

……

和亚新同学一起，他给我最深的印象就是匆忙！走路是匆忙的，恨不得小跑；吃饭是匆忙的，一口接一口地恨不得倒进去；开会聚会吃饭总是提前离开……"你什么时候能够清闲一些呢？""会有那一天的。"他总是充满信心，充满希望。

记得他说：生活在给我压力的同时，不停地给我恩赐，年轻的心、明晰的人生计划、塌实的生活态度和喜欢的工作，唯有感恩。在人生方向上，和金钱权势相比，真善美的东西，追求心灵的深度和广度是我的最爱！正是他常常怀有感恩之心，常觉得生活给予他很多，于是他也就不停地在回报着。这也许是他最大的力量支撑吧。

和亚新同学五年，我们一同经历过成长的挣扎和痛苦，体验着成长的快乐和舒畅。我们的老师说过，精神追寻的路有时会走得很孤单。但我们知道，一路上有相互的支持和陪伴，一定会走得更加坚定。

我想说：亚新，有你相伴真好。

武汉大学医学院职业技术学院　成梅

四 亚新这哥们

第一次见到亚新,是在一次性心理学培训课上。老师要求我们每个人谈谈自己的性爱心得和感受,还要求我们讲黄色段子来脱敏。我们围坐一圈,彼此都可以看到对方的眼神和表情。

我对面坐着一个圆脸的敦实的憨厚的男人。只见他,推了推鼻梁上的眼镜,眨巴着一双小眼睛,字正腔圆地说了一个黄色笑话。

举座皆惊。

举座乐翻。

就这样一个貌不惊人的男人,竟有如此的自信和大方。

而且,这个男人的声线倒是好听,带着磁性,甚至隐隐听到了婉转的回音,让我印象深刻。

我悄悄问旁边人,这个狂人何许人也?同学告诉我,你不知道他?他就是大名鼎鼎的夜谈节目主持人蒋亚新呀!

原来就是那个做《今晚我和你》的夜谈节目主持人,还是另一档性健康节目的主持人,在同学中,早就有人开玩笑称呼他"性爱专家"。这节课下了之后,我主动与他"套瓷",并向他表达了自己对他的连绵不绝的景仰之心。他受宠若惊,很谦虚,而且,有些脸红,这时代,脸红的女人都稀罕,更何况是一个男人!这又让我印象深刻。

因为我的工作中,有一部分是关注性的,所以,就开始关注他的节目。

自此,一个会谈爱又不避讳谈性的亚新,就成了我的好哥们。

在亚新的心里,埋藏着深厚和博大的爱。他在节目里,拥有一大堆固定的粉丝。好几回我们一起到档次很高的大酒店吃饭,就有年轻漂亮的女服务生过来向他索要签名。我们诧异地问,你怎么知道这个是做节目的"亚新"?

服务生回答:听声音就知道了。

每天夜里，亚新的声音，总是伴随着千万个难眠的心灵，一起走进灵魂深处，走进梦的深处。

听过他的节目的人很清楚，不是单单说说性和情的困惑，不是单单聆听人间各种的纠缠，就可以如此让人信赖和依赖，只有倾注了爱和信念，才能真正在听众心中扎根和得到尊敬。

有个听众在一次公开场合描述他做节目的风格：亚新，好比是一个汽车上的司乘人员，把客人接上车，还负责把客人送下车。这样的描述，似乎让我看到一个劳动模范的形象，简洁而明快地道出了亚新在节目中的风范。他正是这样一个好心人，认真地对待每一个求询电话，准确地陪伴听友找到原因或者问题、指明方向，把好多迷路的人，送达正确的站点。

这样的善举，亚新居然坚持了七八年！

如果他的心底没有爱的支撑，也许他早就垮掉或者放弃！

我在很多免费的心理沙龙聚会上，总是遇见亚新的听众。每带一个听众参加聚会，亚新必先到场等候，直到听众来了，他还会把听众介绍给讲课的老师和同学认识。他像老朋友一样，和听众聊天，帮助他们选择一些书籍阅读，鼓励他们在心理沙龙上发言。后来我才知道，其实很多听众，他也是第一次见面。对待听众，对待那些渴望蜕变和成长的心灵，亚新总是充满了耐心。

我原先在《都市心情》杂志担任编辑，后来调到《私房心情》杂志，有一个"无忧子信箱"栏目一直没有改变，我邀请了武汉几个有名的心理工作者，亚新就是我的坚强后盾，是这个专栏的作者之一。每期我都会整理两封信件给他回复，总是限期很短，要他早早交稿。似乎，他从未抱怨过，反而是每到交稿日，他还会催促我，把素材给他，让我好生汗颜。

对待稿子，我要求严格，时常会向他提一些"非分"的要求，比如我说："亚新，你要在稿子中引用一些心理学家的名言。"他满口答应说："好。"我说要在稿子中加介绍一些新资讯，他还是说"好"。结果，这个听话的专栏作者，在每期的稿子中都会想着法儿地创新，让我这个主编委实很满意。

我问，你要我拿什么谢你？

他说，下次见面的时候，奔一哈。

我半天没明白他的意思，后来终于会过神，原来他是要我亲他一下。

呵呵，不愧是"情爱专家"，到哪里都不忘他的老本行。

前不久，我因为身体长了肿瘤需要开刀，他听说了，很为挂念，在电子邮件里特意鼓励我。后来我做了手术，几乎在很长的一段时间内，亚新见到我，总是先问，身体还好吧？没事吧？然后给我一个宽宽的熊抱，把他那温暖而敦实的脑袋，紧紧贴住我的头发。那一刻，我感觉，他就是我的兄长、朋友、知己，一路陪着我度过患难。

和亚新交朋友，真的是福。

听众有了亚新，真的是福。

《爱情婚姻家庭》之《私房心情》杂志主编　冯娟

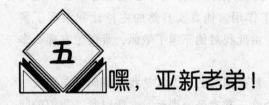

五 嘿，亚新老弟！

说起与亚新的缘分，还得归功于我改行做心理咨询。

我对亚新的了解可以说分三个阶段。

一开始，没有留下深刻的影响。只是有一天学习完，在乘坐的电梯中，他对我们几个同学说，明天就来不了，台里安排了更重要的事，他只得服从。我们都表示遗憾，我们的同学缘分浅。

只记得有这么一个电台主持人，十天的学习没两天他就中途离开了。他为了单位的事，舍去自己喜欢做的事。

那是2000年的暑假，现在想来一晃就是六七年的光景。

与他深入的交往是2002年。其间，他又一次成为李绍昆教授和张宝蕊博士的初级班的学生。我们才慢慢熟悉起来，共同的兴趣爱好让我们之间的鸿沟越来越小。那多亏了我们3个多月的双休，一起参加拿心理咨询师资格证的学习时光。我们在一起学习，一起吃饭，一起想点子开展活动。

他给我的印象是幽默、诙谐，有他在就有欢笑，与他在一起就很快乐。他全然没有名人架子，给人的感觉很朴素，很亲切，让见他的人都愿意与他接近。

他有时也会因为要照顾孩子而请假，我们知道了他是一个模范爸爸，照顾孩子细心体贴，经常给孩子讲故事，只是孩子对他偶尔满头大汗扎出来的小辫不满意。

同时，我知道了他是一个著名的谈话类节目主持人。他有很多Fans，我的学生就有不少。他常常主动与节目中打不进电话的听众谈话。我的一个叫茜的学生非常崇拜他。说他的声音是如何的迷人，他这个人是如何有耐心，等等，在我的咨询室里全是对他的赞美之词，以至于我都有点吃醋。所以，我就说，亚新是我的学弟，想以此来抬高自己的身份。可是，茜并没有因此改变对亚新的仰慕之情，反而越来越迷恋他，甚至进入大学依然如故。

我有幸进入过他的播音间，那是他主持高考心理辅导节目，他聪明、智慧的大脑袋充分发挥了作用。他真实自然的主持让我没有了紧张，期间充满了快乐和笑声。由此我对他充满了敬佩，难怪他有那么多Fans。

因为我们俩的脸型很像，都是圆圆的，尤其是我们都属于单眼皮一族，再加上我们有着同样的个性，常常是一副笑脸。所以呀，我们的同学就说我们很像，于是乎我们之间就互称老姐、老弟的。这样我就多了一个老弟，因为家里还有两个胞弟。我们有时就多了一些亲昵的动作，当然就是我与弟弟们之间的打闹动作，以此来表示亲密。

我们真正在心理上的走近是在2004年。为了一个共同的兴趣爱好，为了帮助更多的人，我们终于在老师的培训班里见面学习。我们才有了心理层面的沟通和精神上的交流，我才了解了一个坚强的男人背后的脆弱。他曾经精神恍惚，以至于掉了两三部手机。我们认为，他太累了，为了照顾更多的人，他忽略了他自己。他心里装的全是别人：爱人、孩子、听众，惟独没有了自己。有时候，我们分明看到了一个大妈的他。为此，他瘦了，以前贴身的衣服宽松了。

精神的痛苦更折磨人。我们都经历过阵痛，一起帮扶着走过来，因为彼此的接纳，我们都把自己脆弱的一面展示出来了。他一个大男人，哭得一塌糊涂。可是我分明感受到的是，他在我的心目中的地位却越来越高大，一个真正的男子汉的形象树立起来。因为他成为了一个真实的人，他不再仅仅是一个幽默诙谐的人，他还是一个有血有肉、有欢笑也有痛苦的人。他的心理承受力越来越强。与此同时，我听到了学生茜对他的评价，说他更真实了，节目做得越来越好。

写到这里，我由衷地感慨，因为心理学我们走到了一起，因为心理学我们会走得越来越稳，越来越好。嘿，亚新老弟！加油！

华中师大一附中心理老师　蔡群

# 六 写给亚新

大概六年前,有人告诉我武汉台有位主持谈心节目的男主持人节目做得不错,名字叫亚新,我没有在意。不知哪一天这位老兄居然给我写了一封信,让我感到意外和亲切,他告诉我他的大学时代是听我的节目度过的,也为他的职业选择奠定了基础,现在他有很多困惑,心理上感到疲惫。他还告诉我,他和我住在一个小区,方便的话,想见面聊聊。说实在的,亚新的表白除了大大满足了我的虚荣心外,更让我看到了曾经的自己。不过他比我更勇敢,懂得及时倾诉和求助,以至于他很顺利地成为我的心理学培训班的同学,开始了自我观照自我探索之路,为此中国的主持人队伍中又少了一个尚能(长沙台原谈心节目主持人,男,自杀身亡),多了一个崔永元(曾因抑郁症困扰,而告别节目休息治疗,为自己补充了能量和爱后又轻松上阵)。

要说这是我们的相识,了解他可不太容易。他总是以一位好男人的形象出现,总是一副儒雅的笑脸,让你在他身上看不出破绽。有一次,我请他来帮我装家里的电视机顶盒,他看了之后说:"我回去拿工具马上回。"结果,我等了一个小时还不见人影,我打电话质问怎么回事,他老兄恍然大悟:"糟糕,我在陪女儿玩儿,忘了。"亚新爱女儿众所皆知,不过这次让我似乎向他走近了一点:嘿,你也有说话不算数的时候啊。还有一次,我们在小区的菜场门口相遇,只见他一手提着大包小包的菜,一手抱着小女儿,因为用力,脸涨得通红。看到这情景,我不由地想:要评选"三八红旗手",我一定投他一票。理由有四:一,他顶起了家里的整个天,节省了劳动力,解放了女人;二,从事了一项婆婆妈妈又积德行善的工作,而且还成绩显著;三,来自一位听众的评价"亚新的主持风格是把听众迎上车,再把听众扶下车"(正如北京曾经的一位公汽售票员李素丽,也是"三八红旗手");四,我们国家已经诞生了一位男性"三八红旗手",在贵州。嗨,说白了,那时候我就觉

得这老兄阴柔有余阳刚不足。

　　但是朋友，你如果也这么看他，那你和我一样上当了，只看到了现象，不了解他的本质。一次心理学培训班上，他悄悄把我拉到一边，很严肃地对我说："我想对你提个意见——"这让我又意外又吃惊，虽然有些不习惯，但令我欣喜地是终于见识了亚新的另一面——一点男人味儿。不过让我了解他真正的男人内涵，是在"心斋工作坊"听他的一次心理讲座，没想到一个看似小资的话题，他老兄讲开来谈古论今，引经据典，说到男人间的"小聚"，他很干脆地对在场的女士说："这是一种积极的共生——蓄积阳刚能量，历代皇帝秦始皇和康熙等都懂得运用这种能量，和'重友轻色'不相干"。这话从亚新口里吐出，不说吓我一跳吧，还真有些惊讶。难怪有那么多"粉丝"热爱他，原来腹有诗书，柔中藏刚是亚新的制胜法宝。

　　我想，刚柔"相济"也许是亚新追求的更自在的境界，我相信他正在了悟的过程中。

　　　　　　湖北人民广播电台夜间谈话节目《今夜不寂寞》主持人　宇娟

跋

动念头要写这本书，是在 2003 年，那时候开始有一搭没一搭地录下谈话的一些内容，然后一个个谈话去审听，希望能把一些有典型意义的声音保留下来，也开始在共一万多封的信笺和邮件里寻找有一定代表意义的文字，很长时间我独坐在窗前，审听，翻阅，然后写上标签和分类整理：亲情，友情，爱情，婚姻，人际关系，个人前途，杂志专栏，报纸情感版点评……

面对一大堆挑选出来的录音带和信笺，我犯难了：要把这些东西转成文字，要弄到猴年马月啊！于是我把消息发布到节目的论坛，向听友求助！

马上就有听友陆续跟帖，然后在听友见面会上和在台门口分两次把录音带和信笺交给了一些朋友：郑强，肖磊，李雯，吕美云，水念，钟德超，周娟，许如凤，李鹏程，戈丽华，罗小玲，李惠，陈小红，Saylala，Pxx，Luoyuan 罗媛，张小文，亚古拉张力，心中的日月，哦呵呵，胡殊靖，花开的方向，风铃，长大的孩子和林间小木屋等。后来我的好朋友成梅和吴庆云及其学生（也是我的听友），好友陈蕊都加入进来，承担很多的文字工作。

朋友们都是按照预定的时间和标准把各类文字发到我的邮箱，我就开始了繁杂的整理和写作。一开始工作热情很高，写起来很顺手，毕竟五六年的心理学学习让我有东西分享，可是写着写着，就感觉很吃力了，时时有被掏空的感觉，让人不得不停下来，一来放松，二来补充。

就那样写写停停，这中间开始大量的看书。外出办事，或者到台里开会上班，都带着书，以至于人民台的主持人付伟英一看到我就笑：××总是耳朵上挂着 MP3 的耳机，你倒好，总是拿着本书。

人总是自大的，等真正做事情才知道自己的浅薄和无能。

2006 年初，等我把所有的东西都弄得差不多，吓自己一跳：一共有八十多万字！书由四个主要部分组成：一、"永不消失的电波"，收录了节目谈话；二、"七唇八舌聊节目"，收录了各方听友对节目的回应和我的回馈；三、"节目背后的声音"，收录了我为读者、听友邮件书函的交流；四、收录了这些年来自己的专栏专稿，以及朋友们对我的评论。

于是又开始埋头修改删减，这期间非常感谢好友陈蕊和英子边和我一起修改错别字，并提出意见，同时按照出版的要求进行了大量复杂烦琐的编辑，才有一本像样的书出来。一共也有五十多万字，很厚，看起来笨笨的，可是我还是很开心，它就像我的另一个孩子。

后来几个不同出版社的朋友看后，都蹦出五个字：太厚了，要删！

于是又埋头修改删减，我把杂志专栏和报纸点评的文字都拿了下来，以这二者为主要内容，准备出第二本书。也根据出版社的意见，增加了心理学的分析和分享。

到 2006 年 12 月 18 日晚上我按照要求把书重新整理好，19 日从台里开完会回到家，已经是下午五点，我开始写这篇跋。

看最后的成稿，还是有当初第一本样书出来时的开心与满足，因为这本书和第一本样书已经是面目全非，它骨架有变化，血肉也有不同，可以说是另一本书了。

另外，让我觉得心血没有白费的是，第二本书的地基在第一轮的辛苦中就已经打好了：《私房心情》、《都市心情》、《许愿草》、《优度》、《知音 girl》四五本杂志的专栏和《武汉晨报》、《楚天金报》、《楚天都市报》、《第一生活》、《新生活》等报纸上的专稿和情感故事点评，这些文字已经有书的雏形，但还要精心删改编排和补充！

我在完成这本书后，就要好好休息一阵子，好好爱自己，让自己休整好之后，就要投入到第二本书的修改删减和补充工作中去。

感激依然还在：感激所有为这本书辛苦过的朋友！这本书的作者是亚新，但这本书是属于所有出过力的朋友和听友的，是我们大家辛苦劳动的结晶。所以，它是亚新的，也是你们的！当你们拿到这本书，可以骄傲地说：这也是我的书！

尤其要感激我的两位心理学老师：美籍华人心理学家李绍昆和张宝蕊。两位老师在我成长的道路上是我的良师，更是不断成长的亚新的再生父母！没有两位老师的陪伴、教育、鼓励、批评、耐心和爱，我早就逃避掉人生的诸多痛苦，在假像里生活到死而浑然不觉！虽然我自己的盲点和问题依然那么多，至少我在老师和心理学同学的陪伴中，在不断地成长，这是我很感激的。老师和同学就像是能量巨大的磁场，只要我觉得虚弱，从老师和同学那里就能得到我亟需的积极能量！

尤其是李绍昆老师，全国各地教学生，自己写书，年纪也不饶人了，可是当我邀请李老师给拙作写序的时候，李老师答应下来，而且那天从常青花园回家后，就开始看，然后就动笔写，当我拿到李老师的序言时，我的眼泪都快掉下来了。不仅仅因为李老师这样的心理学大家亲自为我写序，也有老师翻完我的书稿后，对很多心理学同学说："亚新太辛苦了！"疼爱之心让同学都动容！更是当老师把序言稿交到我手上时，拍着我的肩膀，一再叮嘱我，要保重身体，不仅要勇往直前，也要懂得爱惜自己，"不做烈士，做隐士"。诚哉斯言！！做学生的，我已经懂了！

张老师，第二本书学生郑重邀请您来为我写序言，可以吗？

要感谢三个家庭：自己的小家，岳父母家和自己的爸爸妈妈家。他（她）们给了我尽量多的写作时间，无论我的心情怎样，他（她）们都包容我，安慰我。

特别是女儿蒋嘉月，在我写作的时候，她特别乖，有时候还帮我把书房的门关上，把喧闹关在外面，留一方清净之地给我，谢谢你，这本书也是爸爸给你的成长礼物！

最后要感谢我自己，要对自己说：亚新，你辛苦了，多爱自己一点！

亚　新
2006 年 12 月 19 日

暗夜·流年
TONIGHT YOU AND ME
今晚我和你

亚新 著

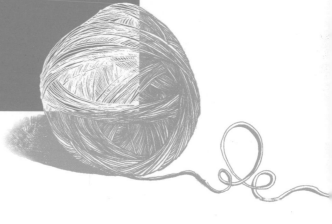

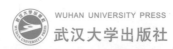
武汉大学出版社